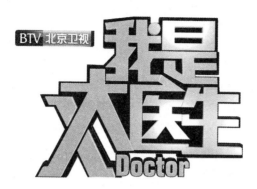

BTV 北京卫视

我是大医生

Doctor

医生不说你不懂

❸

北京电视台《我是大医生》栏目组 / 著

江苏凤凰科学技术出版社 · 南京

图书在版编目（CIP）数据

我是大医生：医生不说你不懂 . 3 / 北京电视台《
我是大医生》栏目组著 . — 南京 : 江苏凤凰科学技术出
版社 , 2018.2（2021.9 重印）
（我是大医生系列）
ISBN 978-7-5537-6382-8

Ⅰ . ①我… Ⅱ . ①北… Ⅲ . ①疾病 – 防治 Ⅳ .
① R4

中国版本图书馆 CIP 数据核字（2017）第 236195 号

我是大医生系列
我是大医生 医生不说你不懂 3

著　　者	北京电视台《我是大医生》栏目组
责任编辑	樊　明　张远文
责任监制	方　晨
出版发行	江苏凤凰科学技术出版社
出版社地址	南京市湖南路 1 号 A 楼，邮编：210009
出版社网址	http://www.pspress.cn
印　　刷	天津旭丰源印刷有限公司
开　　本	718 mm × 1 000 mm　1/16
印　　张	15.5
字　　数	260 000
版　　次	2018 年 2 月第 1 版
印　　次	2021 年 9 月第 3 次印刷
标准书号	ISBN 978-7-5537-6382-8
定　　价	39.50 元

图书如有印装质量问题，可随时向我社印务部调换。

序

健康提升幸福感

提起健康，每个人都能说出很多自己的观点，但是你真的了解吗？在现代社会中，由于生活节奏加快、环境污染、工作压力大、缺乏锻炼等因素，亚健康状态普遍存在。随着生活水平提高，因营养过剩、肥胖而导致的"富贵病"也屡见不鲜，这些因素时刻威胁着我们的身体健康，如不多加提防，就可能会酿成个人甚至是家庭的悲剧。因此，幸福感是建立在健康水平之上的。每个人都应该掌握自我保健的知识和方法，对自己的健康负起责任。

一般来说，中老年人对健康的关注度相对较高，而年轻人忙于事业或不以为意，很容易忽略。当人步入中老年，健康就显得尤为重要。不仅如此，现在越来越多的年轻人也开始被"老年病"侵蚀着。

传统观念中的健康标准是不生病，但需要提醒大家的是，有些并不起眼的小毛病就可能隐藏着大的疾患。推购物车能看出腰疾隐患？过量主食与肿瘤之间有什么关系？相似的饮食习惯为何能让人同时出现同种病症……一些平时看似与疾病无关的生活习惯，竟然可能就是危害身体的"毒瘤"！为此，《我是大医生》栏目组将告诉读者如何破解隐藏在身体内的健康密码。健康不仅意味着没有疾病和不虚弱，而且还意味着要有相对完善的生理以及心理调节机制，使二者长期处于相对舒适的状态中，及早预防、发现和治疗疾病，如此才能提高生命的品质。

北京电视台《我是大医生》栏目获得第23届上海电视节"白玉兰"奖"最佳周播电视节目"提名，由此足见其专业性、权威性及受欢迎程度。这不仅让老年人更加了解健康之道，也让更多年轻人关注自己和家人的健康。

自《我是大医生：医生不说你不懂》系列第一部、第二部相继出版以来，凭借其有趣的互动、权威的讲解、直观的实证、实用的特点，迅速占据各大健康类畅销书的榜首位置，受到广大读者的持续关注。在由人民日报社、人民网、健康时报主办的第十届健康中国论坛（2017）健康图书主题论坛暨2016年度优秀健康图书评选中，《我是大医生：医生不说你不懂2》被评为"年度十大健康图书"之一。

《我是大医生：医生不说你不懂3》延续了之前两本有趣、权威、直观、实用的特点，结合老百姓最关注的问题，去粗取精，为读者全面讲解心脏病、腰椎管狭窄症、高血压等常见疾病的自诊、预防与食疗等养生常识，向读者传播科学准确的健康医学知识，为大众健康保驾护航。书中内容贴近生活，所列病例都是生活中经常遇到的，能真正让读者从中获益。主持人悦悦携"大医生梦之队"为您解密健康与生活，带领您进入神秘的医学世界，了解实用的健康知识，引领健康生活新风尚。具有专业知识的医生用普通人就能理解的语言，尽可能形象化，总结精华，真正让读者看得懂、记得住、学得会、用得上。

仅以此书献给那些热爱生命、拥抱生活的人们。让我们跟随医生专家团的指导，通过好玩又实用的医学知识，一起去见证生命的精彩绽放，活出生命应有的品质！

北京电视台《我是大医生》栏目组

C O N T E N T S 目录

内外上下，
身体健康大排查

聆听"脏腑之言",
内脏危机早解决

摆脱"无声凶煞"——
心脑血管意外这么防

无惧"高"山，
血压平稳人平安

女性，
关心自己关爱家

见招拆招，
大小疾病都能治

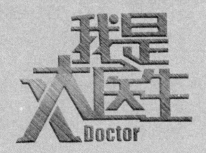

01
CHAPTER

内外上下，
身体健康大排查

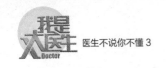
远离腰椎管变窄之祸

腰椎管狭窄症，是指各种原因引起腰椎的椎管各径线缩短，压迫脊髓或神经根，从而导致相应神经功能障碍的一类疾病。它也是导致腰腿痛等常见腰椎病的病因之一，会使患者在行走一段距离后出现下肢痛、麻木、无力等症状，严重时腿部疼痛难忍，甚至可能会导致瘫痪。对腰椎管的保护是没有捷径可走的，这需要我们注意休息、不要着凉，时刻警惕着腰椎管变窄之祸。

✚ 健│康│顾│问

推购物车看出腰疾隐患

悦悦："栾医生，您今天怎么推着一辆购物车来了，还戴着个小帽子？"

栾杰："这可不是普通的购物车，是可以帮助我们判断疾病的车；这帽子也不是普通的帽子，通过它就可以大概推断出，你是不是患了一种很严重的疾病。"

张争："而且这种疾病很常见，从理论上说，我们每个人都会得这种疾病，如果不加以重视，后果会很严重，有可能导致大小便失禁，甚至瘫痪。"

悦悦："那么这辆车和这个帽子到底要怎么用呢？"

（测试：悦悦和一位阿姨戴上帽子，用自己最舒服的姿势推购物车，注意看帽子上显示的角度变化。）

栾杰："看悦悦头上的帽子，几乎没有什么角度变化，而这位阿姨呢，您推车时身体前倾了30°。"

悦悦："这位阿姨稍微前倾了一下身体，阿姨您为什么要这样去推购物车呢？"

阿姨："我总是腰痛，怀疑自己是腰椎间盘突出。我平时推车也喜欢向前弯着点腰，这样腰就会舒服一些。"

张争："我要告诉阿姨，您这个岁数得单纯腰椎间盘突出的概率已经不是很大了。腰不舒服还有可能和另外一种非常严重的腰部疾病相关，而且它的危害很大。那么，这到底是一种什么样的疾病，它有多可怕呢？"

✚ 病｜理｜常｜识

被压迫的腰椎神经

　　30岁左右年轻人的腰椎间盘比较厚实，其中80%～90%都是水分，充盈而饱满。因此年轻人如果负重较多，一旦受到外力，腰椎间盘就容易突出，形成所谓的腰椎间盘突出。但是随着时间的流逝，70岁左右老年人的腰椎间盘水分已减少了很多，已经干瘪了，因此这个年纪的人腰椎间盘反而没有年轻的时候那么容易突出了。所以老年群体如果常感到腰痛，更需要注意自己的腰椎管是否出现了问题。

　　人体中的腰椎有5节，容易出问题的是最下边的两节。腰椎管中藏有神经，神经控制着人体的很多功能，当腰椎管变得狭窄、不光滑时，就有可能刺激到神经，从而引发腿疼、瘫痪等很多意想不到的结果，这种疾病就是腰椎管狭窄症。在超市推购物车时习惯身体往前屈，就是人体因为发生了腰椎管狭窄而进行的一种自我保护。

　　当我们身体前倾时，腰椎管里的空间变宽变大，就不再压迫神经血管，患者会感觉比较舒服；当身体直立时，腰椎管里面的空间狭小，压迫到神经，患者就会产生不适。腰椎管狭窄促使患者通过弯腰来缓解腰椎管变窄对于腰椎神经的刺激，随着狭窄的发展，这种前倾的程度会越来越大，直到通过前倾也不能缓解。因此，腰椎管狭窄的早期发现非常重要。

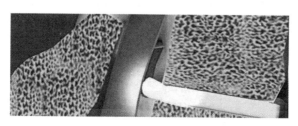

▲ 向前屈身令腰椎管空间变大

✚ 专｜家｜讲｜堂

听见腰椎管的求救呐喊

刘海鹰　北京大学人民医院脊柱外科主任医师

朱震奇　北京大学人民医院脊柱外科副主任医师

　　腰椎管狭窄的症状特殊，不一定体现在腰部。因为腰椎管里面是神经，并从

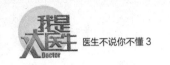

中分出去很多神经分支，这些神经分别控制着人体的不同部位。如果这些神经被变窄的腰椎管压迫，症状也有可能出现在腰部以外的部位。

求救信号一：小便不畅

腰椎管狭窄导致的和泌尿系统相关的症状就是尿潴留，如果不能够及时发现，就可能导致肾积水，甚至发展成尿毒症。因此腰椎狭窄的第一个信号与排尿有关，测试的方法很简单，当有了尿意，来到厕所却不能顺利尿出来，而是出现尿不出、尿滴沥、尿流细、尿失禁等情况时，就要警惕是否是腰椎管出了问题。

腰椎管狭窄引起的排尿困难与前列腺引发的症状有所重叠，女士不存在前列腺疾病，因此一般女士出现了尿不出或尿失禁等问题，就可以直接考虑是否是腰椎管狭窄的问题。而对于男士而言，腰椎管狭窄与前列腺问题都能够引起尿不出、尿滴沥、尿流细等情况，但是造成的原因不同。因为前列腺问题引起的尿不出，主要原因是尿道堵塞；而腰椎管狭窄导致的尿不出，是因为压迫到了椎管内神经，所以这种尿不出常常会伴有神经的症状，比如马鞍区的麻木。

马鞍区是我们身体的一个区域，就是人们在骑马的时候，身体和马鞍接触的那个区域，更进一步，也可说是会阴部。这个部位一般包括生殖器与肛门，当这里出现麻木，同时伴有尿不出等症状时，那就有可能是腰椎管变窄了。

腰椎管狭窄会造成"尿潴留"，如果不能够及时发现，则有可能导致肾积水，甚至发展成尿毒症。因此大家一定要密切注意自己的日常排尿情况，别忽视腰椎管的第一个求救信号。

求救信号二：腿部皮肤失去知觉

腰椎管发出的第二个求救信号体现在一些特定部位的皮肤上，这些部位的皮肤是失去知觉的。由于腰椎问题很多时候都会反映到腿部，因此最常见的便是小腿的皮肤失去知觉，也有人表现在脚面和脚底感觉不灵敏。我们可以用平日常用的按摩锤来测试。

第一种情况：小腿外侧和足背出现麻木，代表的可能是第五节腰椎管出现问题。

第二种情况：如果是小腿后侧和足外侧出现麻木，则可能是腰部下面骶骨上面的骶管出现问题。

如果用按摩锤去给这些部位的皮肤按摩、挠痒都没有感觉，而腿部又没有剧烈运动和外伤，那么就要警惕腰椎管变窄的问题了。

求救信号三：散步中的走走停停

当我们在散步时出现走走停停，总要坐下休息的情况时，也要警惕自己是否已经是腰椎管狭窄的高危人群。坐下休息并不是因为体力不支，而是因为腰椎神经被压迫导致腿疼、无力、酸胀，迫使人休息，以缓解症状。当坐下来的时候，腰椎弯曲，椎管里面变宽敞，对于腰椎神经的压迫减轻了，症状也就随之消失，可以继续走；然而走一会儿以后，又会被压迫，于是再休息，形成一个周而复始走走停停的过程。

因此在散步或者长时间站立走路的时候，如果出现腿痛、腿麻，或要抽筋的症状，而且到了必须要休息的程度，就要小心自己的腰椎管问题了。这种情况被称作间歇性跛行，一旦出现，最好到医院检查，因为除了腰部问题，间歇性跛行还有可能预示着腿出了问题。

求救信号四：坐骨神经痛

前面提到的三种腰椎管狭窄的发病信号其实都没有体现在腰部，但是如果您的腰部发生了这样一种疼痛现象，可能也预示着和腰椎管狭窄有关。

我们可以平躺在床上，将腿伸直，并在伸直的情况下缓缓抬起一条腿，当腿抬到40度至50度或者更大角度时，如果出现从腰部、臀部一直往腿部甚至足跟呈放射性疼痛的情况，那么这就是我们常说的坐骨神经痛。

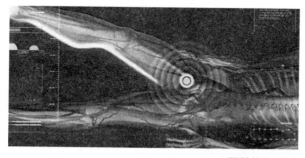

▲ 平躺抬腿测试

这个姿势可以诱发坐骨神经痛，反映的是神经根受压。如果出现这种疼痛，说明腰椎有问题，最常见的原因是腰椎间盘突出，但是有部分患者合并有腰椎管狭窄，也会出现这种疼痛，要引起警惕。

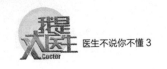

➕ 温｜馨｜提｜示

击破生活中的"伤腰"陷阱

大部分腰部疾病的起始原因，都是腰椎间盘退变引起的。随着时间的变化，腰椎间盘会发生一定程度的退化变小，而这时我们的腰椎就发生了松动。为了稳定自身，人体的骨骼会多长出一些骨头来支撑自己，这些支撑物就是骨质增生，也就是说，骨质增生其实是我们身体自我保护意识下的产物。

由于腰椎间盘的萎缩是全方位的，因此骨质增生的方向也不尽相同。然而，增生的骨质毕竟是多余的产物，所以时间长了就有可能对身体造成伤害，长在外侧就形成骨刺，长在椎管里面，则就有可能造成椎管狭窄。因此日常生活中对腰椎间盘的保护就显得更为重要。平时注意不要太过劳累，避免造成腰椎磨损，没有磨损，也就不会产生增生，相应的腰椎管就不会狭窄了。

我们总说"吃什么补什么"，人体腰椎间盘的主要成分是胶原蛋白，那么多补充胶原蛋白就能够延缓腰椎间盘的衰老吗？遗憾的是，答案是否定的。腰椎的保护，通过吃猪蹄等食物能达到的效果是微乎其微的，想要有效地保护我们的腰椎，还是要谨记这些注意事项：不要劳累，不要着凉。保护腰椎、延缓腰椎的衰老是没有捷径的，因此我们要时刻注意生活中的那些"伤腰"陷阱。

"伤腰"陷阱一：座椅

当我们伏在桌子上写字的时候，腰部承受的重量是站立时的1.8倍；而搬重物的时候，腰部承受的重量则能达到站立时候的2.2倍以上。即使是看似舒适的端坐姿势，腰部也要承受上半身的全部重量，相当于站立时的1.4倍。假设一个人重70千克，上半身大概35千克，他坐在椅子上，腰椎要承受的重量就将近50千克。而我们一天中不知道要重复坐下、起来的动作多少次，按十次计算，腰椎一天因为起立所承受的重量就是500千克，一年算下来就是18万千克，一般一头成年大象的体重是5000千克，我们的腰椎竟然相当于承担了36头大象的重量！因此可以说，伤害我们腰椎的第一个陷阱就是不适合的座椅。

为了减少起坐过程带给腰椎的伤害，我们要注意选择带有扶手的座椅，在站起来的时候能够给予我们一个支撑，这个支撑就可以减少我们的腰椎在起立时所承受的力量。尤其是老年人，不要太猛地站起，可以在起立时双手扶一下扶手或椅子面，以便减轻腰部承受的力量。

"伤腰"陷阱二：靠垫

很多人坐下休息时习惯背靠一个靠垫，但殊不知，并不是所有的靠垫都可以保护腰椎。人体腰椎一个最大的特点就是它的弧度，这个弧度向前弯曲，但是很多时候我们做的事情，比如弯腰、坐下等等，都是在向反方向作用这个弧度，长此以往，必然损伤腰椎。如果我们能够一直顺应腰椎的弧度，那么各节腰椎之间的摩擦就会减少，从而便可减少腰椎老化。因此，选择靠垫时，也要选择适合腰椎弧度的。

首先，选择靠垫时不要追求大靠垫，因为过大的靠垫并不利于我们腰椎正常的生理弧度；当然也不可太小。人体腰椎一共有5节，从侧面看就像一个平缓的小包，所以要选择形态上与之类似的靠垫。

第二要注意靠垫的厚度。靠垫如果太厚，超过了腰椎的弧度，同样会增加腰椎的伤害；但是太薄的话又没有办法给腰椎有力的支撑，因此在选择靠垫的时候，一般厚度在10厘米左右的软垫较为合适。腰部靠在这个厚度的靠垫上，正好可将其压缩5～8厘米，最适合腰椎前突的角度。

最后一点要注意的就是靠垫的位置。有人直接将靠垫垫到后背上，觉得这样可以减少腰部受力，但是这样不对，护腰的靠垫一定要靠在腰上的。

"伤腰"陷阱三：凉席

腰部最怕的两样东西：第一是劳累，第二是受凉。着凉会导致腰部软组织炎症，诱发腰椎间盘突出、腰椎管狭窄等腰部疾病。在其他季节，大家通常都会非常注意不让身体的各个部位着凉，但是夏天却很容易忽视受凉问题。我们都觉得夏天天热，不容易着凉，殊不知腰部在炎热的夏天也很怕冷，再加上夏天还有空调、电扇帮助降温，更是比其他季节容易受凉。

夏季我们经常使用的另一个纳凉工具就是凉席，凉席虽然不能直接导致腰椎的伤害，但它却是一个诱导因素。因为凉席毕竟冰凉，并且直接与皮肤接触，一入夏便过早睡凉席，或者在空调房间里睡凉席，都容易引发腰椎疾病。因此腰椎有疾病，或者经常出现腰腿疼痛的人群挑选凉席时要格外注意。比如竹席最吸热，让我们感觉更凉快，但是凉席却不是越凉越好，特别是对于老年人来说，除

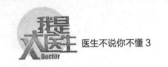
了腰椎问题外，老年人的器官功能逐渐退化，体温调节、适应能力都比较差，高温下人体毛细血管处于扩张状态，这时立刻躺到凉席上，毛细血管遇冷收缩，可能会引起血管性头痛，甚至是更严重的后果。

✚ 实|用|妙|方

夏日炎炎，凉席怎么选

如今市面上最常见的凉席有三种：亚麻凉席、麻将块凉席和竹子凉席。我们通过实验工具对三种不同材质的凉席进行了静置状态下的表面温度测试，结果分别为：亚麻凉席28.7℃，麻将块凉席28.4℃，竹子凉席28.6℃。然后在三种凉席的同一位置焐热5分钟后再测试温度，这次结果是亚麻凉席31.3℃，麻将块凉席29℃，竹子凉席29.7℃。由此可见，亚麻凉席升温最多，而麻将块凉席升温最少。

由此建议，如果是腰椎有问题的患者，最适合的选择是亚麻凉席，因为亚麻席不会太凉，还有一定吸汗降温的效果；更重要的是，凉席应该经常清洗，而亚麻席就像床单一样方便清洗，睡上几天之后就像洗床单一样洗一洗再用，干净又卫生。

如果家中正在使用的是竹制凉席，更换未免浪费，但在使用时可以在上面铺一层薄垫或床单。如果还有人用凉枕头的话，可以把枕巾铺在上面，既可以解决竹席过凉的问题，也可以解决卫生的问题。如果需要着重保护腰椎，也可以在接触腰部的地方单独铺一层床单，这样即保护了腰椎，身体其他部位又感受到了凉意。

想要健步如飞，你保护好它了吗

人体的软骨在膝关节中起到承担负荷、减少关节间骨骼摩擦等重要作用。因此，关节疾病常常是"痛在关节，病在软骨"。每日的坐卧立行都在一定程度地磨损着软骨，一旦由于不良生活习惯致使软骨提前磨损，甚至消失，我们不但会倍感痛苦，行动也会大大受限，严重时还会致残，影响生命质量。那么什么样的行为会令我们不经意间伤害着自己的软骨，通过什么方式能予以补救呢？

✚ 健|康|顾|问

骨头不缺钙，却瘫痪了多年

悦悦："现在的老年朋友都很注意骨骼健康，想要预防关节病时，大家都有意识地在补钙。"

栾杰："是的，所有人都知道补钙是为了骨骼健康，话说补钙确实能预防骨折、骨质疏松等疾病，但是还有很多骨骼问题，比如膝关节不好、腰不好，却是补钙不能解决的。"

悦悦很诧异："难道说抱着预防膝关节病的目的补钙的叔叔阿姨全都补错了？"

李建平："还真是补错了，钙确实是我们骨骼最重要的构成元素，但却不能拯救我们的膝关节和腰。我有一个60岁的患者，他骨骼的钙含量明显高于同龄人，却瘫痪多年。"

悦悦："骨骼一点都不缺钙，却瘫痪了多年？那他的骨骼究竟出现了什么问题？"

栾杰："像很多老年人一样，这位患者最开始也觉得是自己的骨骼有问题，于是不停地补钙，却忽略了另外一个更重要的地方。而当我们看到他的时候，发现了他身上的一个特征，每个人都应该注意自己身上是否也出现了这个特征。"

李建平："是的，这个特征就是——低头看看自己的脚底是不是有茧子。我

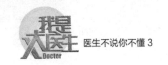
想脚上的茧子想必人人都可能有，那么这就说明几乎所有人都存在着丧失行走能力的风险。"

✚ 病 | 理 | 常 | 识

▌膝关节软骨发生病变，致残风险高

骨骼出现问题，甚至引起瘫痪，不一定都是因为缺钙，还可能因为人体膝关节中的软骨出现了病变。我们的膝关节中存在两种软骨，一种是透明软骨，它长在关节的表面，主要的作用：一是让关节面力量分布均匀，二是起到弹性减震作用。在走路的时候吸收震荡，减少膝关节承受的压力。同时，光滑的透明软骨也帮助减少关节之间的磨损，使我们的关节更耐用。另一种软骨是纤维软骨，也就是人们常说的半月板，半月板主要起到稳定膝关节、传导的平均分布膝关节负荷力的作用，还能促进关节内的营养。正是由于半月板所起到的稳定载荷作用，膝关节才能长年负重运动而不致损伤。

坐、卧、立、走都需要膝关节的配合，因此软骨的磨损从出生开始就再不断地进行着，它被伤害的概率也就很高。我们经常说的所有可活动骨关节出现的问题绝大部分都是软骨受到了损伤，软骨磨损受伤后会导致骨质增生、骨头变形、细菌感染等疾病，因此，关节疾病多是"痛在关节，病在软骨"。一旦软骨被磨损得完全消失，膝关节的活动就会受限，人的活动就会不便，严重了就会变成残疾。

从脚上的茧子和脚印看腿形

脚上长茧到底能说明我们的膝关节正在受到什么样的损伤呢？这需要结合自己的脚印来说明。脱掉鞋，我们可以通过润湿脚掌踩在地上等方式得到自己的脚印，如果是脚掌外侧长茧的人，他的脚印通常很窄，而脚掌内侧长茧的人，他的脚印通常很宽。无论是茧子还是脚印的不同，实际上都和各人的腿形有关。

脚掌外侧长茧、脚印窄的人是O形腿，这类人走路时膝关节外侧着力比较重，磨损的是外侧半月板；而脚掌内侧长茧、脚印宽的人是X形腿，这类人走路时膝关节内侧着力比较重，磨损的也就是内侧半月板。

无论是O形腿还是X形腿，走路时身体的重量会过多集中于膝关节两侧的关节

面上，长期过度的压力和摩擦力，会导致膝关节两侧的软骨面磨损。等到年龄增长到一定程度，就容易出现膝关节痛等疾病，影响到正常的行走活动。

虽然O形腿和X形腿的出现很大一部分是遗传因素导致的，但一些生活上的不良习惯也可能会让人的腿型渐渐变形，让膝关节软骨面临巨大的风险。测试的方法就是在取坐位时跷起二郎腿，首先，如果跷二郎腿的过程很困难，这本身就说明膝关节周围存在一些问题；跷起腿后轻按膝关节间隙处，如果感觉到疼痛，那么膝关节软骨很可能已经受到损伤。

这个测试说明，按压膝关节间隙会疼痛的人，和O形腿、X形腿人一样，他的膝关节两侧软骨经历着磨损，而且原因可能就是生活中走路姿势不正确，让膝关节软骨进一步受到损伤，也使瘫痪的危险进一步增加。

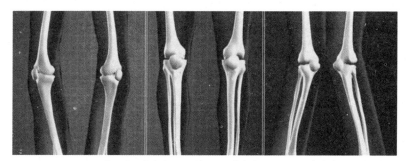

▲O形腿（左）、正常腿形（中）、X形腿（右）骨骼示意图

➕ 专 | 家 | 讲 | 堂

选择一双合适的鞋，保护膝关节软骨

王云亭 〈 中日友好医院副院长 〉

你的鞋是否在伤害你？

常言道，鞋合不合脚只有自己知道，可是鞋子是否合适，你又真的知道吗？

1.别穿窄小鞋

取出纸笔，光脚将脚的外围轮廓画在纸上，然后再将鞋的轮廓画在纸上，如果鞋的轮廓比脚的还窄，那么就说明我们长期在穿窄于自己脚掌的鞋了。

长时间穿着窄小鞋，会使趾端部位聚在一起，容易形成拇指外翻。另外鞋尖

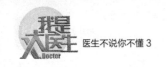
部位空间小，空气流通困难，容易造成细菌的滋生。不合脚的鞋还容易对脚的前半部形成压迫，造成血流不畅，甚至变形。长此以往可能就改变了你走路的姿势，对膝关节软骨造成损伤。

买鞋要在下午，因为早上脚比较小，下午时候会因走路运动而令脚部有些微肿胀，这时候买的鞋子比较合适，也不会买到比自己脚窄的鞋。如果已经买到了窄小鞋，可以将废报纸捏成一团，越紧实越好，将报纸团整团沾到水，但不要过湿，然后再用一张干报纸裹住湿报纸团，塞在鞋子挤脚的部位，把鞋子密封在一个塑料袋里过夜，第二天就会发现鞋子没有那么窄了。

2.鞋底有隐患

高跟鞋是导致膝关节软骨受损的最直接原因之一，尤其是5厘米以上的高跟鞋，它会致使人无法正常运用脚部肌肉来支持身体，身体难以保持平衡就会给膝关节软骨施加额外负担，从而导致膝关节内摩擦力增加，即使是看起来较稳健的粗跟高跟鞋，对膝关节软骨造成的压力也不小。女性在穿着高跟鞋时，重心落于前方，膝盖容易有往后顶的情形，也就是过度伸直，此状况会加速膝关节软骨磨损及退化，使得膝关节产生疼痛，甚至无法下楼梯。另外，骨盆会因此有往前倾的现象，造成屁股往上翘，腰椎过度前弯，加速腰椎关节压迫及背后肌肉长度缩短，长此以往会出现下腹部肌肉松弛、腰酸背痛的现象。

某些平底鞋，如千层底布鞋、雪地靴等鞋子看似安全，但是过于平的鞋底对脚很少或完全起不到支撑作用，这也会引起许多严重的足部问题，比如使脚部受压、膝盖内弯等。穿这种平底鞋引起的笨拙步态增加了膝盖受伤的风险和背部疼痛的概率。

穿硬底鞋走路时，膝关节软骨要比光脚、穿人字拖或平底鞋走路时多承受7%～15%的压力，因为过硬的鞋底不仅无法矫正作用于脚的压力，还会增加压力。人行走时脚跟着地的冲击力可以沿着下肢骨、脊柱直达头部，过硬的鞋底无法减缓这种冲击力，使得脚着地的瞬间全身体重多达60%的重量都压在后跟上，路走多了，上传的冲力就会引起足踝、膝、髋关节和腰等部位的疼痛。

最容易被人忽视的隐患是拖鞋。拖鞋不能为足部提供足够的支撑力，穿拖鞋行走时，身体重心会不自觉地向前倾，膝盖习惯性弯曲，大大增加膝关节软骨所承受的压力，容易导致小腿肌肉扭伤和足底筋膜炎，长此以往，踝关节与膝关节的软骨组织会退化。而且很多老年人鞋子穿松、穿旧了之后也不舍得扔，或者穿鞋的时候不把鞋带系紧，穿着这样的鞋子就如同穿拖鞋一样，会对身体造成不好的影响。

因此老年人在挑选鞋子时，最好选择鞋头高，脚趾在鞋头可以微微弯曲的鞋子，鞋前端至少要有0.5～1厘米的空间让脚趾活动。鞋子不能太窄，左右应该有0.5厘米的活动空间。鞋后跟部分一定要适当硬一些，最好有2～3厘米的坡跟。这样的鞋最能保护双脚，行走的姿态也会更好。

穿上秋裤就不"冷"了吗？

人体最常见的关节炎就是膝关节炎，而真正发生炎症的位置正是膝关节中的软骨。如果膝关节炎症加剧，很可能导致无法行走，甚至转移到全身。很多人都以为寒冷是导致关节炎的原因，也有很多人认为搬到温暖的地方去住，就可以治愈关节炎，但是事实证明，在很多四季如春的城市照样存在着关节炎。其实相比特别寒冷的北方，南方的冬季反而更易让人们失去对关节炎的警惕，南方冬季的气温基本都在4℃～8℃的范围内，在这样的温度下，人们最容易忽略冬季腿部的保暖，膝关节软骨就可能受到寒冷的侵害。另外，南方的潮湿易引起膝关节局部的神经、血管及软组织功能紊乱，从而加重病情。所以每当冷空气来临，建议大家还是穿上秋裤，让膝关节暖和一点。

选秋裤也有一些原则。首先，不建议将紧身连体袜当作秋裤穿，虽然这样既保暖又能让腿部看起来更显瘦，但紧身连体袜会挤压血管，造成下肢血液循环受阻，加重腿凉症状。同样的原理，紧紧"捆"在腿上的静脉曲张袜就更加危险了。特别是上了年纪的人，腿部的血液循环本身就不好，如果再穿偏紧的秋裤，这在冬天无异于雪上加霜。

腈纶、涤纶等材质的秋裤不透气，所以也是不建议穿着的。穿着这些材质的秋裤很容易闷出汗，在膝关节周围形成潮湿的环境，潮湿因素作用于机体，容易引起膝关节局部的神经、血管及软组织功能紊乱，加重膝关节病情。全棉的秋裤材质是最好的，款式也要以较宽松为主。棉质衣物里蓬松的棉絮可固定大量空气，使之不易对流，可以在棉絮间的空隙中形成较厚的温暖气层，盖在人身上可以减少热量散失，使人也觉得暖和。并且全棉秋裤吸汗、透气性好，也不至于在局部出汗后太过潮湿，提高了舒适度。

很多老年人还习惯在冬天佩戴护膝出门，这也要分情况来看。如果是保暖、不紧绷的护膝，就没有什么关系，但是要通过绷紧肌肉来起到支撑作用的护膝绝

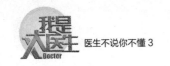

对不能长时间使用。那些帮助腿部用力的运动护膝最好只在运动时佩戴，如果长时间佩戴这种运动弹力护膝，反而会使人体自身的肌肉力量减退，造成恶性循环，加重膝关节软骨的磨损。

口腔细菌竟能入腿

牙龈出血、牙齿松动等都是牙周组织被破坏的表现，患者一般会出现咬合无力、钝痛、刷牙出血和口臭加重等症状，这就是我们常说的牙周炎。严重到一定程度，特别是牙槽骨破坏加重时，牙齿的支持力量不足，会出现牙齿松动、移位等现象。牙龈卟啉单胞菌是牙周炎的常见致病菌之一，在严重牙周炎患者中的检出率高达70%。人体一旦感染了这种细菌，会诱发机体产生一种叫抗环瓜氨酸肽的抗体，从而导致类风湿性关节炎发作。有研究指出，在类风湿性关节炎患者的关节滑液中能检测出6种牙周致病菌的DNA，且牙周炎与类风湿性关节炎的检出率具有相关性。事实上，人体每1毫升唾液有1亿个微生物，其中包括真菌、细菌和病毒，还有大概800种细菌菌群，也就是牙菌斑。这些细菌进入体内，都可能使我们的软骨发生炎症。

我们可以用橘子皮来帮助减少口腔内的细菌。橘子皮中的粗纤维就像扫把，可以在咀嚼时清扫掉牙齿上的部分食物残渣，另外还能刺激唾液分泌，平衡口腔内的酸碱值，达到自然的抗菌效果。除了橘子皮以外，香菇、新鲜的薄荷都富含粗纤维，可以有效清除牙菌斑。

✚ 温 | 馨 | 提 | 示

▌致使软骨受损的不良习惯

老年人半月板易受伤

膝关节的另一种关键软骨就是纤维软骨，也就是半月板。提起半月板损伤，我们通常都会认为这是由于运动造成的，多发于年轻人群体中，但其实老年人的纤维软骨更容易受损。

年轻、健康的半月板呈象牙白色，光滑如玉，软骨面完整。大多数中年人的半月板就已经出现轻度退变：颜色发黄，失去正常弹性，向周围脱位。而一般老年人的半月板可能会像石头表面一样粗糙，几乎被磨损殆尽。人体在屈膝的状态下，身体70%~80%的重量都是半月板承受的，在伸直的状态下至少50%是半月板承受的。正是因为有半月板承载并缓冲人体的重量，才保证了膝关节长年负重运动而不致损伤。半月板出现问题后，走路、屈膝时一般会出现弹响声，而且会腿打软。所以老年人要特别注意观察自己的膝关节是否已经出现了这些症状。

老年人群体一些独特的生活习惯会影响自己的半月板健康。

（1）广场舞。广场舞中有一些扭颈、转腰、转髋、下腰等动作，如果长时间做这些动作，对老年人多少都是有损伤的。跳广场舞时，要注意运动幅度不能过大，而且时间不宜超过1小时。

（2）踢毽子。踢毽子时一条腿站立，另一条腿踢，膝盖左右旋转扭曲，两个膝关节半月板均会受到损伤，还可能会形成急性损伤。

（3）提重物。很多中老年人每天早上都要逛早市买菜，每次都要提很多东西回家。殊不知，提重物时膝关节受到的压力是重物的7倍。因此建议中老年人买菜时拉个小车，不要累到自己的膝关节。

（4）爬楼梯。膝关节是人体最大的承重关节，承受重量越多，关节软骨磨损的概率也越大；膝盖弯折时，关节的承受面会变小，当弯折角度越小，关节面承受的力就越大。爬楼梯时膝盖会弯曲，这时关节面承重是体重的3~4倍，下楼梯时的承重是上楼梯的3倍，强度可想而知。如果爬楼梯时还要搬运重物，最好爬半层楼就休息一次，且要分次提重物，以每次5千克为上限。

（5）跷二郎腿。老年人关节本来就已经比较紧，跷二郎腿会使半月板承受的研磨力和挤压力比正常姿势升高很多倍，平时可不要再跷二郎腿了。

你不知道的软骨保养误区

1.按摩

在老年人群体中流传着揉膝盖的保养法，他们误认为通过按摩能把软骨磨平，减少膝部的摩擦感就能减轻疼痛。实际上这是一种完全错误的做法，这样的动作只能加重软骨的磨损，把已经病变的软骨磨得更坏，直到磨掉全部软骨，露出软骨下面的骨质，而后果就是疼痛会更加严重。

软骨保养有正确方法。膝关节周围有很多穴位，对松弛关节、改善血液循环都有帮助，比如膝盖附近的血海穴和梁丘穴，以及人们熟知的足三里等，每日轻

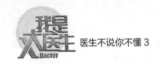
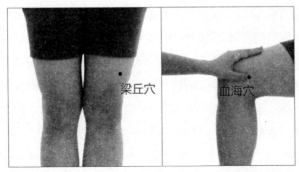

梁丘穴　血海穴

▲ 血海穴与梁丘穴位置示意图

轻按摩10～15分钟即可。

另外轻轻按揉膝关节软骨、顺着大腿股四头肌向下轻推、再轻轻拍打，都是放松膝关节的好方法，手法尽量轻，以不要将膝关节按揉得嘎吱作响为宜。

2.贴膏药

在关节损伤时，活血化瘀的膏药是很多人的第一选择。但贴膏药时要记住一个原则："前三天后三天"。前三天需要冷敷消肿，可以很好地降低皮肤组织损伤，减少出血、炎症的并发。而后三天要用热敷，它可以减轻慢性疼痛，刺激血液循环，舒筋活血。但是急性损伤绝不能使用热敷，因为当热能顺着人体内的流动介质进入人体组织后，会加重肿胀和炎症。

对于老年人来说，通常热敷更合适一些，因为大部分是慢性疼痛。老年人热敷的最佳的时长要保持在15～20分钟之间。最好用湿热敷，热穿透力更强，这对因软组织充血、肌肉痉挛等而引起的疼痛有显著作用。

✚ 实 | 用 | 妙 | 方

锻炼加美食，保护软骨也不难

三动作锻炼腿部力量

我们大腿上有一个肌肉群叫作股四头肌，将它的力量锻炼出来，可以帮助维持膝关节的正常结构。

动作1：坐在沙发上，身体坐直，将双腿抬起，脚尖向上绷紧，与地面呈90°。每隔30秒到1分钟可以放松一下，然后再来，长期坚持可以锻炼股四头肌的力量。

动作2：平躺在床上，腿伸直，缓缓抬起一侧腿，脚尖向前勾，直至整条腿出现抻拉感，保持30秒后换另一侧腿。

动作3：背对墙壁站直，身体距墙壁约有一只脚的距离，然后后背靠向墙面，身体沿墙壁缓慢下蹲，直到小腿与膝盖呈60°至90°的夹角，默数3秒后再慢慢直起身体。

黑米壮骨包

黑米中的黏多糖是软骨所需的非常重要的营养元素之一，可以滋养修复软骨。羽衣甘蓝属十字花科，含有丰富的花青素、与保护关节很有关系的维生素A、维生素C、维生素K以及铜和锰，可以促进胶原增生，增加关节润滑黏液的分泌。

材料

黑米面，白面，羽衣甘蓝，牛肉，干酵母，大葱末，蒜末，香油。

制作

1.黑米面与白面以1：1的比例混合拌匀，加干酵母和适量温水揉成面团，发酵3个小时。

2.羽衣甘蓝和牛肉做馅，加入大葱末去除牛肉腥膻味，再调入蒜末、香油等调料调馅。

3.按一般流程包好包子，放入蒸锅，待开锅后转小火蒸10分钟，关火闷3分钟即可。

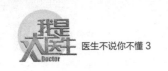

掌管健康的生死门

　　肛门通常和"排泄"紧密地联系在一起，大多数人不会想到，除此之外，它还有其他的重要作用，也不清楚它同样需要人们的特别保护。其实，肛门处的健康门道并不少，小病症如瘙痒、便秘等是令人头疼不已的难言之隐，严重者如肛门肿瘤更是危及生命的凶险之疾。总而言之，肛门绝不仅仅是负责排泄的器官，它可是一道掌管人体健康的"生死之门"。

✚ 健│康│顾│问

▌谁打开了血液流失的闸门

　　栾杰："首先我来给大家讲一个案例，在2016年的2月，有一个小伙子被送进了中日友好医院，原本好好的他突然头晕乏力，连台阶都走不上去了，而且被送到医院以后他甚至晕倒在厕所里。医生马上对他进行检查，发现了一个让人意想不到的情况，这个小伙子身体里的血液竟然大量消失了。我们正常人身体里的血液量一般为4000～5000毫升，而这个小伙子身体里竟然流失了2000毫升近一半的血液，一半的量啊！一般在身体受过重大创伤之后才会出现这么严重的失血情况，但是让人匪夷所思的是，这个小伙子最近却并没有什么重大创伤，甚至没有划破过一个小口子。医生通过检查也排除了其内脏出血的情况，而他的血液就这么莫名其妙地消失了。"

　　悦悦非常惊讶："栾医生，这个案例是真的么？简直听得我头皮发麻呀！毫无原因的，怎么身体里的血液就没有了呢？本人还毫不知情？"

　　栾杰："如果我告诉你，其实他的出血情况持续了20多天，而且他每天都会看到自己在出血，但他不认为这样有什么问题呢？"

　　悦悦："怎么会有这样的人呀，明明看到自己在流血了，还不管它！"

　　李建平："我有点明白是怎么回事了，别说，造成这种身体默默出血的病症还是很普遍的，女性的发病率是67%，男性的发病率是53.9%。"

　　悦悦："也就是说有一半以上的人都有可能出现这种莫名其妙的血液流失情况？"

栾杰："是的，而且最重要的是，这一半以上的人根本就不知道自己身上出现的现象是这么危险。"

悦悦："这到底是怎么回事呀，引起我们身体大量出血的部位又是哪里呢？"

✚ 病｜理｜常｜识

肛门不只是负责排泄的器官

人体突然大量失血30%以上的时候，就有可能死亡；而很多人还会出现长期的、缓慢的失血，这种情况就不那么容易引起重视了，可能会导致非常严重的后果。身体长期的缺血会造成缺氧，以至于对心脏造成非常大的负担，心脏要通过加速跳动来供应身体足够的血液，以提供其足够的氧气量和营养，但是长此以往，最终会导致心脏因过劳而肥大。而很多老年人存在冠状动脉疾病，如果合并了慢性贫血，还很容易加重冠心病的病情。

其实这个引起人体长期、缓慢出血的部位一点也不神秘，我们每个人身上都有，它就是肛门。提到肛门，很多人会觉得尴尬，也不认为它除了排泄以外还有什么额外的功能，更不觉得需要密切关注。然而，肛门周围血管的压力非常大，稍不注意就可能出现出血情况，这也是前文提到的患者会出现大量失血的原因。

肛门有闭合的功能，而人体直肠与肛管交界部位有一段血管组织，临床上称为肛门垫，简称为肛垫，它的主要作用是辅助闭合肛门。肛垫一旦出现肥厚、移位等病变，它便会成为人体大量出血的元凶。近年由美国学者提出来的"肛垫学说"是肛肠学科比较新的一个理论，它改变了很多人对肛门固有的认识，引起了医学界的一个变革。最重要的是，肛垫学说的出现提醒着人们，它并不是一个只负责排泄的器官，通过观察肛门变化，很多潜伏在身体里的健康隐患都能得到及时排查。

✚ 专｜家｜讲｜堂

自查肛门揪出肿瘤隐患

王晏美 中日友好医院肛肠科主任

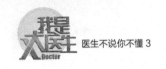
摸清肛门上的肿包

肛门外面有着深度大约2～3毫米的褶皱，如果在褶皱处或稍微偏里一些的位置长出我们手可触摸到的肿包，便要留神辨认一下这些肿包是否代表着有长了肿瘤的危险。

（1）坚硬是危险信号。肛门处的肿包若是比较软，则很可能是细菌感染所致的脓肿，问题不大。然而若是在肛门周围发现像石头一样硬的包就要引起重视，它很可能是恶性肿瘤。

（2）不能移动是危险信号。按压触碰肛门处的肿包，若带有明显的可移动感，则无大碍；如果是不能移动的肿包则很有可能是危险的信号。因为癌细胞的特点之一是"浸润"，意思就是癌细胞会深入到正常细胞中，就像扎下根一样，所以活动度差。因此如果在肛门上出现超过绿豆大小、不容易移动的肿包，一定要提高警惕。

（3）凹凸不平是危险信号。肿包是否粗糙，是判断肛门周围肿物是否恶性的又一个特点。普通的肿包里面或是脓肿，或是扩张的血管，或是增生的结缔组织，这样的肿包表面一般都是光滑的；而肿瘤细胞生长快，细胞间黏度差，所以肛门周围若是出现恶性肿瘤，它的表面多是粗糙不光滑的。

（4）界限不清是危险信号。观察肿包的边缘界限，如果肿包与周围的界限很清晰则无大碍，而恶性肿瘤细胞有浸润性，使得肿瘤边缘会与周围的组织有所粘连，出现界限不清的情况。这也是判断肿包是否是恶性肿瘤的一种方法。

综上所述，如果摸到肛门周围长了绿豆大小的肿包，而这个肿包同时满足以下四个特点：①像石头一样硬。②不能移动。③表面凹凸不平。④和周围组织界限不清。那么它就很有可能是发生在肛门的恶性肿瘤。肛门是私密部位，因此学会自查非常重要。例如平时在洗完澡后，可以稍微花费一些时间仔细触摸肛门周围进行探查，另外也可以利用手机的拍照功能来自查，这些都可以有效地帮助自己及早发现恶性肿瘤。

探查肛门上的痣

人体的每一个部位都可能出现痣，肛门也不例外。仔细观察肛门处的痣，也能及时排查身体的健康隐患。

我们身体上那些完全凸出于皮肤的痣和稍微高出皮肤一点的痣是相对安全

的；而有一类痣叫作交界痣，表面平滑无隆起，无法用手摸到，对于此类痣，要特别注意。这类痣的痣细胞非常活跃，且多聚集在偏表皮层的地方，相对来说，它们的性质不是很稳定，因此这种痣恶变的可能性最大。交界痣一旦恶变，恶化和转移的速度都非常快，存活率也很低，除了皮肤表面以外，像肛门这种黏膜部位也是多发的部位。

肛门长痣不可怕，但是会变化的痣则要引起我们的警觉。我们可以通过观察痣的变化，来发现其是不是有癌变的趋势。

（1）颜色变化。人体上会长一些不同颜色的痣，如黑色、棕色、蓝色、暗红色，以及接近于无色。但是不管痣本身是什么颜色，只要从单一的颜色变成了有深有浅的不均匀杂色，就要引起高度重视，因为这可能是痣癌变的一个信号。

（2）形态变化。正常的痣就算发生变化，也只会在原有的基础上规律地生长。但是如果痣开始出现不规律的生长状况，就可能出现问题了。比如痣的左右开始不对称，边缘参差不齐，或者在痣的周围出现了像卫星一样的小黑点，发生这类变化的痣就有癌变的可能。

（3）癌变的痣也符合肛门周围包样肿瘤的特征。像上文所说，如果在肛门周围摸到了硬的、不可移动的、表面凹凸不平的、边缘和周围不清晰的突起，而且突起的颜色还是黑色的话，就要及时去医院确诊。

分辨肛门出血情况

肛门出血是直肠癌的一个信号，但是导致便血的情况有很多，最常见的比如痔疮。如何通过观察出血情况分辨这两种疾病也是大学问。

首先我们可以在排便后观察马桶中的水，如果水中有肉眼可见的出血，而排便时又没有产生疼痛之类的特殊感觉，那很有可能就是痔疮引起的出血，只要缓解痔疮出血症状就可以了。若便池中的水呈透明状态，这时要观察自己的大便，如果大便的外侧附着着一些血液，颜色呈暗红色，看上去也不是很多，最重要的是这样的血液当中还掺杂着一些黏液，而正是因为黏液，血液才无法染红马桶里的水。遇到这种情况一定要引起重视，因为它有可能是直肠癌导致的。

除了观察马桶中的水以及大便，我们还可以观察使用过的厕纸。如果大便后，厕纸上沾染大片鲜红血迹，则很有可能是痔疮导致的。但如果厕纸沾染的血量不多，颜色呈深红色，其中还伴有黏液、脓液，这就很有可能是直肠癌导致的出血症状了。

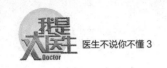
除了出血情况不同，还可以用其他一些方式来区分痔疮和直肠癌。任何年龄的人都可能患痔疮，但是直肠癌和其他癌症一样，其形成需要一定的时间，虽然现在有呈年轻化发展的趋势，但大部分直肠癌只发生在中老年人群中。另外在排便次数上，这两种疾病也不同，直肠癌患者的大便次数会明显增多，但是痔疮并不会造成排便习惯的改变。

肛门瘙痒别忽视

肛门周围的汗腺比较多，分泌物也就较多，如果不注意清洁卫生便会出现局部的慢性炎症刺激，长此以往就会出现皮肤老化、炎症等症状，更可能会由于细菌滋生等原因出现肛门瘙痒。为了解决瘙痒问题，人们通常首先想到的方法就是"挠"，可挠完以后，更加地刺激肛门分泌出分泌物，继而加重了瘙痒。这样反反复复，越挠越痒，越痒越挠。肛门瘙痒虽然看似不是大病，却能影响人们的睡眠和情绪，甚至影响生活质量，让人倍感痛苦。

肛门毕竟是一个排泄的器官，处在那么隐秘的环境中，每天滋生的细菌都非常多，因此它的清洁是非常重要的。保持肛门的清洁，才是预防肛门瘙痒最有效的方法之一。肛肠科专家建议，每次大便完以后都应该用清水清洗肛门，这样才能尽量避免细菌对于肛门的侵扰，有条件的人可以在家安装一个可冲洗马桶，没有条件也可以坐浴、用水冲洗，总之就是要注意每次如厕后用水洗掉肛门周围的污垢。

然而时时用水清洁肛门并不是一件很容易实现的事，如果做不到，那么大便后我们就要在擦拭的方法上多注意一些了，掌握"一蘸二擦三转"的原则，也能帮助肛门保持干净卫生。

一蘸：将卫生纸叠成若干层后垂直轻压到肛门上。

二擦：大多数人都能掌握。只是女性要注意，擦的时候只能向后擦。

三转：因为肛门周围是褶皱，所以需要用卫生纸仔细擦净，通常两个半圈可以擦完一遍。但是要想远离痔疮，要诀在于：一定要转多次，用力柔和。

✚ 温｜馨｜提｜示

隐私部位，留神隐患潜伏

内裤成为HPV病毒感染帮凶

你知道吗，与我们朝夕相处的内裤也可能成为感染HPV病毒的帮凶。提到HPV，也就是人乳头瘤病毒，人们立刻会想到它是造成女性宫颈癌的元凶。然而不仅于此，世界上每年多于55万的新发恶性肿瘤患者都或多或少与这种病毒有关，譬如直肠癌、口腔癌、肛门癌等。HPV有很多种分型，人体感染一些分型后可以自愈，比如我们皮肤上出现的扁平疣之类就可能是HPV感染引起的，但并不至于危及生命；然而也有一些HPV的分型，人体在感染以后就有可能引起肿瘤的发生，因此为了保险起见，我们在日常起居中应尽量减少和HPV的接触。

HPV的抵抗力强，能耐受干燥并长期存活，它除了可以通过亲密接触传染以外，接触被感染者衣物用品之类的间接方式也有可能被感染。HPV的高传染性、高抵抗力，使得与肛门私密接触的内裤成为了一个危险的传染源。特别是女性作为HPV感染的高危人群，很有可能直接或间接地将病毒感染给其他人，因此挑选合适的内裤也是蕴含健康窍门的大学问。除了预防HPV感染以外，内裤款式、材质的选择，对于肛门周围其他疾病的防护也有很重要的作用及意义。

不穿过紧的内裤就是挑选内裤的重要原则之一。有些女性希望穿紧身内裤勒住自己的赘肉，看起来显得身材苗条一些，先不说一条内裤能否有如此神通的效果，反正内裤太紧会影响到肛门四周血液的回流，而血液回流的受阻则会直接导致肛门周围病症的发生，比如痔疮、脓肿、肛门瘙痒以及妇科炎症等。内裤太紧对于女性身体的其他部位也不利，女性的阴道口、尿道口和肛门靠得很近，内裤穿得太紧，容易与外阴、尿道口及肛门产生频繁的摩擦，这样就成了各种细菌、病毒交流的温床。所以女生在选择内裤的时候要注意观察自己的腹股沟，看腹部松紧带的部分会不会被内裤勒出印来，如果一条内裤穿了一会儿便出现了勒出来的红印，那就证明这个号并不合身，应该换更大一号。

对于男士来说，太紧的内裤同样不利于健康，可能增加罹患肛周疾病的风险。除此以外，2012年英国谢菲尔德大学的科学家发现，穿紧身内裤的男性精子浓度低于穿四角内裤(即常说的平角内裤)的男性。因此男士选择内裤的时候，除

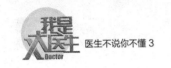
了质地要挑选纯棉的以外，型号上也不能太小，在一般情况下，如果内裤的大小不会在男性私处部分起褶皱，又没有紧贴身体，就是相对合适的大小。

过于紧身的内裤会对肛门等部位造成损害，同理，紧身的外裤也是不宜选择的。即使是穿了宽松的内裤，但是外裤若是紧身牛仔裤，同样也会影响血液的回流，也同样会增加肛门周围发生感染的风险。因此内、外的下身衣着都要注意不能过紧。

别拿便秘不当回事

便秘是绝大多数人都碰到过的"小毛病"，但就是这并不起眼的疾病，却担当着迫害肛门的头号元凶，围绕着肛门的炎症、痔疮以及一些肿瘤等都与它有着密切的关系，对于心脑血管的伤害也不小，如果不注意就有可能引发心肌梗死、中风，甚至导致猝死。这样一种不应该被忽视的疾病，在缓解方法上却存在着不少误区。比如很多人习惯用吃药"速战速决"来应对便秘，但是便秘就像高血压，是一种慢性疾病，治疗和缓解都不应该操之过急，最有效的方法应该是从生活习惯的根源上解决它。从饮食上来说，多食用富含膳食纤维的食物，如红薯、山药、魔芋等，都能很好地起到缓解便秘的作用。

餐后立刻进食水果，是加剧便秘的不良习惯之一。食物进入胃以后，必须经过1~2小时的消化过程才能缓慢排出。如果餐后立即吃水果，水果就会被先期到达胃部的食物阻滞，得不到正常消化，如果它们在胃内停留的时间过长，就会引起腹胀、便秘等症状。尤其是老年人，肠胃功能较弱，胃肠蠕动较慢，更易出现便秘。长期保持这种生活习惯，还会导致消化功能紊乱。因此餐后吃水果不如餐前吃水果。胃在餐前是空的，吃进水果后，水果里的糖类可以在体内迅速转化为葡萄糖，更容易被机体吸收。而且这种吃法还可以帮助我们在吃饭的时候少吃一些，因为随着血液中糖含量的升高，大脑接收到的胃中空虚的感觉就会降低，再加上水果中的膳食纤维能让人产生饱腹感，到了正常用餐时就不会吃得过多，这不但可以预防便秘，还可以帮助减肥。

吃水果除了要注意时间段，对种类也有讲究。比如桂圆和橘子都属于热性水果，吃多了容易上火，从而引发便秘。苹果则好一些，并且苹果皮中含有丰富的膳食纤维，所以想要防止便秘的话，最好是连皮一起吃。另外也要多喝水，因为缺水时膳食纤维反而可能加重大便干结，便秘会愈发严重。

✚ 实│用│妙│方

妙招解决私密处小尴尬

三味药打造治疗便秘之水

我们说，多喝水能缓解便秘，用山药、白术与沙参熬制的水，更是"加强版"清肠水。

山药的好处很多，它富含的皂苷能够降低胆固醇和甘油三酯，对高血压和高脂血症有很好的改善作用，而且几乎不含脂肪，所以还是减肥的好食物。山药中的营养素很丰富，本身既含有膳食纤维，又所含有B族维生素，尤其是维生素B_1，更是缓解便秘的好帮手。维生素B_1的缺乏会造成胃肠蠕动缓慢、消化液分泌减少，从而影响排便功能，导致便秘，因此常食山药能够有效地缓解便秘。

白术，医圣张仲景在其所著的《伤寒论》和《金匮要略》中记载了"白术能通便""若其人大便硬，小便自利者，桂枝、附子去桂加白术汤主之"这两个有关白术通便作用的内容。注意一定要用生白术，用量也要大。

最后一味药材是沙参，它有滋阴润肠的作用，还可以中和山药和白术的燥性，有相辅相成之功。

熬制方法：取生白术、山药、沙参各46克，将三味药材像洗茶一样洗去杂质，放入锅中后加水煮沸，然后小火煎煮半个小时，倒出后分两次饮用，间隔时间为8小时。

坐浴缓解痔疮之痛

辣的食物吃多了，或者太忙太累上火了，一不小心就有可能出现痔疮。主要症状就是肛门疼痛，肛周有硬结，只要稍加注意，一般两到三天以后症状会自行缓解，但是想要快速缓解这种痔疮急性发作症状的话，一个不错的办法就是坐浴。

准备材料：小勺，食盐，明矾，白醋，可以坐进去的盆子，开水。

坐浴方法：食盐两勺，明矾两勺，白醋20毫升，开水调匀。待水温降到40℃后，坐浴5分钟。注意不要熏、不要蒸，直接坐进去泡。

泡水止住痔疮之血

槐花20朵，野菊花10朵，西洋参片10片，泡水饮用，一杯喝3~5次，每天泡

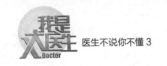

两杯。

野菊花对痔疮伴随的感染和炎症有消炎作用，而槐花更是作用重大。从中医的角度来说，槐花具有清热、凉血、止血的作用；从现代医学角度来看，槐花含有的"芦丁"成分能够使脆性血管恢复弹性，从而起到降血脂和防止血管硬化的作用。

肛门瘙痒的中药方

解决肛门瘙痒问题，同样推荐坐浴。用马齿苋30克、苦参30克、蝉蜕10克、浮萍10克、荆芥30克、芒硝10克，煮水坐浴。如果想要更简便的方法，则取花椒四五十粒，开水泡开，水稍凉后坐浴10分钟，也能起到很好的止痒效果，而且省去了药房抓药的劳顿。

02
CHAPTER

聆听"脏腑之言"，
内脏危机早解决

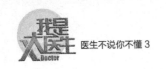

呼吸之间的致命危机

肺癌是癌症之王，全国肿瘤登记中心发布的《2012中国肿瘤登记年报》显示，我国每年新发肿瘤病例约为312万例，而恶性肿瘤中发病第一位的是肺癌，过去30年间，肺癌已成为我国死亡率上升速度最快的癌症，并且已取代肝癌成为我国首位肿瘤死因。而与肺癌同样凶险的还有肺部感染，它被称作老年人群体的"第一杀手"。然而，这么危险的肺部疾病的致病因素竟可能就在我们的呼吸之间，这场生命危机到底应该怎样化解呢？

✚ 健│康│顾│问

每天都呼吸，肺却出了危险

严肃的音乐声响起，李建平推开探寻疾病的"穿越之门"，来到了演播间。

悦悦一脸震惊："李医生头一次这么炫酷地出场啊，刚才去哪了？"

李建平："不是开玩笑，我刚刚从疾病的'凶案现场'过来，在几个看似普通的家庭里，出现了非常严重的健康危机。而且他们的问题都出现在同一个部位——肺！"

悦悦很苦恼："肺每天负责我们的呼吸，我们好像很难发现它有问题啊。"

李建平："别急，其实我们的肺在亮起健康红灯前，还是在很多生活中的蛛丝马迹中给了我们警示。"

悦悦："真的吗？在哪里？"

✚ 病│理│常│识

引发肺癌的肺中"钉子户"

肺癌的病因除了与吸烟有非常密切的关系外，还有一种有毒物质被我们吸入肺中，不易排出，从此成为肺中的"钉子户"，容易引发肺癌，这就是二氧化硫。

二氧化硫是有毒化学物质，长期接触会引起慢性中毒，易导致人们患上慢性鼻炎、咽炎、支气管炎、支气管哮喘以及肺气肿等，还可能增加肺癌的患病率。曾经有一组对比实验，研究人员找到290名需要接触二氧化硫作业的废旧橡胶回收企业工人作为监测对象，发现长期接触低浓度二氧化硫的人眼部、鼻部、咽部不适感明显高于正常人，甚至其中一些人的胸部X线片已经出现异常。另外，工龄16年以上者肺功能指标异常率是高于常人的，这都说明了二氧化硫是一种慢性毒药。

在生活中，二氧化硫是比较容易分辨的，因为它有特殊的臭鸡蛋气味，因此我们在燃放烟花等一些容易产生二氧化硫的场合中只要多加注意，就可以很容易地避开危险，但是生活中也有些隐形的二氧化硫不好被发现，它甚至可能藏在所吃的食物中。

木耳养肺是一个很大的误区，木耳的纤维是无法进入人的肺里的，所以这种说法在医学角度并没有有力证据。木耳不但不能清肺，反而还可能会伤害我们的肺，因为二氧化硫很有可能隐藏在其中。2011年，有通报称我国食用菌中二氧化硫含量超标，其中木耳占据所通报食用菌的一半。黑木耳在采收烘干后，通常会使用硫黄对其进行熏蒸，既可以降低虫害，也可以使食材本身外观更为美观。更有甚者，将木耳浸泡在亚硫酸盐溶液中，以达到增重、护色、防腐的作用，而这样就让二氧化硫留在了木耳上。长期摄入带有二氧化硫的食物后，有一些人，比如哮喘患者，对二氧化硫比较"敏感"，可能就会出现"敏感症状"。不同的人引发"敏感症状"所需要的食物量不尽相同，其症状一般为恶心、呕吐、腹痛、头晕、呼吸困难等，严重的甚至会危及生命。

不光是木耳，枸杞和桂圆等食材因为要经过相似的干制方法，都可能存在二氧化硫，因此这类食材一定要去各大正规超市或药店购买。购买时要学会分辨，比如枸杞，没有经过漂白的枸杞子应是暗红色的，而漂白过的则是鲜艳的红色；再比如木耳，尽量不要购买过于发白的。在烹饪时也要注意，研究数据表明，加热时间越长、温度越高或者浸泡时间越长、换水次数越多，二氧化硫残留率越低。在100℃沸水中加热6分钟后，可以去除大约80%的二氧化硫。换水3次，每次浸泡90分钟，也可以去除大约80%的二氧化硫。所以烹制时，如果需要用到硫黄熏的食物，最好经过多次换水浸泡，或者沸水加热来去除其中的二氧化硫。

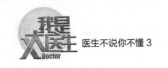
✚ 专│家│讲│堂

▌家中肺炎致病菌大搜查

曹彬 ⟨ 中日友好医院呼吸科与危重症医学科二部主任医师 ⟩

很多人认为肺癌是肺部最严重、发生率最高的疾病，但其实在医院的ICU病房中，肺部感染才是呼吸系统最可怕的敌人。肺部感染即肺炎，听上去不算严重疾病，但它却被称为是老年人的第一杀手。据统计，肺炎是80岁以上老人的第一死因，而90岁以上的死者中，一半都是因为此病引起的。那些异常严重，甚至可能随时致死的呼吸困难往往不是由于肺癌引起的，而是令人意想不到的肺部感染。更让人意外的是，那些造成感染的病菌，可能就藏匿在我们的家庭中。

再干净的卫生间也有隐患

军团菌是一种能够引发肺炎的细菌，1976年，美国费城退伍军人协会会员中曾爆发急性发热性呼吸道疾病，这是已知这种细菌致病的首次爆发。这次军团菌感染事件中，有221人感染疾病，其中死亡34人。由于大多的死者都是军团成员，因此该种肺炎被称为军团病，罪魁祸首便被称为军团菌。军团菌喜好在温水中及潮热的地方

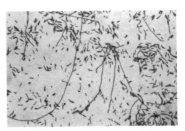

▲ 显微镜下的军团菌

生长，人工供水系统有时也为军团菌的大量繁殖提供了生存环境，家庭中卫生间下水道内部就是窝藏军团菌的好地方。人们通常就是由于呼吸了被军团菌污染的水源散发的水雾而传染上军团病的。

妙招清理下水管：将柚子皮切成小块，放入锅中，倒入清水大火加热煮开，继续用中火煮10分钟。捞出柚子皮，加入适量盐，趁热将水缓缓倒入下水道即可，每2周1次，或1个月1次都可以。这个方法能去除下水道的怪味，定期使用，还可以去除下水道内壁日常积累的油污，家中的柚子皮、橘子皮、橙子皮都可以应用于这个办法。

除了下水管外，人工供水系统还包括淋浴器、温泉池、喷泉以及空调设备的冷却水塔等。也就是说，在人们洗澡或开水龙头的时候，军团菌都可能乘虚进入我们的身体，轻度感染可引起一些类似普通感冒的病症，较轻的症状几天就可自愈；重

度感染引起的就是军团菌肺炎了，较难自然康复，严重者可导致死亡。

因此我们隔夜使用水龙头或者淋浴器时，可以先放十分钟水，让陈水先过去。如果家中的热水器可以调节温度至70℃以上，建议先让70℃以上的热水在水管中流三分钟，这样就能起到杀灭军团菌的作用，基本上每周做一次就可以了。

养花养出毛霉菌

很多老年人在家喜欢摆弄花草，怡情养性，为闲适的退休生活增添乐趣。殊不知，花草固然能净化空气、洗肺养肺，却也在不知不觉间成了伤肺的凶手。

一位76岁的退休老干部，因为咳嗽、咳痰、发热1周不愈到医院就诊。用了很多抗生素无效，又出现咯血痰症状，一次活动后血氧饱和度下降至56%，医院进行紧急抢救，为他插管上呼吸机辅助通气，并在气管插管下呼吸道分泌物中培养出了一些危险的东西——毛霉菌。

毛霉菌是霉菌的一种，人们如果将它吸入肺部就有可能得真菌性肺炎。这位退休老干部患有10年的慢阻肺病史，长期需要吸氧，肺部功能有所下降，这才导致肺部容易被真菌感染，而这种感染会导致50%~80%的高死亡率。

医生在询问了老人的起居爱好后，得知他非常喜欢园艺，平日养花堆肥，发病前就曾经翻弄过花盆，家属也叙述院子里常有腐败的树叶等杂

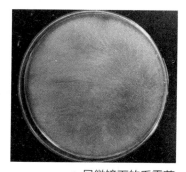

▲ 显微镜下的毛霉菌

物。而毛霉菌正是在这种环境中生长出来的，它广泛存在于自然界，特别是潮湿的土壤。花盆中有腐败的植物落叶，真菌就可以在里面滋生。铲土、浇水的时候，真菌孢子就会暴露在空气中，一不小心就会被人们吸入肺中。

我们提倡老年人种植花草，净化室内空气，但是将腐败的烂叶留着堆肥是很危险的行为。及时清除落叶和腐败之物，才能减少真菌滋生的机会。并且养花的位置也要有所注意，最好养在阳台的平台上，可以开窗通风形成流动空气，便于霉菌的流散。有条件的人在做园艺时最好戴上口罩和手套，进一步减少霉菌感染的概率。

一口水呛出肺部感染

曹彬医生讲了这样一件事："我有一个从小一起长大的铁哥们，我经常去他们家'蹭饭'，他的妈妈就像我自己的妈妈似的。2013年，突然有一天，他带着他

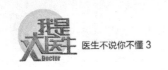

妈妈来找我。我看着老太太的样子，眼泪都差点掉下来了。老太太当时70岁，很瘦，高热，神志不清，最严重的是呼吸困难，憋气憋得厉害，嗓子呼噜呼噜的，明显有痰吐不出来。我问我的朋友老太太为什么会这样。后来才清楚，其实就是一口水闹的。"

曹医生的话绝对不是危言耸听，这位朋友的母亲就是因为喝水的时候呛到了，导致剧烈咳嗽，当天晚上就出现39℃高热。胸片显示右下肺炎，白细胞15×10^9/L，不得不切开喉部来进行插管上呼吸机，并从气管内吸出了大量黄浓痰。很可惜，老人体温一直降不下来，白细胞后来升高到30×10^9/L，血压下降，最终还是去世了。

这位老人的悲剧并不是个例，还有很多家庭发生过或正在发生这样的悲剧。老年人的吞咽功能在减退，很容易在进食饮水时发生呛咳，造成吸入性肺炎，这种肺炎一般会有细菌感染，而这些细菌不是来源于别处，正是来自于我们自己的口腔中。人的口腔中存在大量的细菌，平时在吃进食物时，这些细菌会包裹住食物，帮助消化，然而若是在进食或饮水时发生呛咳，食物很容易沿气管顺流直下，进入肺中，并且携带着混合的细菌。这些细菌在肺中肆无忌惮地生长，从而引起严重的肺部感染，导致呼吸衰竭，甚至死亡。

我们牙齿上的牙菌斑可以给口腔中的细菌提供非常好的厌氧环境，是细菌滋生的天然温床，因此为了减少口腔中的细菌滋生，一定要坚持早晚仔细刷牙。对老年人来说，为了减少饮食上的呛咳，建议多吃一些稠的东西，可将增稠剂加入水和汤中勾芡，增加液体的浓稠度，降低液体的流速，避免太快流入呼吸道。并且不要吃刺激性食物，以免发生呛咳。另外老年人也可以做一些吞咽训练：舌头前伸，牙齿轻咬，固定舌尖，吞咽口水，舌尖仍要维持在外面，重复8次。这样可以增加舌根和咽部肌肉的力量，减少食物残留。

✚ 温│馨│提│示

肺癌的早期征兆，你要学会看

锁骨深陷不是骨感美

将一枚鸡蛋或硬币放置于锁骨窝上，这可不是为了显示自己锁骨突出、身材瘦削，而是自测有无肺病体征。

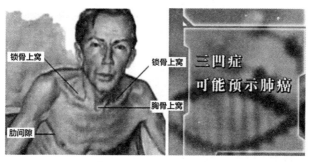

▲ 人体"三凹"示意图

三凹综合征，主要见于人的胸骨上窝、锁骨上窝以及肋间隙三处。人的胸廓由肋骨、胸骨和胸椎围成，肋骨之间有肋间内、外肌，胸廓底部有膈肌。当人吸气时，肋间肌和膈肌收缩，胸廓上升，膈肌下移，胸腔体积扩张，造成负压，外界空气在大气压作用下通过通畅的气道进入肺泡内。反之，当些肌肉舒张，胸廓回缩时，气体被挤压出体外。当患者气道异常，存在吸气性呼吸困难，也就是吸气状态时，气体不能自如地进入肺内。虽然气体不能进入肺内，胸腔仍负压，在大气作用下，锁骨上窝、肋间隙和胸骨上窝三处就会出现凹陷。

粗大的手指是坏兆头

我们观察自己的手指指尖处，如下图所示，若是出现鼓槌样的"杵状指"，就要留心自己的肺部健康情况了。

"杵状指"的指头有点像鼓槌，表现为手指或足趾末端增生、肥厚、呈杵状膨大，在肺癌患者身上会常见到。由于肺癌细胞可产生某些特殊的内分泌激素(异源性激素)、抗原和酶，这些物质运转作用于骨关节部位，而致骨关节肿胀疼痛，使指趾末端膨大呈杵状指，X线片

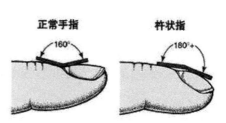

▲ 正常手指与"杵状指"对比示意图

检查可见骨膜增生，常累及胫、腓、尺、桡等骨及关节。

半身出汗别不在意

若人体出现左右侧或上下侧出汗量不等，甚至一侧有汗一侧无汗的情况，就要引起警惕了，这可能也是肺癌的先兆。在这类人群中，无汗一侧的眼睑及瞳孔

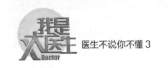
也比有汗一侧要小一些。这都是由于肺部肿瘤压迫到交感神经丛，引起交感神经调节障碍所致。

➕ 实|用|妙|方

保护肺的三个锦囊

锦囊一：保护肺纤毛

人的肺就像一棵倒过来的大树，树干就是气管，然后左右分支，越分越细，最后分成"树叶"，也就是肺泡，我们吸入的空气就储存在肺泡中。空气中有很多灰尘之类的脏东西，但是肺泡中却是绝对干净、无菌的，这就多亏了纤毛的作用。人体从喉部开始的所有气管、支气管中都生长着一圈圈的纤毛，这些"毛刷子"会粘住灰尘及其他有害物质，再向喉部方向摆动，一级一级将有害物质传递到喉部，喉咙一痒，脏东西就被咳出去了。我们人体的结构就是这样精妙又完善，让肺泡里的空气保持既干净又无菌的最佳状态。

纤毛本身是湿润的，这样有利于它抵御外部的污染物。因此干燥的环境会破坏呼吸道纤毛，使纤毛变形、干枯，摆动速率减慢，清洁和净化呼吸道的能力下降，大大增加了呼吸道感染的概率。在干燥的秋季，适当地给我们的肺纤毛做个SPA是很有必要的。

醪糟水湿润纤毛：

醪糟有润肺生津的功效，含多种有机酸、多酚类物质，能促进呼吸道黏液的分泌，保护呼吸道纤毛，增强纤毛摆动能力，能有效预防咳嗽、支气管炎等呼吸道病症。

锅内加水500毫升，再放入醪糟50毫升(连米带汁)，煮开后即可服用，每天一次，一周一个疗程。

盐水洗鼻腔：

从中医角度讲，鼻为肺之外窍，保护鼻腔对整个呼吸道都有很好的作用，现代医学也是支持这个理论的。盐水洗鼻既可稀释鼻纤毛上的黏液，加快纤毛运动，增强其清洁呼吸道的能力，还能改变呼吸道局部渗透压，起到抗菌消炎作用，有效防治呼吸道疾病。

食盐3克，放入300毫升开水中溶化。等温度降至与体温接近时，用消毒棉签蘸盐水反复清洗双侧鼻腔，每日1次，每次3分钟。

锦囊二：生姜抗过敏

很多人在秋冬时容易出现肺的问题，实际这是阳虚体质的表现。生姜辛而温散，益脾胃，很适合这样体质的人来食用。

香菜白萝卜生姜汤

材料

香菜，白萝卜，生姜片，冰糖。

制作

1. 香菜洗净后，去掉叶子，留根茎。

2. 白萝卜洗净切片，2~3片白萝卜即可。

3. 将香菜、2片生姜片、白萝卜片放入锅中，放适量水，加5颗冰糖煮上15分钟即可。

锦囊三：养肺锻炼操

这是一套动静结合的养肺锻炼操。

静操——"长吁短叹"

动作要领：深吸气，鼓肚皮；慢呼气，收肚皮。

动作详解：①最好取平卧位（坐、站亦可），一手置腹部，一手置胸部；②深吸一口气（约5秒），同时腹部隆起；③慢慢呼出（7~15秒），腹部凹下；④呼气时缩嘴唇呈鱼嘴状（似吹口哨）；⑤吹/呼气的力量以将面前一尺处蜡烛的火苗吹斜但不灭为宜；⑥如此反复，一吸一呼为一循环。每次10分钟，每天至少2次。

动操——"捶胸顿足"

动作要领：双拳轮番击打对侧胸、背部，交替做下蹲动作。

动作详解：①自然站位，双手下垂，虚握空拳；②左手击打右胸，同时右手击打左背。再以右手击打左胸，同时左手击打右背；③如此轮番击打各2次，穿插下蹲动作2次。每次10分钟，每天至少2次。

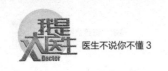

胃好，胃口才能好

胃癌令人闻之色变，然而在到达这个最终"审判"之前，我们会经历一个可力挽狂澜的"癌前阶段"，若没有及时把握机会逆转险境，更是令人扼腕叹息。癌前病变指容易发生癌变的胃黏膜病理组织学改变，通常从发生癌前病变到罹患癌症平均只需要短短10年，因此怎样把握这珍贵的光阴，从根本上扭转罹患胃癌的命运呢？我们可要从自查和饮食上多加注意。

✚ 健|康|顾|问

▌当心自己正站在癌前跑道上

悦悦："今天我们要进行一场和癌细胞的赛跑，但不是比跑得快，而是比慢。"

李建平："悦悦说得对，之所以要跟癌细胞赛跑，是因为在患上癌症之前，人体很长时间会处于一个状态，我们医学上叫作'癌前状态'。这个时候如果不及时'刹车'，就会追上癌细胞的脚步，到达生命终点。"

悦悦："没错，但关键是很多人或许已经站在这个跑道上了，自己却不知道！因为有一些癌症很难被发觉，每当发现就几乎已经是晚期。这到底是哪里的癌症？怎么能看出我们已经进入癌前状态了呢？有没有办法逆转呢？有请来自北京友谊医院肿瘤科的专家曹邦伟主任给我们讲解。"

曹邦伟："其实这类不易察觉的癌症就是消化道癌症，包括胃癌、肠癌、食管癌。通常，消化道的癌症从正常到患癌平均只需要10年左右的癌前时间，甚至更短。"

栾杰："太可怕了，有什么办法能提早发现呢？改变错误的生活方式的话可以逆转吗？"

曹邦伟："是的，如果我们提早发现一些癌症信号，完全可以通过生活方式的改变扫除风险，逆转回健康状态，避开癌症。"

悦悦："大家注意了，下面提到的信号一个比一个更接近胃癌，从中就能看出你是不是已经站上癌前跑道了。"

✚ 病│理│常│识

▌癌前自测，看清三阶段信号

阶段一信号：看牙

一个人若是门牙（切牙）白，槽牙（磨牙）黄，那么他已经站在癌前跑道上的可能性就很大。

人类牙齿和骨骼的主要成分是碳酸钙，易被酸类物质腐蚀，这个酸类物质有时就是我们的胃酸。胃酸是导致胃癌的罪魁祸首。人体胃肠道内都有防御因子和攻击因子，而最强大的攻击因子之一就是胃酸。胃酸是人体用来消化食物的武器，可是当胃酸过多或过少时又会反过来伤害防御因子——胃黏膜，胃黏膜一旦破损，攻击因子强、防御因子弱，就会导致胃进入癌前状态。

胃酸分泌过多的人，睡觉时胃酸就有可能发生逆流，进入口腔侵蚀口内牙齿的珐琅质，使牙齿变黄，严重时还会导致蛀牙，靠后的槽牙更为容易受到侵蚀。胃酸分泌过多的人就算睡前很认真地清洁牙齿，也无济于事，这就是为什么有胃病的人一定会有蛀牙。所以对牙齿很呵护，牙齿仍然变黄的人更要注意，可能牙齿变黄就是胃酸分泌过多而反流造成的。

胃是持续分泌胃酸的，胃在排空也就是空腹时的pH在7.0～7.2之间，口腔的正常pH也在7.2左右，接近中性；吃东西时pH可以达到2～3，呈酸性。而胃酸分泌过多的人，晨起空腹时口腔反而会达到酸性高峰。所以如果口腔酸性度过高，就可能跟胃酸分泌过多有关。

我们可以通过自测口腔酸度来得知自己是否胃酸分泌过多。

自制酸碱指示剂：

使用过老不能食用的紫甘蓝叶，将紫甘蓝叶切碎，放入榨汁机中，榨好盛出，以1：1的比例加入酒精溶液，搅拌，使其充分接触2～5分钟。用多层纱布过滤，得到含有紫甘蓝色素的酒精溶液，这就是自制酸碱指示剂了。

取少量自制酸碱指示剂，吐一口唾液，溶液颜色变得越红，说明唾液酸度越高。

牙黄的人可以在家用此方法测试自己的唾液酸度，如果酸度过高，一定要引起注意了。

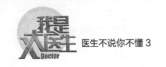
阶段二信号：打嗝

我们对打嗝都不陌生，引起打嗝的神经中枢在脑干，当一下子进食过量，胃突然胀起来，就容易刺激到胃壁上的感觉神经，这些神经将讯息传达到脑干，引起打嗝的反应。一般人一下子吃得太饱或吃太多辛辣的食物，就可能引发打嗝，这类打嗝属于正常的生理反应。

但和普通人不同，胃酸逆流患者通常会持续打嗝，同时感到胸闷，胸部出现灼热感、溢酸水、喉咙有异物感等症状。打嗝后会有酸腐味，因为食物在胃里消化不充分，发生了腐败。因此如果长时间出现打嗝、恶心、胃不舒服、厌食、大便发黑等症状，就要引起注意了。

阶段三信号：地图舌

胃酸过多时会发出前面提到的两个信号，可是当人年龄越来越大，胃酸会分泌得越来越少，导致食物吸收不充分，久而久之就到了跑道的后面阶段——引发缺铁

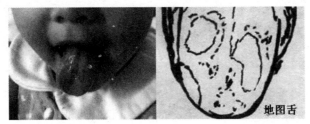

▲地图舌图示

性贫血。缺铁性贫血会使人体缺乏铁、锌以及维生素等，而这些物质的缺乏会引发地图舌，医学上称为慢性边缘剥脱性舌炎。

这三阶段的癌前信号并不难掌握，在家就能自测，因此胃不好的人一定要时常注意，不要错过扭转胃癌的最佳阶段。

➕ 专 | 家 | 讲 | 堂

▌胃里出了问题，"吃"脱不了干系

曹邦伟 ⸳⸳ 首都医科大学附属北京友谊医院肿瘤科主任

胃癌很难在早期被发现，因此平时定期到医院进行内窥镜检查，是发现早期胃癌的有力手段。胃壁经内窥镜放大100倍左右，在这样的镜头下，胃里的深层病变一览无遗，医生很容易凭经验来判断一些症状是不是早期癌症，如果此时检查出早期胃癌，治愈的概率是非常大的。

在内窥镜下，胃中一些容易发展成胃癌的疾病也难以遁形，而这些疾病的形成，大部分与"吃"有关。

多吃柿子和粗粮，易致胃溃疡

柿子是大家在秋季非常喜欢食用的水果，但是柿子吃得不对很容易形成胃结石。胃结石在胃中反复摩擦，严重时可造成胃穿孔，导致死亡；而轻者则导致胃出现破口，形成胃溃疡，长期的胃溃疡是癌变的一大隐患。

柿子中含有一种特殊的物质，叫果胶，果胶吃到胃里后，一遇到胃酸就会与食物残渣一起结合，形成沉淀物，而这些沉淀物就是导致胃结石的罪魁祸首。因此在秋天这个吃柿子的季节，得胃结石的人也特别多，尤其是平时胃酸多的人吃柿子更容易长胃结石，甚至有些人吃一次生柿子就可形成胃结石，偏生的柿子比软软的熟柿子更为危险。

吃柿子时，如果舌头有发涩的感觉，那就是吃到了最容易在胃里产生结石的柿子。那种导致发涩的物质就是柿子里的鞣质，鞣质和胃酸结合就会产生结石。胃结石危险的地方在于它形成所需的时间很短，最短在几个小时内就可能形成。结石慢慢由小变大，从枣核大小最后聚合如鹅蛋大小；结石可以是单个，也可以是多发的3～5个。因此如果是平时胃酸分泌就很多、胃不好的人，秋季吃柿子时就一定要注意，千万别因为贪恋美味而加大得胃溃疡的风险，给了胃癌可乘之机。

除了柿子，还有一类看上去比柿子更健康的食物竟也容易引发胃溃疡，那就是粗粮。小米、紫米、绿豆、红豆、麦片、玉米、红薯等都属于粗粮，现在不仅成了大家餐桌上的养生食品，对很多年轻人来说还是减肥佳品，但粗粮吃得不对也有危险。

粗粮很容易把胃胀得很满，让胃产生更多的胃酸，这时胃的蠕动就很容易把胃酸往食管里挤，这些胃酸必经的地方就是贲门，也就是胃上面的入口。胃酸反复在贲门冲刷，会腐蚀附近的黏膜组织，渐渐这里会出现一块白色创面，如果这时再继续食用粗粮，就会持续有过多的胃酸反上来，长时间的恶性循环会使这块白色创面变成溃疡，长时间存在溃疡就容易发生癌变。

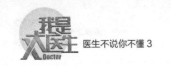

除了对贲门的冲刷，胃酸特别多的时候还会通过喉咙反到嘴里，胃酸对喉咙的腐蚀同样会引起非常多的问题，比如反复性的哮喘、经常性的咳嗽等。反酸烧伤了喉咙，还会出现嗓子疼的症状。因此经常吃粗粮的人要格外注意自己的身体有没有出现嗓子疼的症状，它很可能就是胃酸反流导致贲门溃疡，形成胃癌隐患的信号。

胃溃疡的疼痛较其他胃痛有一些特点：①疼痛的位置。如果是慢性、周期性、节律性的上腹痛，这是典型的消化性溃疡的主要症状。②疼痛的时间。胃溃疡的疼痛一般出现在饭后2～3小时，或半夜时间。

易患胃溃疡的人一定要注意保护自己的胃黏膜屏障，它是覆盖在胃黏膜上的一层凝胶状的保护层，具有润滑作用，不仅能抵御胃液中的胃酸和胃蛋白酶的强大消化作用，还能抵御各种食物的摩擦、损伤及刺激，屏障的完整性是胃黏膜得到保护和消化性溃疡得以预防的重要基础。要保护这层屏障，平时要注意低盐饮食，更要提防"隐形盐"，比如茴香是排名第一的含盐蔬菜，白菜也属于中高钠蔬菜，用这二者做饺子馅时应格外注意少放盐。

多吃腌制类与烧烤类食物，易致萎缩性胃炎

胃是消化食物的地方，它的上皮有很多腺管，如果腺管的长度正常，它分泌的胃酸就正好适应人体的需要，但如果得了"萎缩性胃炎"，腺管长度可能已经萎缩到正常长度的一半甚至更短，这就意味着胃酸的分泌变少了。胃酸减少后，随着食物进到胃里的杂菌就不能够被完全杀死，杂菌会在胃里繁殖滋生，这当中就含有很多的致癌物，容易导致胃癌。

临床统计结果显示，萎缩性胃炎与年龄呈显著的正相关性。年龄越大，胃黏膜机能"抵抗力"也越差，越容易因受外界不利因素的影响而造成损伤，导致萎缩性胃炎的发生。45岁以上的人群应特别注意，且年龄每增长10岁，萎缩性胃炎平均递增率为14%。

萎缩性胃炎没有特异性症状，但有一些来自消化道的症状能够引起重视。第一个症状是腹胀、上腹痛。因为胃酸减少后，食物不能被完全消化，会在胃里堆积，使人有饱胀感，甚至胀痛。第二个症状是打嗝、恶心。萎缩性胃炎的后果是胃动力不足，食物不能及时消化进入肠道，下不去自然就会往上反，就会有打嗝、恶心的症状出现。

有两大类食物很容易导致萎缩性胃炎。首先是腌制类食物，比如家家户户都喜欢吃的咸菜。这类食品在腌制的过程中可能会产生亚硝胺，亚硝胺对胃的伤害极大，不但会导致萎缩性胃炎，如果长期摄入甚至会直接诱发胃癌。解决方法可在腌制食物时加入适量醋。大量流行病学研究表明，醋能促使钠盐停留在食物表面，这样真正吃腌菜的时候，几乎可以不放盐也能拥有咸酸的口感，从而减少用盐量。另外，醋可以避免蔬菜中维生素C的丢失，可以阻断亚硝基化合物的形成，还能促进消化。

第二类是烧烤类食物。烤肉中的致癌物有两种，一类叫作"杂环胺"，另一类叫作"多环芳烃"，肉被烧焦变黑的部分就含有这两种物质。吃了这些变黑的烤肉后，这两种物质会直接作用在胃黏膜上，导致胃黏膜损伤，出现萎缩性胃炎。想要健康吃烧烤，有几种香料要备好。首先是洋葱粉，国外研究中发现，它可以减少94%的杂环胺；第二是迷迭香，可以减少90%的杂环胺；还有啤酒，可以减少53%的杂环胺。烧烤前先用这些香料腌渍一下肉类，就能降低几乎100%的杂环胺。另外，烧烤时最好放上铝箔，让肉类完全不接触火，这个方法能有效杜绝致癌物质的产生。

蜂蜜，对抗胃癌直接致病菌

胃溃疡与萎缩性胃炎都只是可能发展为胃癌，但是有一种病菌却是医学界公认可以直接导致胃癌的致病因素，它就是幽门螺旋菌。

幽门螺旋菌进入胃后会穿过胃黏膜的保护层，吸附在胃黏膜的表面，为了对抗胃酸，它会将黏液层的物质分解变成碱性，使自己得以生存。黏液层受到破坏后变薄，胃酸就很容易穿透黏液层腐蚀胃黏膜。当胃肠免疫力低时，幽门螺旋菌会释放毒素，从而直接导致胃黏膜损伤，更容易发展成胃癌。

国内外的学者已经证实，蜂蜜对幽门螺旋菌有抑制及杀灭的作用。其中，桉树蜜对幽门螺旋菌的抑杀效果最好，龙眼蜜、荔枝蜜、桂花蜜、野菊花蜜的抑制效果也比较相近，红树林蜜的抑制作用最弱。在食用时，蜂蜜浓度为20%时即可抑制所有幽门螺旋菌；浓度为10%时可使一半幽门螺旋菌受到抑制。蜂蜜主要是通过渗透作用来抑制幽门螺旋菌，所以应在餐后喝蜂蜜，以延长其在胃黏膜上停留的时间。可将30毫升蜂蜜倒在碗中，用筷子搅拌到起泡沫，加入120毫升温水，搅匀后，缓缓喝下。

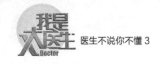

✚ 温｜馨｜提｜示

养胃有误区，改变需及时

豆腐并不都柔软无害

豆腐与各类豆制品中含有核苷酸，是植物蛋白的一种成分，而核苷酸会刺激胃大量分泌胃酸消化豆制品。胃酸过多，就会伤及胃、十二指肠黏膜，造成胃溃疡或十二指肠溃疡等疾病。如果胃部刚好有一些炎症，胃酸就可能发生渗漏，跑到不耐酸的胃壁与胃黏膜之间，导致危险发生。

在豆腐的选择上，应尽量多选择内酯豆腐，这种豆腐水分比较多，蛋白质含量相对低，可以减少一定的胃酸。而卤水豆腐，本身卤水是一种是氯化镁、氯化钠和硫酸镁的混合物，会对黏膜有很大的刺激，尽量少食用。

豆腐丝、豆腐干等豆制品经过反复的加工烹煮，其中的核苷酸含量已经大幅度下降，比较安全。最应该注意的是豆浆，因为本身没有稀释，豆浆中含有核苷酸，最易增加胃酸，因此不建议空腹喝豆浆。

苏打造成低酸症

苏打等食物本身呈弱碱性，胃酸分泌过多的人适量饮用，可以中和胃酸、保护胃。但如果每天都吃碱性食物，胃里面的酸性就会变低，出现低酸症。

胃固有层分泌盐酸，而碱性食物会中和盐酸，降低胃液的酸度，破坏胃的正常生理功能，影响消化功能。很多老人为了保护胃，经常去吃碱性食物，而这些食物就在不断地中和着他们的胃酸，降低胃蛋白酶的消化功能。食物中必然或多或少地带有一些细菌，胃酸可抑制和杀死大部分随食物进入胃内的细菌，碱性食物使胃液的酸度减弱，保护了细菌，增加了机体发生感染的风险。另外，盐酸进入小肠后能促进胰液、胆汁和小肠液的分泌，盐酸所造成的酸性环境，有助于小肠对铁和钙的吸收。所以，胃的正常酸度有重要的营养和防病作用，千万不要人为地去破坏它。

一般含碱类的食物包括馒头、油条、各类膨化食品等。在茶类饮品中，绿茶较多地保留了天然碱性物质，不适合患有胃、十二指肠溃疡的中老年人饮用，更不宜清晨空腹饮绿茶。饮用绿茶时，茶叶的量最好不超过2克，泡好后最好不要喝3杯以上。而铁观音、乌龙都是半发酵茶，对胃的影响没有绿茶强。

常喝粥，喝走消化力

很多胃病患者都会选择多喝粥，不吃其他食物。他们认为粥不仅暖胃，而且细软、易消化，能减轻胃的负担，但其实喝粥反而会加重胃的负担。粥为半流质食物，不易停滞体内，胃酸不易与其中和，从而会对空腹的胃黏膜产生不良刺激。粥所含的水分较多，口腔和胃肠等分泌的消化液会被稀释，使消化功能减弱，增加胃的负担。因此，长期过量喝粥，胃会产生惰性，造成胃黏膜屏障功能下降，胃壁易损伤。胃酸分泌少了，也难以抑杀随食物进入胃中的各种细菌。

另外，玉米面、大米、绿豆等常用来熬粥的食材本身就易生长霉菌。根据国家相关规定，成品粮在常温下的保存时间一般不应超过6个月。成品粮从加工到销售还有一段时间，因此建议家庭购买的大米、面粉等的储存时间不应超过3个月，家中陈粮最好就不要食用了。

猪蹄也可能伤胃

有的猪蹄会用双氧水泡制以增加卖相，这样的猪蹄含有大量氢元素，在食用后，胃酸和氢结合是胃溃疡发病的重要因素。胃酸增多显然能加重胃黏膜防卫系统的负荷，由于胃黏膜屏障受损，我们吃进去的氢浓度虽不高，但仍可逆行扩散，内脏血管收缩，胃血流量减少，不能清除逆向弥散的氢元素，就可能会出现胃壁内酸化。

在挑选猪蹄时，可参考以下方法。

一看大小。正常的猪蹄个头偏小，颜色发黄，猪蹄切面有血，猪肉呈深红色；用双氧水浸泡过的猪蹄个头较大，颜色呈亮白色，猪蹄切面没有血，猪肉呈白色。

二摸感觉。正常的猪蹄，摸上去油腻腻的，手上也会沾有油渍，随意捏几下就会有血渗出来；美白猪蹄，摸上去很光滑，放下后手上很少会沾有油渍，捏一下不会有血渗出来。

三闻味道。正常的猪蹄，闻起来只有肉腥味，被烧过的猪蹄只有烧过的味道；而双氧水浸泡的猪蹄，闻起来有一股很刺鼻的异味。

在家中也可分辨。将猪蹄放到清水中泡10分钟，用容器加热清水后，点燃一根火柴，迅速放入正在加热的容器中，看火柴火光是否变强。若变强，则猪脚被双氧水泡过，若没有变强，则没有被泡过。

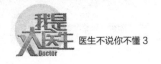

✚ 实 | 用 | 妙 | 方

将吃出来的胃病吃回去

胃寒药膳——舒胃清宫万福肉

很多人会犯胃寒的毛病，特别是在气温下降、早晚温差大的秋天。人体受冷后血液里的组胺酸增多，组胺酸会导致胃酸分泌增加。过多的胃酸使胃黏膜被腐蚀，导致了溃疡的发生，如果不及时治疗或是在饮食上进行调整，这个溃疡很可能会恶变成胃癌。

芋头中的膳食纤维可以起到促进胃的蠕动、排除肉里的油脂、促进消化吸收、缓解胃痛的作用。陈皮具有理气健脾、燥湿化痰之效，对于痰饮停滞肺胃所形成的咳嗽、恶心、呕吐、腹痛、泄泻等具有较好的作用。猪肉味甘、咸，性平，入脾、胃、肾经，所以胃部不适的人，可以选择吃猪肉。

肉桂助阳补虚、散寒止痛，对于秋季天气转凉后寒邪内侵或本身就存在脾胃虚寒的脘腹冷痛均有较好的疗效。丁香里含有丁香酚，这种物质是一种抗溃疡的活性成分，可以抑制胃溃疡的形成。

五花肉烧芋头

材料

五花肉，芋头，肉桂粉，陈皮，丁香，料酒，葱姜水，食用油，白糖，醋，酱油，盐，辣椒。

制作

1.将五花肉、芋头切成1厘米左右厚片。

2.锅中倒食用油烧热，将芋头稍加煸炒后取出待用。

3.用锅中剩余食用油炒糖色，放入五花肉翻炒，煸出多余油脂，加入料酒和葱姜水去腥。

4.加入陈皮、丁香、少许酱油，加热水没过五花肉，再加入少许醋、白糖、盐、辣椒调味，炖制30分钟。

5.30分钟后，加入煸炒好的芋头，再炖15分钟左右，出锅前加入少许肉桂粉。

胃胀药膳——消食鸡小胸汆丸子

胃胀也是令很多人非常头疼的问题，面对满桌美食，稍微吃一点就感觉胃部或腹部胀满，感觉有东西堵在胃里，不能往下走，饭量明显比以前下降。尤其在秋季，秋气肃杀，人体的气机开始内敛内收，同时天气转凉，人体的阳气也开始内收，脾胃之气也在其列。因此，平时那些脾胃气机郁滞的患者更容易出现脾胃气滞的症状：食物不易消化，容易嗳气打嗝。

鸡内金就是鸡的干燥砂囊内壁，性平，味甘，归脾、胃经，具有健胃消食的功效，可以增加胃动力，促进食物的消化，防治脘腹胀满。白萝卜，古代称为"莱菔"，含芥子油、淀粉酶和粗纤维，能够促进消化，增强食欲，加快胃肠蠕动。白萝卜性凉，味甘，具有消食除胀的功效，可以起到开胃、理气、消胀的作用。鸡肉性温，味甘，主要归脾、胃经，具有补虚益气的功效，主治虚劳羸瘦、病后体虚等症状，如果从高蛋白、低脂肪的角度来说，鸡小胸肉可以说是最好的肉了。

紫苏叶可用于脾胃气滞、胸闷、呕恶，厚朴则对食积气滞、腹胀便秘、湿阻中焦等疾病有治疗作用。

鸡肉丸子汤

材料

鸡小胸肉，白萝卜，紫苏叶，厚朴，鸡内金，鸡蛋，淀粉，酱油，料酒，盐，味精，胡椒粉。

制作

1.将泡好的鸡内金连水倒入锅中，泡过紫苏叶的水入锅，不要叶。

2.白萝卜切丝，下锅炖煮，加入料酒、味精、胡椒粉调味。

3.鸡小胸肉剁碎，加入盐、味精调味，再加入三分之一碗清水、鸡蛋、淀粉、酱油，打上劲儿，制成丸子馅。

4.将鸡小胸肉丸子下入锅中，出锅前调入少许盐即可。

制作这道菜时不可使用葱白和生姜，这二者都是辛温之性，具有向外发散的功效，而秋季是收敛肃杀的季节，人体的气机应向内收敛，而不可向外发散，因此，秋季应少食葱白、生姜一类的食物。

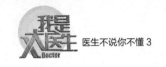

腹泻药膳——固肠嫩滑牛肉

秋季是由阳转阴的一个季节，人体内的阳气逐渐蛰伏内敛，而此时脾胃阳虚或肾阳虚的患者除了可能出现胃寒、胃胀外，还有一个常见的症状就是腹泻。

牛肉好吃，但大家吃的时候感觉容易塞牙，这是因为牛肉的纤维比较粗，粗纤维的食物本身就会对肠道产生刺激，加速肠道的蠕动，加重腹泻，但这道菜选用的牛肩肉纤维较细，口感特别滑嫩，对胃肠的刺激也较小。芡实性平，味甘、涩，主要的功用是补脾止泻，它的营养成分极易被人体吸收，特别是可以加强小肠的吸收功能，增加血清胡萝卜素的浓度。当血清胡萝卜素水平提高时，可大大减少消化系统癌症的发生。南瓜中的甘露醇有通大便的作用，可减少粪便中毒素对人体的危害。南瓜中的膳食纤维非常细软，能促进肠道蠕动，缓解便秘，同时还不伤害胃黏膜。

草果性温、味辛，具有燥湿温中止痛、防治胃寒呕吐、促进消化的作用，可以治疗寒湿偏盛所导致的脘腹冷痛、反胃恶心。草豆蔻性温燥，具有温脾燥湿的功效，可以去除中焦的寒湿，对于寒湿内盛所致的泻痢有很好的作用。

山药炒牛肉

材料

牛肉，芡实，草果，南瓜，草豆蔻，山药，美人椒，黄彩椒，口蘑，小苏打，鸡蛋，酱油，盐，味精，料酒，胡椒粉，玉米淀粉，蚝油，食用油。

制作

1.将小苏打、鸡蛋、酱油、盐、味精、料酒、胡椒粉、玉米淀粉依次放入碗中，再加入由芡实、草果、草豆蔻泡制的水，调成浆，放入牛肉腌渍，500克牛肉加入200克水为宜。

2.将美人椒、半个黄彩椒切段，口蘑切片，山药切菱形片，南瓜切块。

3.锅中烧热，倒入食用油后马上放入山药片、南瓜块，稍加翻炒后放入口蘑片一同翻炒。

4.将腌渍好的牛肉下锅炒散，放入切好的各种椒类，加入少许料酒。

5.加入适量放了芡实、草果、草豆蔻泡制的水，再调入适量酱油、蚝油，翻炒后勾薄芡即可出锅。

👨 护得了肝，才排得了毒

人体每天都会从自然环境中接触各种毒素，毒素通过口腔、鼻腔、黏膜等渠道进入体内，如果过多，则可能导致解毒器官肝脏超负荷运转，出现肝功能损伤。肝脏功能下降，首先会导致毒素无法分解排出，滞留其间，进一步损害肝脏，严重者可导致各类肝脏病变，甚至是肝癌。同时，身体中积累大量毒素也会对其他器官造成无法弥补的伤害。那么，怎样看出身体中是否已经积累了过量毒素？怎样判断肝脏是否已经受损？我们又该通过注意哪些生活行为来保护自己的肝脏呢？

✚ 健│康│顾│问

▌有些毒，刮痧排不了

悦悦拿着一个刮痧板："我相信很多人都刮过痧、拔过罐，甚至很多人自己在家没事儿也刮刮这儿、刮刮那儿的。"

王凯："是呀，有些人在家就拿着透明的玻璃罐，把自己拔得像个七星瓢虫似的。"

栾杰："没错，还有很多人觉得刮出来的血印越多越好，越是红得发紫越好。"

悦悦："刮痧和拔罐，肯定很疼，而且身上看上去伤痕累累的，大家为什么这么乐于去做这件事儿呢？"

栾杰："出现一些不舒服的时候，都是身体里有毒素在作怪，所以要用刮痧来排毒治病。其实不管是刮痧还是拔火罐，都是中医排毒的做法，但是从现代医学角度来说，身体里有些毒可不是通过刮痧就能解决的，刮痧对人体的刺激还可能会使某些潜藏的严重疾病发作出来而导致严重后果。有一个案例就发生在一家养生保健店里，患者周先生出事之前就躺在床上进行刮痧保健。在刮痧的过程中，老板发现周先生的呼吸有些急促，连忙帮他翻过身来，这才发现他的脸色变得非常苍白，于是赶紧打了120。等医护人员赶到时，周先生已经没有了呼吸。原来呀，周先生的死因是心脏主动脉夹层破裂，虽然这种疾病在刮痧之前就存在了，但是刮痧会使局部皮下充血，疼痛刺激之后会使人出现呼吸增快反应，心肺功能负担由此加重，这很有可能是周先生

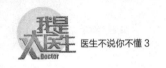
的死亡诱因。"

悦悦很吃惊："这么吓人呀，竟然是因为这个小刮痧板惹的祸！所以提醒大家刮痧也要选择正规的保健场所和具有医师资格的人员来帮您操作。那如果因为一些原因不能刮痧了，我们应该怎么排毒呢？"

➕ 病│理│常│识

为了解毒，肝脏怎么这么累

在人们的生活环境和接触的物品、食物当中，毒素其实无处不在，这些毒素会通过口腔、鼻腔、黏膜甚至皮肤等各个途径进入到身体里面，所以人的身体中确实存在毒素，也的确需要将毒素排出。

进入身体的大多数毒素首先会经过肝脏进行分解代谢，使其毒性减弱或消失，然后排出体外。身体里的毒素是很多疾病的根源，进入血液后不能及时被处理的话，有毒的血液进入大脑可能会导致昏迷，甚至有些毒素还可能会遗传。

因为每天要"处理"大量进入到身体的毒素，肝脏就成为了一个很"累"的器官。因为无论毒素是通过什么途径进入到身体里，它们都要经过肝脏分解代谢。如果毒素进入身体的量过大，导致肝脏功能出现了问题，失去了解毒的功能，身体就会发生急性中毒。毒素长时间沉积在体内，会破坏正常的细胞，导致肝癌或其他癌症的发生。

➕ 专│家│讲│堂

怎么知道身体里是否有毒

朱继业 北京大学人民医院肝胆外科中心主任

身体里有毒的显性表现

1.肚脐前突

正常情况下，健康的肚脐应该是一个微微凹陷的小坑，如果我们的肚脐发生前突的情况，说明肝脏可能已经出现问题了。

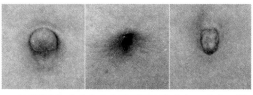

为何肝脏受损者的肚脐会鼓出来呢？这是腹中的压力过高所致。因为压力，肚脐中的血管重新开放，才会向外突出。

2.肚子上出现白纹

▲ 正常肚脐（中）与不正常肚脐（左、右）对比

如果腹部短时间内胀大，好像长胖了，而变胖的肚子上还出现了白色的纹路，那么要高度警惕肝脏是否出现了问题。短时间内大肚或体重增加往往是肝病的一种表现，因为腹部出现了腹水，将肌肉撑开，才会出现像怀孕期间的妊娠纹一样的纹路。

3.肚子上出现蓝紫色纹路

以肚脐为中心扩散出的蓝紫色纹路是体内有毒的第三个特征。所谓蓝紫色纹路其实是腹壁静脉血管，因为肝脏损坏导致静脉压力升高，血液被挤压后从腹部分走，才会出现这样一道道静脉的痕迹。

饮食中的隐形毒素

1.红心甘蔗

甘蔗从冬天存到春天，受冻后又化冻，这个过程中很有可能发霉变质，出现红心。切开红心甘蔗之后，断面上会有红色的丝状物，这里面就含有一种叫作"节菱孢菌"的毒性很强的霉菌。如果摄入过量，会使人进入昏迷状态，严重的话可能使人呼吸衰竭，幸存者也会留下严重的神经系统后遗症。很多人喜欢在外买一杯甘蔗汁解渴，但是我们无法得知用来榨汁的甘蔗是否已经出现了红心毒变。当喝下一杯有毒的甘蔗汁，肝脏为了避免人体中毒会分解、代谢其中的毒素，但是如果肝脏过度劳累，分解代谢不过来了，可能就会导致中毒。

因此，还是自己买回甘蔗在家榨取甘蔗汁最安全，购买时要选择新鲜的甘蔗，一旦发现已经出现红心，一定要马上丢掉。

2.青西红柿

很多人在购买西红柿时会特意挑选几个发青的，因为储存时间长，但是发青的西红柿中却含有一种叫作龙葵碱的致命毒素，成年人一般食入0.2～0.5克后就会引起中毒反应。因此，购买西红柿时一定要挑选红红的、熟透的西红柿。发芽的土豆中含有的毒素也正是这种龙葵碱，即使把芽挖掉也不安全，所以对于已经

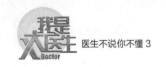

发了芽的土豆，整个都不要吃了。茄子中龙葵碱含量虽然并不高，但是茄子一定要烹熟，否则也会有中毒隐患。

3.豆浆

豆浆含有一种物质叫皂素，这种物质也是会让人中毒的。有些人喜欢用保温瓶装豆浆，这种方法存在中毒隐患，因为豆浆中含有能除掉保温瓶内水垢的物质，在温度适宜的条件下，以豆浆作为养料，瓶内水垢溶解产生的细菌会大量繁殖，经过三四个小时就能使豆浆酸败变质。

为了防止中毒，喝豆浆之前一定要再加热一次。豆浆和牛奶的加热方法不一样，豆浆有一种"假沸"现象，即当锅里豆浆出现泡沫沸腾时，实际温度只有80℃～90℃，这种温度根本不能将豆浆内的毒素完全破坏，所以豆浆出现泡沫沸腾时，应该关成小火再继续煮沸5～10分钟才可饮用。

同样含有皂素的食物还有四季豆。四季豆中毒大多是因没有炒熟而发生的,特别是立秋后的四季豆含皂素最多，如果没有熟透，人吃了之后的1～5个小时内就会发生中毒反应。所以四季豆在烹饪时一定要熟透，使四季豆原有的深绿色消失。食用时无生味和苦硬感，说明毒素已经被破坏。一般老四季豆更易引起中毒，四季豆两头含毒素较高，应去掉。

4.发霉的姜

发霉的姜中含有一种叫作黄樟素的物质。在小鼠的饲料中添加0.04%～1%的黄樟素，150天到2年的时间内就可诱发癌症。美国食品药物管理局(FDA)的研究显示,黄樟素是白鼠和老鼠产生肝癌的原因，因此美国已经不再允许将黄樟素作为食物添加剂。如果含有黄樟素的食物进入体内，肝脏就又要忙活起来了。

购买姜时要注意辨别是否腐烂，有些姜收获时被铲出创口，在运输过程中已经腐烂，但菜贩洗一洗就看不出来了，所以买姜时要买没有断口的，带点土的最为保险。另外，如果把发霉的姜制作成姜粉或者姜汁可乐等食品，从味道和颜色上都是区分不出来的，因此购买这些食品一定要通过正规渠道。

除了食物，家中常用的樟脑丸中同样含有黄樟素，而且还含有对二氯苯。大量实验证明，苯类物质对人体健康具有极大的危害性。樟脑丸里的有害物质还会挥发，可经人体的消化道、呼吸道以及皮肤进入体内。因此接触过樟脑丸、卫生球的衣物，尤其是内衣裤等，穿前应先在阳光下晒一晒，或把衣服放在阴凉处晾几天，使渗入衣物中的有害物质挥发掉，以免危害人体健康。如果想立即除掉衣服上的樟脑味，可以把衣服装入塑料袋内，同时放入冰箱里使用的除臭剂，扎紧袋口，樟脑味很快就会消失。

渗入体内的伤肝真菌

不少人喜欢手中把玩一对文玩核桃，有健体作用，而且盘玩时间久了，形成的"包浆"越多，价值就越高。但这每天捧在手心的核桃，却可能导致肝脏中毒、受损。核桃经过长期把玩，其表面会滋生出肉眼看不到的黄曲霉菌，这种真菌会伴随着人的不断把玩，通过手掌一点一点地进入身体。如果手上有伤口，这种真菌会通过伤口很快地进入体内。久而久之，黄曲霉菌就会对肝脏造成慢性损伤。

有一些食品也非常容易滋生黄曲霉菌，如花生、枸杞、莲子等。因为一般家里的花生、莲子和枸杞都是在常温下保存的，大家普遍认为这类食物可以存放很长时间，不会现吃现买，这就给黄曲霉菌的滋生提供了条件。在保存上，建议在买花生回后晾晒4～5天，用清水淘净，再放入100℃的开水中浸烫，15～20分钟后捞出晾干，再用塑料袋装起来，可长时间保证不发霉、不变色、不走油；或在盛花生米的容器里放干辣椒片，把口盖紧，放在干燥处储存，可使其1年不变质。

干莲子和枸杞最忌受潮、受热。它们受潮后容易有虫蛀，莲子受热后莲芯的苦味也会渗入莲肉。所以，干莲子和枸杞应该放进冰箱保存。如果是鲜莲子，建议将莲子从莲蓬中一颗颗剥出，保留一层绿色外壳，放入冰箱，平常生活中可以做汤、粥或者生吃。

肝脏何苦为难肝脏

人们常说"吃什么补什么"，但是为了补肝而吃肝，却有可能是在"服毒"。对于所有动物来说，肝脏都是解毒器官，如果动物本身患有疾病、过量服用过药品，或饲料中有过多的重金属和其他难分解的环境污染物，这些成分在动物肝脏中长期积累，食用后有可能中毒。

另外，肝脏中含有过多的维生素A，这种维生素摄入过量也可能使人中毒，孕妇摄取过多维生素A还会导致胎儿畸形。现有的医学证据表明，成年人服用超过推荐量（女性每天700微克，男性800微克）100倍的维生素A会发生急性中毒，长期服用超过推荐数值25倍的维生素A会发生慢性中毒。现在我国居民膳食中通

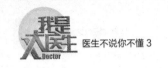

常维生素A不足，多数人达不到推荐量。不过如果食用动物肝脏的同时还在单独补充维生素A，这种情况就有可能中毒。

一周吃一次动物的肝脏对健康有益，在肝脏的挑选上：

1.同样的饲养环境下，大型动物如猪、牛、羊等，生长周期更长，肝脏中积累的环境污染物相对较多；而鸡和鸭生长周期较短，所以鸡肝和鸭肝中的污染物积累比猪肝、牛肝、羊肝更少，口感也更细腻，食用的时候相对安全。

2.如果需挑选生猪肝，颜色紫红均匀，表面有光泽的是正常的猪肝。用手触摸肝，感觉有弹性，无水肿、脓肿、硬块的是正常的猪肝。如果猪肝颜色发紫，剖切后向外溢血，这种猪肝很有可能是病猪的猪肝。

购买肝脏熟食时也要有一双慧眼，新鲜的熟猪肝颜色比较淡，有点发白，虽然边缘部位有点黑灰色，但也不代表时间长了。如果是隔夜的，颜色就会发暗，边缘部分轻轻一碰就掉渣。还可以从手感上来分辨，新鲜的熟肝脏用手压感觉比较软，不新鲜的则有些硬，切的时候容易散。

远离食物中的重金属

1.铜

如果肝脏内的铜含量过多，会导致肝细胞坏死，而且这种重金属非常容易在肝脏内积聚。研究表明，肝病患者肝脏内的铜含量是正常人的5~10倍，有些肝硬化患者肝脏内的铜含量要比正常人高60~80倍。观察眼睛里的变化，可以知道自己的身体里是不是已经沉积了过量的铜。如果黑眼球上出现了一个蓝环，医学上称为KF环，那么则说明身体里的含铜量已经超标了。

身体里的铜过量会沉积在眼睛里，就会出现KF环。一般KF环会出现在先天对铜有代谢障碍之人的眼睛中。KF环需要专业的仪器才能检测出来，因此如果被医生告知眼睛里有KF环，则说明身体里一定有过量的铜，这类人的肝脏也可能已经受到了攻击。

我们平时最经常接触到的食物中，含铜较高的前三甲分别为鲜酵母、带皮荞麦和章鱼。每达到100克含铜量，这三类食物所需的数量分别是：鲜酵母20毫克、带皮荞麦14.5毫克、章鱼9毫克。

鲜酵母分为低糖和高糖两种，一般低糖型鲜酵母用在馒头、包子、花卷里，高糖型鲜酵母都用在发酵型点心、面包里面。因此尽量少吃外面卖的蛋糕、面包，它们不光含糖量高，还可能因为用了鲜酵母导致铜含量偏高。带皮荞麦可以和其他米一起熬稀饭吃，它其实是很好的粗粮，但是因为含铜量高，不要吃得太频繁。除了章鱼，我们平时吃的虾、生蚝等海鲜类食物中含铜量都是比较高的，不要食用过多。

2.铝

粉条、米粉、凉粉这些食物中都含有一种物质——明矾。加入明矾之后的食物看上去色泽好、韧性好、抗拉伸，但明矾中的主要物质就是重金属铝元素，吃多了也会伤肝。

在挑选粉条类食物时，不要选择超白、超亮、极有韧性的粉条，比如用玉米、绿豆、米粉等原料生产出来的粉条，应该为自然的白色，如果使用了明矾，颜色会明显鲜亮许多。

另外，耐煮的粉条往往添加了过多的明矾。含明矾量低的粉条，一般情况下煮五六分钟就明显变软了，而明矾含量高的粉条久煮不烂。还有一点，尽量不要购买"大口袋"包装的粉条，这种包装的粉条多出自民间小作坊，明矾添加可能会过量。

➕ 温｜馨｜提｜示

远离肝病，呵护健康

一、脂肪肝

在体检人群中，40至49岁的男性脂肪肝发病率最高，达28%；而在大城市里，人群整体发病率一般在15%左右。更令人担心的是，很多人查出脂肪肝之后却不到医院进一步检查，依然照常吃喝，在这样的持续发展下，肝脏才发生了致命的癌变。

很多人认为脂肪肝就是脂肪包裹在肝外面，其实脂肪肝的意思是，脂肪会使肝细胞变得膨大，持续脂肪肝会发展为脂肪肝炎，再进一步就和所有肝炎发展途径一样，经历纤维化、肝硬化，成为一个个的结节，而这些结节就是癌症的种子。绝大部分人肝内脂肪堆积的程度与体重成正比。如果脂肪摄入增加，引起脂肪组织分解代谢增强，导致体内游离的脂肪酸增多，血液中的大量游离脂肪酸不断在肝脏蓄积，导致肝脏中合成脂肪增加，超过肝脏处理脂肪的能力即可形成脂肪肝。脂肪在肝内大量长期沉积，不仅损伤肝脏，更会严重影响体内营养代谢和

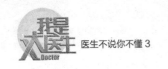

解毒的功能。

"轻度"脂肪肝的"轻度"显示的是肝脏中的含脂量，并不能说明肝脏的损害程度也是轻度的。只要已经形成脂肪肝，就有可能形成纤维结节，甚至癌变。所以即便有些人只是轻度脂肪肝，其实他的肝脏损害已经非常严重了。

减肥不当也可能引发营养不良性脂肪肝。当人体营养不良时，蛋白质缺乏，从而导致极低密度脂蛋白合成减少，这样就会造成肝转运甘油三酯发生障碍，导致脂肪在肝内堆积，引起脂肪肝。长期营养不均衡或营养不良的人都容易患上脂肪肝。禁食、过分节食或快速减轻体重的措施都可能损伤肝细胞，导致脂肪肝。

二、酒精肝

有统计显示，约58%的肝癌是喝酒喝出来的，饮酒与肝癌关系密切。如果长期饮酒或过量饮酒，特别是常饮高度酒，就会使肝细胞反复发生脂肪变性、坏死和再生，导致肝硬化，最终转化为肝癌，由肝硬化转化成肝癌的比例高达70%。

酒精也就是乙醇，乙醇会产生一种叫作乙醛的有毒物质，肝脏开始发挥作用，将这些有毒的乙醛变成无毒的乙酸代谢出体外。如果喝了太多的酒，代谢不掉的乙醛就留在了肝脏内，让肝脏变性，形成结节，硬化，甚至癌变。若想降低因喝酒所导致的肝癌风险，女士每天最多饮用不超过175毫升酒精含量为13%的葡萄酒；男士每天最多饮用不超过850毫升酒精含量为4%的啤酒。白酒、黄酒最好加热后饮用，一是芳香适口，二是可挥发掉一些沸点低的醛类有害物质，减少有害成分。白酒入口的温度以30℃~40℃为佳。

"下酒菜"搭配不当也会引发酒精肝。凉粉中一般会添加明矾，它具有减缓肠胃蠕动的作用，会延长酒精在胃肠中的停留时间，也就增加了人体对酒精的吸收，让更多的酒精进入我们的肝脏。海鲜中含硫胺素酶，会使维生素B_1被分解破坏，酒本身就会妨碍小肠对维生素B_1的吸收，所以若在吃海鲜的同时大量饮酒，维生素B_1缺乏的问题就会更加严重。维生素B_1的缺乏会对肝脏造成严重的影响，可能会造成肝脏功能异常，甚至会造成肝硬化。生活中还有不少人喜欢用胡萝卜丝下酒，但胡萝卜中含有大量的胡萝卜素，与酒精混合后在酶的作用下会生成有毒物质，加重肝脏的负担。

比较健康的一道下酒菜是凉拌豆腐。豆腐中所含的卵磷脂能够保护肝脏，肝脏在贮存能量、排泄废物时要消耗大量的磷脂，虽然肝脏本身可以合成少量磷脂，但仍要通过饮食来补充。卵磷脂的解酒作用和它强大的乳化作用，可以充分保护肝细胞，同时还可以促进肝细胞的活化和再生，增强肝功能。

三、节俭肝

很多人的生活习惯比较节俭，但是家中的粮食、药品、茶叶如果保存不当或留存时间过长，很容易生成一种前文提到的毒素——黄曲霉菌，这样的食物吃进身体中，会严重伤害肝脏。

茶叶一般留存较久，因此是黄曲霉菌生长重灾区。茶叶的正确保存方法，应该先用洁净无异味的白纸包好，再包上一张牛皮纸，纸是用来吸附水分的。然后装入一只无空隙的塑料食品袋内，轻轻挤压，将袋内空气挤出，随即用细软绳子扎紧袋口，取一只塑料食品袋，反套在第一只袋外面，同样轻轻挤压，将袋内空气挤压，再用绳子扎紧口袋，最后把它放进干燥无味的密闭铁桶内。

家里的食用油变红其实是一种氧化霉变反应。不要用塑料和金属的容器盛油，因为金属离子是较强的促氧化剂，易引起油的氧化酸败，可用陶瓷或深颜色小口的玻璃瓶。也可以用黑色的塑料袋将食用油套住，这样就可以避光并减少和空气的接触。维生素E对控制食用油酸败有一定作用，如果需要长时间储存，可加入抗氧化的维生素E。比例为500克油一颗维生素E胶囊。

大米的保质期一般只有3~6个月，如果淘米水的颜色发黑、发绿，则说明大米已经发生霉变，不要食用。

四、肝硬化

肝脏发展到肝硬化这一步，已经可以称为癌前状态了，有75%的概率会发展成肝癌。另外，肝硬化很容易造成患者大出血，甚至死亡。肝硬化发展的过程中会造成严重的门静脉系统血液循环障碍，来自消化器官及脾、脏等腹腔内脏器的回心血液在门静脉处受阻，被迫另找出路，于是在许多部位与体循环之间建立侧支循环，就出现了非常多的消化道静脉曲张。这些静脉曲张的血管非常脆弱，很容易破裂出血，冬季更是肝硬化患者上消化道出血的最高发季节。

食管胃底静脉曲张破裂出血是消化道出血中病情最凶险的类型之一，所以肝硬化患者一定要吃柔软的食物，不能吃容易损伤食管黏膜的硬食和粗纤维食物。大概1/3肝硬化患者死于大出血，所以一定要引起重视，一旦肝硬化患者在家中突

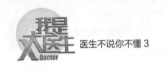

然呕血，应立即采取急救措施。首先应令患者平躺，头偏一侧，以保持呼吸道通畅，防止血液或血块流入呼吸道使患者窒息，同时赶紧拨打急救电话。

➕ 实│用│妙│方

保肝美食，当好自己的排毒师

虾味爆牛肉

材料

牛里脊肉，甜椒，胡萝卜，虾皮，小苏打，蛋清，淀粉，食用油，盐，葱段，姜片，蒜片，蚝油。

制作

1.牛里脊肉洗净切片，用小苏打抓嫩，加入少许盐，抓出黏性后再加入蛋清、淀粉上浆。

2.甜椒、胡萝卜洗净切块，备用。

3.虾皮放入干锅焙干水分，倒出放置于砧板上，用刀剁成碎末。

4.锅中倒入食用油烧热，先下入牛里脊肉炒散，加入葱段、姜片、蒜片煸炒出香味。

5.放入甜椒块、胡萝卜块，加入少许蚝油炒熟，最后加入虾皮末，翻炒即可出锅。

牛肉中所含的蛋白质能与人体内的铅结合成一种可溶性的化合物，从而阻止人体对铅的吸收。甜椒里含丰富的维生素C，它可以抑制铜的吸收，有助于人体排铜。胡萝卜是有效的排汞食物，每天进食一些胡萝卜，还可以刺激胃肠的血液循环，改善消化系统，抵抗导致疾病、老化的自由基。每500克虾皮的含钙量高达50克，钙同样有助于铅的排出。

🩺 牢固肠道，打造顺畅饮食通道

肠癌是目前中国城市发病率仅次于肺癌的第二大癌症，主要包括结肠癌与直肠癌两大类。目前我国每年新增肠癌确诊病例约44万例，每年死亡患者多达23万人。国内外大量研究表明，80%以上的大肠癌与肠息肉有直接关联，尽管肠息肉是一种良性疾病，但已是被公认的一种重要癌前病变。人体80%的免疫系统都位于肠道内壁上，所以只要修复好肠道的内环境，不仅能预防肠癌，还能够预防许多其他疾病，甚至令疾病好转。

➕ 健│康│顾│问

▍"破"了的肠道引发癌症

悦悦："在我们很多人的印象中，肠道看起来是密不通风的，但是其实肠道也是会'破'的？"

姚云峰（节目现场专家）："没错，原本健康的肠道，黏膜是紧密连接的，只允许某些营养物质进入血液，而毒素、大分子、微生物都是不能进入的。"

悦悦："但是，一旦肠道出现某种变化，原本密不透风的墙，就会被打开……"

姚云峰："对，从微观角度去看，一旦肠道发生了变化，肠道大门就会被打开，原本不能进入血液的'恐怖分子'如毒素、微生物、致病菌大分子等都能进来了，这是非常危险的。这种情况俗称肠子'破'了，而医学上的术语就是'肠道的渗透压增加了'。这时候，肠道有可能会发生肿瘤等健康危机，甚至通过血液危及其他器官。"

栾杰："导致肠'破'的元凶就是——咱们改变了的肠道内环境。"

悦悦："太可怕了，那到底什么会让咱们的肠道内环境发生改变，咱们又该怎样进行癌前清扫呢？"

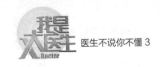
✚ 病│理│常│识

▍肠癌清扫：与息肉的战争

　　肠"破"实则是肠道产生高渗透性，造成肠黏膜破损，而肠黏膜自我修复时细胞要增生、增殖，反复的破损、糜烂、增殖过程，就容易引发肠息肉。90%以上的结肠癌都是由肠息肉发展而来的。肠息肉是肠黏膜表面长的一个肉疙瘩，刚开始很小，绝大多数患者不会有什么不适症状。肠息肉分为五种，其中只有一种会癌变，而绝大多数人长的都是会癌变的息肉。肠息肉的发病时间比肠癌早发10~20年，这一时间间隙就是息肉逐渐演变成癌的过程，也就是癌前阶段。

肠息肉信号一：黑斑

　　色素斑可分布在全身各处，以口腔、唇、颊、手、足处多见，呈大小不一的灰、褐、蓝或黑色斑，这类长斑者中发现有肠息肉的概率很高。尤其是面部三角区有黑痣或黑痦子的人群要尤为注意肠息肉的发生，这类人群肠息肉的发生率为78%，多分布在胃、小肠和大肠，鼻和泌尿道也有。这类人群的肠息肉呈多发性，大小不等，可引起肠套叠、肠梗阻、消化道出血，甚至发生癌变。

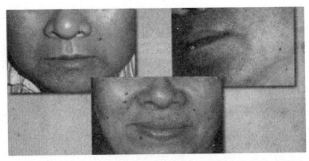

▲ 面部三角区黑斑预示肠息肉发生

肠息肉信号二：带"棱"的便便

　　肠息肉会使排便习惯和大便形状发生一些变化。首先，排便习惯可能有所改变，有时候一天要拉两三次，甚至刚拉完又想拉，可是又拉不出东西来。第二，仔细观察大便，上面会出现一条"棱"，也就是一条凹槽，这就是大便经过肠息肉时留下的痕迹。第三，肠息肉还会使大便变细，并附着黏液。

综上，当我们发现大便的形状发生以下改变：变细、有凹槽、有黏液，再加上本来一天一次大便，现在变成两三天一次或一天两三次，就必须要重视了，这样的现象很可能已经是肠息肉出现的信号，并且比较严重了。

肠息肉信号三：脸色潮红

面色潮红一般发生在癌前十年的最后阶段，是一种类癌综合征。因为代谢性肠类癌会过量分泌5-羟色胺、缓激肽、组胺、前列腺素及多肽激素等物质，这些物质作用于血管，从而引起了皮肤潮红。最典型的潮红发生在头部和颈部，通常在人非常激动后，或是摄入食物、热水以及酒类饮品后出现。这种面色潮红的皮肤颜色变化比较强烈，头颈部可以从苍白色变到红色、紫色，如果同时存在便血、吞咽困难、呕吐、食欲减退等情况，就要引起注意了。

统计表明，40岁以后结肠息肉和肠癌均有高发的趋势。这是因为随着年龄的增加，肠黏膜发生息肉的概率明显增加，息肉的数量也会增多，70岁以上的老人中约有50%会发生肠息肉，而约10%的肠息肉会癌变。因此，一旦发现肠息肉就要赶紧处理。建议40岁以上的人最好做一次肠镜检查，以后每五年做一次。直系亲属有肠息肉的，家里成员更要定期做肠镜检查，切忌麻痹大意。

➕ 专|家|讲|堂

食物选好，肠道黏膜修复好

姚云峰 〈 北京大学肿瘤医院胃肠外科肿瘤中心副主任医师 〉

何计国 〈 中国农业大学食品学院营养与食品安全系主任 〉

肠道黏膜上有一层表层细胞，细胞之间本来有很紧密的联结，保证肠道完整不"破"，但当我们摄入一些有风险的食物时，使细胞间出现很大的空隙，肠道中的有害物质会渗入到空隙中，引起周围黏膜组织的损伤，造成整个肠道屏障的破损。这个过程中，便可能出现肠息肉及其他一些病变，最终可能导致肿瘤的发生。

人体肠道有一定的修复机制，偶尔的不良生活习惯会对肠道造成一定破坏，人体能够自主修复。但是若长期反复的饮食等刺激，肠道来不及进行修复，便存在很大的风险，因此早期自我筛查非常重要。

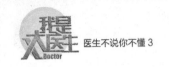

如果经常腹泻，或者对某种食物特别敏感，比如酒精过敏，这些都是"肠破症"人群的症状。因为对某种食物特别敏感往往是由于肠壁通透性的增加，很多毒素或者是未完全消化的食物大分子进入血液之后，身体的免疫应答机制过度活跃，

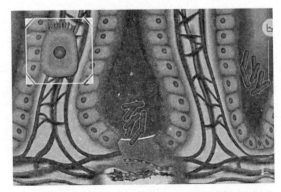

▲ 细胞联结被破坏，有害物质渗入"破"了的肠道

进而可能对一些食物有慢性过敏反应，长期的过敏就可能导致肠息肉。另外肠道渗透力的增加也可能导致一系列的皮肤问题，尤其是粉刺和银屑病。所以如果有久治不愈的皮肤问题，则很可能说明是肠道的健康状况不佳，需要调理。

锌、丁酸、钙、维生素D是四种修复肠道必不可少的元素。丁酸可以增加黏膜屏障，具有预防和治疗结、直肠癌的功能。钙可以减少直肠腺瘤性息肉的复发，而维生素D作用于钙的代谢调节，需一同补充。锌可以修复肠黏膜，体内如果缺锌，就会造成肠壁不完整。这些元素都可以从日常饮食中获得。

牛奶怎么喝才对

上面提到的四种元素，一杯牛奶就全部涵盖了，而若想修复肠道内环境，需选择全脂高钙牛奶。全脂奶不会导致发胖，牛奶的营养，比如钙和丁酸都在脂肪里，脱脂和半脱脂的牛奶比全脂牛奶的营养要少很多，而且牛奶的脂肪只有3.7%，根本就不是高脂肪食物。

牛奶按照状态区分，可分为液态奶、固态奶、奶粉，其中一般人最常喝的液态奶又分为巴氏杀菌奶和常温奶等，常温奶保质期较长，而巴氏杀菌奶保质期短。人们会有"保质期短的牛奶营养价值高"的误区。实验证明，这两种牛奶的营养成分差别并不大，因此工作忙碌的年轻人可以选择常温奶，营养价值相对稳定；而常常去超市购物的年长者则可以购买保质期短的巴氏杀菌奶，即喝即买。

牛奶可以凉喝，也可以加热饮用。有人喝牛奶易拉肚子，并不是因为牛奶没有加热，而是因为乳糖不耐症。现在很多牛奶里面加入了某些酶，大大缓解了乳糖不耐症的发生概率。牛奶最好是在早餐之后1～2小时饮用，如果空腹喝牛奶，其中大量的蛋白质往往会作为热能消耗掉，不利于人体对蛋白质的消化、吸收和利用，喝到胃中又会形成假饱现象，影响进食量。因此，最好先吃一些淀粉类的食物，如馒头、面包等，再喝牛奶。

红肉吃多，肠道内环境变差

猪肉、牛肉、羊肉等红肉是绝对的高脂肪类食物。肠道在消化高脂肪类食物时需要更多的胆汁，多余的胆汁被肠道细菌分解后，会产生有致癌作用的"二级胆酸"，这种致癌物常年作用于肠黏膜，就容易使肠黏膜发生癌变，导致肠癌。大便中的胆酸含量与结、直肠息肉的体积和上皮组织转化的严重程度相关，通过对喜欢吃高脂肪食物的大肠癌患者粪便进行检测，发现其中胆酸含量高出低脂肪膳食者和正常人许多倍，而胆固醇含量也比健康人高出一倍以上。结肠癌高发国家的国民饮食都以高脂肪为特点，而低发病率国家的饮食中脂肪含量均较低。

红肉好吃，但不应过量摄入，建议每日摄入红肉不超过100克，加工肉不超过50克。美国在最近发布的《美国肿瘤学会营养与运动预防癌症指南》中提到，如果每天食用100克红肉、50克加工肉类，会增加患结、直肠癌15%~20%的概率。要少吃加工肉，因为加工肉类的蛋白质会在结肠末端产生氨类、胺类、酚类化合物、硫化物等不健康的代谢物，这个位置就是大肠癌的高发位置。

有一个简单方法可以避免买到高脂肪红肉：多前后，少中间。无论是猪肉、牛肉、羊肉，还是其他红肉，最肥的地方都是中间，比如肚子上的肉、肋骨上的肉，而前后腿的部位相对较瘦，腿部从上面到下面，越来越瘦。

吃糖不幸福，还会变"傻"

美国俄勒冈州立大学的一项研究表明，与正常饮食相比，高脂高糖饮食会引发肠道细菌的变化，这些细菌与重大的"认知灵活性"——针对环境变化进行调整和适应的能力相关联。在这项研究中，仅仅经过4周，与正常饮食的小鼠相比，高脂高糖饮食的小鼠各种心理和生理功能测试的成绩就开始下降。说明高脂高糖饮食很容易影响长期和短期记忆，造成早期学习障碍，让人变"傻"。

高糖类食物不单指糖，也包括一些看上去不含糖的食物，这类食物有一个好听的名字，"精致淀粉"，也就是指人工加工后的淀粉类食品，如米线、米粉、汤圆、年糕、小点心等。精致淀粉类食物会提高人体血糖和胰岛素水平，从而增加罹患肠癌的风险。正确摄入精致淀粉，应该讲究粗细搭配，一半精致淀粉，一

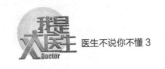

半粗粮。如果每日摄入250克主食，那么搭配100克精致淀粉就足够了。

五谷丰登，肠道不适

如果是酒精过敏造成肠道不适，不喝酒就行了，但是如果是对酒精的来源——谷物过敏呢？一项最新的研究发现，有一部分人对谷物，比如啤酒中的谷蛋白过敏，但是身体却并不能感应，导致摄入很多谷蛋白，一直处于过敏状态。这种过敏状态会导致肠道发生慢性炎症，很可能造成肠"破"。

对谷物过敏，是因为人体内的消化酶不擅长分解脯氨酸含量高的蛋白质，并且谷物作为种子，有不想被动物消化的"天性"，它们本身也含有抑制蛋白酶的化合物。因此，大量的谷蛋白往往不会在肠道内完全解体，这些谷蛋白有可能穿过肠上皮细胞，导致肠道产生高渗透性，引起免疫反应。

如果一吃谷物就腹泻、腹痛，有胃肠胀气、消化不良的感觉，并且皮肤还伴随一些皮脂溢出，这都有可能是肠道对摄入谷物的过敏反应。发生这种情况，最好到医院去查过敏源，排查一下。

➕ 温 | 馨 | 提 | 示

你过春节，肠道却病了

春节期间，由于饮食和作息规律在这一时期多有改变，很容易造成肠道菌群改变，存在诸多隐患。首先，春节期间容易昼夜颠倒，当生物钟不规律时，肠道内的某类不良细菌会显著增多，增加肥胖和患糖尿病的风险。第二，春节期间打麻将、看电视等娱乐活动很容易令人紧张或兴奋，这时人的交感神经产生兴奋，肠道的肌肉运动就会停止，肛门的肌肉也会不断地收缩，这样的情况非常容易造成便秘，从而增加罹患肠癌的风险。第三，春节期间往往摄入大量红肉，红肉对肠道的危害已在前文中提到，因此在春节后的一周内，我们应该尽量避免进一步摄入更多红肉，可以用白肉代替。

肠道也能影响肝脏和心脑血管

肠道菌群的改变叫作肠道菌群失衡，很多人的肠道在春节后容易进入这种失衡的状态，而菌群失衡不但可能增加患肠癌的风险，还容易造成肝癌及心脑血管疾病。

　　肝脏的一个重要功能就是解毒，人体内的很多毒素都是通过肝脏代谢的。当肠道菌群失衡时，肠道内的致病菌增多，有益细菌的减少使人体对这些有毒物质的防御能力下降，更多的毒素就会通过肠壁进入血液中，导致传送到肝脏的有毒物质显著增加。健康的肝脏细胞是柔软而充满弹性的，过多的毒素进入肝脏后，本来充满弹性的肝细胞会逐渐变硬，也就是形成人们常说的肝硬化，这可是肝癌发生的最重要的原因。肠道菌群失衡导致肝硬化的过程可能非常缓慢，不易察觉。一旦肝脏受损，会反过来进一步影响肠道菌群，加快肝硬化的过程，因此，千万不要不在意。

　　肠道菌群失衡除了可能造成肝癌，还会影响心脑血管健康，最可能诱发的就是动脉硬化。动脉硬化是大多数心脑血管疾病的基础疾病，不但会增加心肌梗死的风险，还会增加脑卒中猝死的可能。老年人本身或多或少会存在一些慢性病，如果再出现肠道菌群紊乱，很可能会造成疾病的加重。比如老年人当中非常普遍的糖尿病，肠道菌群失衡会影响糖代谢的紊乱，不但会诱发糖尿病，而且会加重糖尿病。

春节过后，你的肠道还好吗？

　　想要判断春节过后自己的肠道是不是出了问题，注意观察自身的两个"小动作"就可以。

　　1.放屁

　　很多人都认为放臭屁是不好的，说明肠道出现了问题，但是事实恰好相反。放臭屁是一种肠道健康的表现，它证明肠道中的有益菌群处在一个相对活跃的状态，因为有益菌数量多的时候，才会产生更多带臭味的成分，我们所闻到的也就会是非常臭的屁。

　　放屁响，动静大，也不能代表肠道健康。响屁是人在吞咽的过程中把空气吞咽到胃里，然后进入到肠道形成的屁，空气在肠道中很容易聚集在一起，大量的气体就会形成较大的压力，所以在排气的过程中会形成很大的响动。如果排气的特点是气体很多，声音很大，大多数是属于吞咽空气形成的屁。肠道菌群产生的气体量比较少，体积也就比较小，这样的气团在排气的时候很难出现大的声音。

　　也就是说，经常放蔫屁、臭屁，说明我们的肠道很健康。一旦我们的排气少于每天8个，尤其是蔫臭的少了，那么就要高度怀疑自己的肠道是否出现了菌群

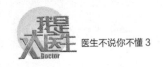

失衡的问题。

2.大便

现在的生活中便秘的人非常多，但是如果在春节后，甚至在平时也出现比较严重的便秘情况，就要注意自己的肠道健康问题了。大便是由肠道蠕动来控制的，肠道蠕动正常，大便也就正常，如果蠕动减慢就容易出现便秘的情况。肠道中的有益菌正是维持肠道正常蠕动的关键，有益细菌大量聚集在肠壁上，会在肠壁表层形成一层保护膜，不但可以刺激肠道蠕动，而且最重要的作用就是保护肠道免受有害细菌的伤害，减少有毒物质通过肠道壁进入血液。当肠道菌群失衡，有益细菌减少的时候，这层保护膜就不完整了，首先肠道蠕动减缓，造成粪便堆积，粪便里的大量有害物质会很容易透过不完整的保护膜进入到血液，影响肝脏和血管。老年人更容易出现便秘，因为随着年龄的增加，肠道内有益菌数量在逐年减少，促进肠道蠕动的能力也在减弱，造成了便秘的高发。

便秘时的一个严重错误做法就是用力按压腹部，这个动作不但不能刺激排便，纯粹的加大腹压反而会使坚硬的排泄物在负压下被强行向下推，很可能会划伤肠道。肠道一旦被划伤，就会出现炎症、红肿，甚至溃疡、糜烂，然后在炎症的反复作用下，就会形成息肉等癌前病变，这些癌前病变悄悄癌变的可能性非常大。另外，便秘的人经常会因为排泄不畅而使劲，这个过程还可能导致老年人发生脑卒中，因此便秘时千万不可盲目用力。

除了便秘，腹泻是另一个肠道菌群失衡的明显特征。如果肠道蠕动过快，就容易形成腹泻。这是因为有害细菌进入肠道后大量繁殖，削弱了肠道本身的菌群，并产生有害物质刺激肠道，肠道黏膜吸收营养和水分的功能减弱了，大量的水分进入粪便，就形成了腹泻。

腹泻同样可能造成猝死，因为腹泻会使血钾快速流失，造成低钾血症。血钾过低会造成心肌收缩力不足，心脏出现不规则颤动，最终可能引发心脏的衰竭，造成猝死。如果一天出现3次水样稀便，就属于腹泻了。比较严重的腹泻次数会更多，水样的排便超过5次就可能使血钾大量流失，容易造成体内低钾血症。

节后肠道快速恢复

1.早上的第一杯水喝什么

水对于肠道来说非常重要，一杯水可以促使肠道蠕动起来，是每天清洗肠道的第一步。每人每天都应该起床一杯水，并且在早饭前空腹喝，更好地促进血液循环和肠道蠕动。

早上的第一杯水也不是什么水都可以喝的。喜欢空腹喝茶的人注意了，茶水里面有茶碱，空腹喝茶，茶碱会刺激胃黏膜，造成胃酸分泌。如果胃不好，尤其是有胃炎和胃溃疡的人不要空腹喝茶，茶碱会影响溃疡面的愈合。

晨起喝淡盐水有益于身体健康的认识也是错误的。人在整夜睡眠中滴水未饮，然而呼吸、排汗、泌尿却在进行中，这些生理活动要消耗损失许多水分。早晨起床时，血液已呈浓缩状态，此时喝一定量的白开水可很快使血液得到稀释，纠正夜间的高渗性脱水；而再喝淡盐水反而会加重高渗性脱水，令人倍加口干。何况，早晨是人体血压升高的第一个高峰，喝盐水会使血压更高，危害健康。补充淡盐水是夏天出汗后的健康做法。

蜂蜜水可以很好地促进肠道的蠕动，而且糖分经过代谢也可以产生更多的水分。早晨一杯蜂蜜水对年轻人来说是可以喝的，但对于老年人，尤其是糖尿病患者来说，却存在升高血糖的风险，也不是理想的选择。

早上一杯白开水就足够了，有条件的话，苏打水是最好的选择，因为弱碱性的水可以减少胃酸的生成，对于肠道也更适合。饮用量在200毫升左右为宜，因为胃也会吸收掉一定的水分，所以喝水太少，水没有到达肠道，就无法起到刺激肠道蠕动的作用。喝水的时候最好是快速的小口喝，这样可以让更多的水进入肠道。如果没有起床喝水的习惯，那么，最好在早餐时喝些牛奶、白开水等。

2.苹果果胶补充肠道菌群营养

苹果中的果胶很有意思，它对人体本身没有什么营养作用，但是对肠道有益菌来说却是非常好的营养物质，建议每天饭前1大勺。它的成本低廉，提取制作也比较简单。

苹果果胶

材料

苹果，砂糖，柠檬汁。

制作

1.苹果洗净，去皮，去核。

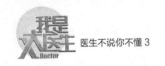

2.苹果切成小块，和砂糖一起放入电饭锅，加水至没过苹果块，熬煮至苹果变软。

3.捞起苹果块，用细纱布包住，挤出里面的汁液。

4.苹果汁液加上榨好的柠檬汁，再煮开即可。

➕ 实 | 用 | 妙 | 方

帮助肠道蠕动的健康餐

现代人大都吃精粮、精肉，这样的食物在被人体吸收后产生的废料非常少，不足以对肠道产生刺激。肠蠕动缓慢，于是粪便就在肠内停留累积，形成宿便和便秘。因此，平时注意补充膳食纤维很有必要，膳食纤维几乎不会被我们的肠道吸收，直接排到大肠，和食物消化残渣聚合形成很大的粪便，这样的粪便会很快地刺激我们把它排出体外，减少宿便。

羊栖菜是一种亚热带海藻，含有丰富的可溶性膳食纤维，十分适合用来给我们的主食"升级"。

羊栖菜米饭

材料

干羊栖菜，胡萝卜，鸡蛋，大米，料酒，食用油，盐。

制作

1.干羊栖菜25克，一整碗温水泡发，沥干切细；胡萝卜切粒；鸡蛋炒熟。

2.锅内放入食用油，下胡萝卜粒炒熟，放盐起锅。

3.煮一锅大米饭，将炒熟的佐料（鸡蛋和胡萝卜）和羊栖菜撒在米饭上，加入少许料酒，小火焖煮约10分钟即可。

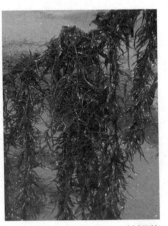

▲ 羊栖菜

谈肾病，一亿人都忽视了它

肾脏是人体中最为"沉默"的器官之一，它没有痛感，我们很难在第一时间得知它的健康变化，因此也就特别容易忽视肾脏疾病。但是，肾脏的作用绝不简单，它的基本功能是生成尿液，借以清除体内代谢产物及某些废物、毒物，保证机体内环境的稳定，使新陈代谢得以正常进行。那么，既然肾脏的疾病不易知晓，我们在日常生活中能通过哪些方法来判断它是否生病，又该如何避免走入护肾的误区呢？

✚ 健|康|顾|问

肾脏出问题，自己却不知道

悦悦："栾医生，今天怎么就剩下我们俩了，其他人呢？"

栾杰撇了撇嘴道："这可能和我们今天的主题有关，今天的主题一公布，李医生和王医生就去上厕所了……"

悦悦被逗乐了，"这是条件反射吗？"

栾杰："他们可能都有点担心吧，毕竟看到我们的桌子上摆着这么多'尿'。"

悦悦诧异道："这是尿？怎么可能呢，这么多颜色，就像彩虹一样！"

栾杰："你既然说到了彩虹，那就姑且把这些尿液叫作七彩尿液吧！我们能用七彩人生来形容生活美好，但七彩尿液就很危险了。"

悦悦："是的，今天我们要说的病就和尿液有关。在我们中国，有将近1亿人的肾功能都有问题，其中更有一部分可能发展为我们谈之色变的尿毒症，这种患者不仅痛苦，治疗花销也很大，生活质量也变得非常之差。"

栾杰又补充："而且最可怕的是，80%的人肾功能出了问题，自己却都不知道。这非常要命！"

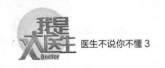
➕ 病│理│常│识

尿色变化不一定和喝水有关

在正式谈肾脏疾病之前首先要澄清一个概念，很多人都将腰疼和肾脏疾病联系到一起，其实这是一个误区。肾脏没有痛觉神经，只有在急性肾衰竭、急性肾损伤等个别情况下，肾脏的背膜被过度牵张时才会出现剧烈疼痛，但是这些情况非常少见，因此多数的所谓腰疼与肾脏疾病并不相关。

肾脏健康和身体的水分有很大关系，这可以通过尿液颜色来辨别。正常的尿液颜色是淡黄色的，因为尿液中含有因体内代谢产生的尿胆原及少量尿胆黄素，它们就好比尿液中的"染料"。当人体缺水，"染料"数量不变，尿液的颜色就会加深。

正常的人体有"口渴中枢"，当人体脱水，人体内环境渗透压升高，渴觉中枢就会敏感地感觉到这种变化，提醒我们要补充水分了。如果长时间忍受口渴中枢发出的警告，不去喝水，再加上本身就患有一些基础的肾脏疾病，就很容易对肾脏产生较大影响。

尿色固然会随着喝水量出现深浅变化，但是有些尿色变化却不是因为喝水引起的，它反而预示着其他脏器的隐患。有这样一个病例：一位男士平时因为工作忙碌，很少喝水，尿液一直呈现比较深的黄色，这并没有引起他的在意。直到有一天，他发现自己的小便颜色变成和浓茶一样的深色，喝了很多凉茶"败火"也没有效果，去医院检查才发现，原来自己得的是肝胆部的肿瘤。肝脏会代谢胆红素，由于肿瘤的压迫，胆红素无法正常通过肝胆系统排泄，于是混合到尿液中。也就是说，如果尿量正常，但是尿液的颜色已经超过了重度缺水的颜色，呈现浓茶色，那么就要考虑是否是肝胆系统出现了严重疾病。

肾脏重疾——尿毒症的一个特征就是尿液呈深黄色，但是很少有人知道，排出清澈透明的尿液也可能是尿毒症。因为在尿毒症晚期，患者的肾脏几乎已经失去了过滤功能，不足以过滤出可以使尿液"染色"的尿胆原等物质，所以这时患者的尿液反而会呈现一种非常浅的颜色。另外，过滤功能受损的肾脏也无法有效排出胺类物质，患者的尿液会因此减少或失去尿骚味。因此如果无色、无味的尿液情况持续数天甚至数周，和喝水多少没有关系，那么就可能预示着患有尿毒症了。

✚ 专｜家｜讲｜堂

解读最危险的尿液

刘立军　北京大学第一医院肾内科副主任医师

黑色酱油尿可能预示肾衰竭

出现黑色酱油尿可能是由于特殊的饮食造成了体内红细胞被破坏，从而导致溶血。血红蛋白被释放出来，随着血液循环到达尿液中，被肾脏排出时就会呈现酱油色，它在医学上被称为"血红蛋白尿"。除了饮食，锻炼不当也可能造成人体肌肉出现"横纹肌溶解"，肌红蛋白随着血液循环到达肾脏，也会出现黑色酱油尿。经常不锻炼的人如果一时过度运动，或意外导致肌肉受到外力重击，都可能出现这种危险的肌肉溶解情况。这也是为什么在抗震救灾时，被重物压制的被困人员在接受救援之前都要先接通静脉输液管路以保证血容量，否则重物移动后，受损的肌肉会释放毒素（如大量的钾离子）伤害心脏。再者，血流瞬间灌注到受损肌肉中时，它还会大量吸水，引起人体脱水。

黑色酱油尿一方面提醒着我们体内的血红蛋白或肌红蛋白过量，肌肉可能出现溶解等损伤；另一方面，大量的血红蛋白和肌红蛋白本身也会对肾脏造成严重的损伤，如堵塞肾小管，继而甚至引发肾衰竭，这是需要进行透析治疗的。

一天下午，李先生突然发现自己排不出尿了，之前的几天，每天也大概只能排出数量不多的酱油色的尿液，同时还出现了冷汗、寒战、呕吐等症状。他赶紧拨打了120急救电话。李先生被送到医院时，整个人皮肤和眼白都变黄了，而且出现了水肿，体重也比原来重了几千克。医生诊断他已经出现了多功能的脏器衰竭，循环系统、泌尿系统以及肝胆系统都受到了严重损伤。从出现各种症状开始，仅仅过了三天时间，李先生竟然陷入了昏迷，医生都已经下病危通知单了！直到开始进行透析治疗，李先生才慢慢恢复过来。

原来李先生平时生活比较节俭，发病前一周左右，他在家中做包子，因为发酵面做多了又舍不得扔，便放进冰箱里保存，再接着做其他食物。来来回回数次，虽然李先生闻着发酵面已经有了味道，它表面也生出了几个黑点，但是他认为做出的面食在蒸煮过程中已经经过了高温消毒，就没有在意。结果，李先生却被告知是不洁饮食中的病原微生物或者微生物毒素导致了溶血，进而引发了严重

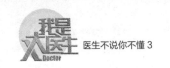

的肾衰竭。其实冰箱看似冰冷洁净，却是非常容易藏污纳垢的地方，我们在家要格外注意冰箱的清洁，最好每周都里外擦拭一遍。

冰箱冷藏室不同部位的细菌值比较

部位	细菌总数的对数值（log cfu／100平方厘米）		
	P25	P50	P75
蔬菜框底部	4.11	4.84	5.44
蛋架（或蛋框）	3.68	4.57	5.20
放置即食食物的隔板	4.32	5.09	6.09

据实验结果表明，我们家庭的冰箱冷藏室里，细菌最多的位置就是放置食物的隔板，第二脏的位置就是蔬菜区，第三脏则是鸡蛋区。

此外，冰箱不是保险箱，只可保鲜食物，并不能延长食品的保存时间，因此放进去的食物应越快吃完越好。各类食品的最佳冷藏保存期您可一定要记好。

牛奶：5～6天；酸奶：7～10天；蛋类：30天；熟蛋：6～7天；蔬菜：3～5天；水果：7天；鱼肉、牛肉、鸡肉、猪肉：冷藏2天，冷冻2～3月；各种酱类（已开罐）：冷藏3个月。

红色尿不一定就是血尿

很多人都曾有过尿中带血的情况，一遇到这种情况，我们很容易担心是不是自己的肾脏出了问题。其实，尿色发红或带血并不一定就能称作"血尿"，具体原因还要进一步地检查。比如，女性生理期或者患有妇科炎症时，血液也会混入尿液中被误认为血尿。因此提醒大家，在生理期等情况下不要去做尿液检查，以免发生误诊。还有食用特殊食物或者服用某些药物后也会出现红色尿，比如吃了红心火龙果，它里面含有的甜菜根素也会使尿液呈现红色，这个时候就不必过分惊慌了。

血尿分为两种。第一种，一看就能看出尿色偏红，这样的血尿被称为"肉眼血尿"；第二种，肉眼看不出尿色带红，但是却能在尿液中化验出红细胞，这种称作"镜下血尿"。到底怎样的血尿应该引起我们足够的重视呢？有这样一个病例，一位高三的班主任在经历一段很忙碌的时期后发现自己尿血了，他认为这就是自己工作太累了，便没有在意。果然这一届学生高考完后，他的尿血也停止了，于是他放松地休假、旅行，生活恢复了正轨。不曾想，新学期开学后他又出现了尿血，这一次他当作上火，服用了消炎药处理。但是没过多久，尿血的情况接着出现，这次真的就止不住了，去医院一查，确诊是膀胱癌。因此若是自身出现这种"间歇性无痛血尿"，一定要引起足够重视，及时去医院就诊排查。

肾内科和泌尿外科是有明确分工的，普通患者分不清这两个科室的区别，以下是帮助大家区别的方法。

1.观察排尿过程

整个排尿过程排出的都是血尿，建议到肾内科就诊；如果是后段过程出现血尿，那么则建议到泌尿外科就诊。

2.排尿是否疼痛

肾脏没有痛觉神经，即使是严重的坏死型肾小球肾炎也不会出现肾脏疼痛，如果是没有痛感的血尿，就去肾内科就诊；若出现剧烈的疼痛，往往可能是结石或者肿瘤的提示，建议到泌尿外科就诊。

3.尿中是否有血丝血块

尿液中没有血丝血块，可以直接到肾内科就诊；若是尿液中出现血丝血块，则可能也是由于结石或肿瘤导致，这时就要去泌尿外科就诊了。

蛋白尿——当心恶性高血压与肾病恶性循环

尿液中出现啤酒样的泡沫，说明其中含有因肾病而流失的蛋白质，这种尿被叫作啤酒尿，也就是蛋白尿。这种泡沫和正常尿的泡沫是有区别的。蛋白尿形成

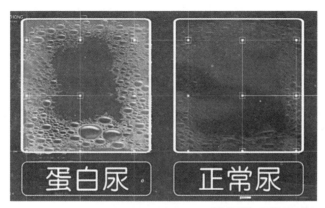

▲ 蛋白尿与正常尿对比

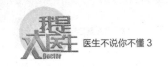
的泡沫往往是持续的、经久不散的、细碎的，最后可达到1～2厘米的厚度；而正常人排尿产生的泡沫则更大，量不会很多，且会很快消散。特别是患有高血压的患者，更要时时刻刻关注自己尿液性状的变化，因为高血压往往与这种蛋白尿关系匪浅。

山东的林先生33岁，患有高血压，两年来他一直吃降血压的药，血压还算稳定。因为工作繁忙，出差的时候比较多，有时候忘记带药。由于血压比较平稳，他没有太在意。有时工作太忙，林先生会头晕，一开始他还以为是自己太累导致的。忽然有一天，他发现眼睛看东西模糊了，而且头疼得越来越厉害，并且还出现了蛋白尿！李先生连忙到医院检查，结果被诊断出尿毒症，只能透析治疗了。

恶性高血压是高血压的急重症，一般该病患者的舒张压可达到130毫米汞柱以上，同时伴随眼底出血和肾脏的变化。恶性高血压与肾脏疾病互为因果，肾脏疾病可以导致高血压发展到恶性高血压，而恶性高血压本身也会导致肾脏损害，令尿液中出现大量蛋白，形成蛋白尿。年轻人因为重视程度不够，很容易使普通高血压突然发展到恶性程度，此时造成的肾脏损伤非常不容易恢复，可能需要终身依赖透析，因此一定要引起重视。

✚ 温｜馨｜提｜示

饮食养护别害了肾

肾脏里的草酸盐结晶

显微镜下看到的草酸盐结晶沉淀物就如同一根根绣花针，若是自己的肾脏被这一根根绣花针伤害着，后果不堪设想。饮食结构的改变，或者忽然大量摄入富含草酸盐

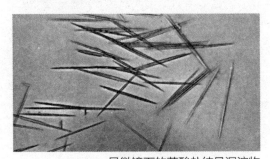

▲ 显微镜下的草酸盐结晶沉淀物

的食物，就可能引起草酸盐结晶在我们的肾脏中沉积。比如，菠菜中就含有草酸盐，常年每日高频率地进食富含草酸盐的蔬菜，很可能就会患上"急性草酸盐肾病"。

临床上单纯的草酸盐肾病并不太常见，往往是一些患有慢性肾损害的患者。他们排出盐类结晶已经出现障碍，如果这时再摄入过量草酸，很容易造成草酸盐结晶在肾脏中沉淀。过量服食维生素C也可能导致肾脏草酸盐结晶，因为维生素C在代谢过程中本来就会产生草酸类物质，当人体的肾脏本身已经有了一定损伤，每天再摄入2克以上维生素C，就有可能导致血液中草酸盐水平明显升高，使肾脏中形成了草酸盐结晶。另外，和维生素C情况类似的还有红茶，因此有肾脏基础疾病的人士一定要在平时多加注意，尽量不要进食这些食物。

"补药"补出肾衰竭

一次旅行中，36岁的全先生在导游的劝说下购买了具有保健功能的当地"补药"，结果在服用了半个月后发生肾衰竭，住进了医院。像全先生这样的案例并不少见，例如河南的刘先生经常犯胃病，一痛起来忍不住就自己在药店买止痛药吃。但不久前，刘先生却因为长期吃止痛药而住进了医院，医生也诊断他为肾衰竭，需要终生透析。

服用成分不明的"补药""保健药"，都有可能让肾脏承担风险。有些患者因为心脏病等疾病导致了胸痛，甚至大量服食止痛类药物，这就很可能造成慢性间质性肾炎，或者蛋白尿等急性损伤。如果肾脏已经出现问题，千万要注意控制此类药物的摄入。

✚ 实|用|妙|方

有"进"有"出"，日常护肾

绕开蔬菜中的高量草酸

在平时常吃的蔬菜中，我们从中挑选了5种草酸含量较高的，方便大家根据自身情况甄选。

在每100克中，下列蔬菜的草酸含量分别达到了：

苋菜1142毫克，菠菜750毫克，空心菜691毫克，芥菜471毫克，苦瓜459毫克。

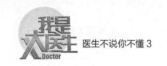

　　若想在食用时去除蔬菜中的草酸，最简单的方法就是用水焯，焯水后的蔬菜可以去掉40%～70%的草酸，然后再用正常的方法烹饪这些蔬菜就没什么问题了。当然，如果是没有健康问题的人士，建议大家一天食用500克蔬菜为宜。

测量尿量的简便方法

　　正常人一天的排尿量在1000～2000毫升是正常的，但是普通人很难去测量，因此我们要通过排尿次数来大致进行判断。在没有排尿困难的情况下，每天白天排尿5～6次，夜间零次或一次，就是相对正常的排尿量。

　　如果每天的排尿量已经少于400毫升，大概是一听可乐的量，就表明已经出现了少尿症；如果每天排尿量只有100毫升，则已经是无尿症。这些都预示着非常严重的肾脏疾病，往往伴随着水肿、血压高、血尿、蛋白尿等症状。

03
CHAPTER

摆脱"无声凶煞"——
心脑血管意外这么防

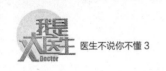

我思故我在，大脑不能坏

　　脑卒中又称脑中风，具有极高的病死率和致残率，是一种大家耳熟能详却依然无法有效对抗的高危疾病。我们平时说的脑出血属于出血性脑卒中，而脑梗死、脑血栓则属于缺血性脑卒中。脑卒中的死亡率有随年龄增长而上升的趋势，由于这种疾病发作突然，因此一直缺乏有效的治疗措施，所以有效预防才是保护自己不受脑卒中侵袭的最好方法。

✚ 健│康│顾│问

▌大脑危机怎么防

　　悦悦："'死亡警报''生死一线间'，这就是脑卒中给我们留下的最深刻印象！"

　　李建平："每12秒就有一个人发生脑卒中，生或死各有50%的概率！"

　　栾杰补充："即便侥幸存活下来，也很可能一次致残，生活无法自理！"

　　悦悦："老年人又是最高发脑卒中的人群，那么怎么样才能避免脑卒中的发生呢？真的遇到脑卒中又该怎么办呢？今天我们就请了首都医科大学宣武医院神经内科副主任宋海庆来跟我们一起探寻预防脑卒中的方法。"

　　宋海庆："发生脑卒中是一件非常可怕的事情，因为它的死亡率非常高，而且后遗症往往是残疾。所以应对脑卒中，其实更重要的是提前预防，如果我们能提前知道自己可能出现脑卒中，并且进行提前干预，不让脑卒中发生在自己身上，这才是最好的选择。"

　　悦悦点头同意："这是每个人，尤其是每一位老年人的愿望。但是脑卒中都是突发事件，怎么才能提前知道啊？"

　　宋海庆："脑卒中确实多为突然发作，但是还是会有一些非常隐蔽的预警信号，导致你可能会在1～5年内出现非常严重的脑卒中。这些信号非常容易被我们忽视，导致延误了预防脑卒中的最好时机。"

　　栾杰："预警信号虽然隐蔽，但是如果我们多加注意，还是能发现的。如果能够根据这些信号提前预知并且采取一定的措施，那么就能大大降低发生脑卒中的风险。"

宋海庆："是这样，今天我就带着大家找到这些隐蔽的脑卒中预警信号。"

✚ 病 | 理 | 常 | 识

▎脑卒中预警，隐蔽中取胜

危险预警一：麻木

脑卒中的第一个预警信号 ——"麻木"。很多上了岁数的人都出现过麻木症状，中老年人普遍认为，到了年纪，手脚发麻很正常，所以这个信号很容易被忽视。

肢体的麻木恰恰是脑卒中来袭前的一种警告。和脑卒中相关的这种麻木，与久坐以后出现的麻木是有区别的。首先，这种麻木不是因为长时间久坐导致血流不畅造成的，而是没有由来地出现手脚发麻。第二，这种麻木不是几根手指的单独麻木，而是整个手掌，连带手臂的麻木，而且往往是同一侧的手脚同时发麻，比如左手如果发麻，一定要注意看看自己的左脚是否出现了同样的情况。很多人只会特别注意到手部发麻，很少在意腿部的麻木，所以容易忽视这个信号，更不会因为一侧身体发麻，而另一侧肢体正常就不去重视。

这种麻木还有一个特点，就是它出现的时间很短，几十分钟或者半天、一天就消失了，于是人们在恢复之后也就不去在意。但就是这极其容易让人忽略的麻木，隐藏着即将发生脑卒中的危险。因此老年人如果出现整个手掌麻木、感觉总是握不紧拳头、脚像踩在棉花上用不上力气的情况，就要格外引起注意，这很可能是危险信号。

危险预警二：视物模糊

视物模糊现象同样可能只发生在一侧，也就是一侧的眼睛看东西会出现模糊不清的情况，因为不是双眼都看不清楚，所以很容易被当成眼花而忽略。另外这种视物模糊可能存在的时间也不会很长，有的人十几秒，有的人十几分钟，恢复过来后可能就被抛到了脑后。

因此中老年人如果出现看东西模糊的情况要格外注意，最好是闭上一侧眼

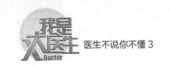
睛，用单眼轮流看东西，看到底是双眼出现问题还是单侧眼睛出了问题。如果是单侧眼睛突然看不清东西，或者眼前发黑，很有可能就是脑卒中的第二种危险预警。这种预警发生后，还要看看自己是否存在麻木的情况，这两种情况可能单种出现，也可能同时存在。

危险预警三：头晕

头晕在中老年群体中是过于普遍症状，更是容易被人忽视和混淆。比如蹲久了突然起来也会头晕，但这个不是危险信号，一般是因为猛地站起造成了血压过低，让血液无法传输到大脑而引起的脑部短暂缺血表现。再比如平躺的时候翻身，有些老人也会出现头晕的现象，但这些都属于正常现象，不用担心。

和脑卒中有关的头晕是在没有这些体位突然变化的情况下发生的，而且持续的时间可能是十几分钟或者几小时不等，之后就会慢慢缓解。这种头晕有个特点，会带有非常强烈的旋转性眩晕。很多人出现这种眩晕的时候是不能直线行走的，如果闭上眼睛，直立站立，那么旁边的人会发现你的身体不是稳定直立的，而是晃动的，尤其是上半身会发生不规则的晃动，严重的人甚至会出现跌倒的现象。因此中老年人如果没来由地突然跌倒，但几分钟后起来完全和正常人一样，这是脑卒中的危险预警，要引起足够的重视。

危险预警四：恶心

和脑卒中有关的恶心不是因为胃部不舒服引起的，而是因为大脑已经出现了问题。这种恶心很可能伴随着呕吐，如果发生这样的情况，要看看自己是不是存在前面三个危险预警，而且此预警和前面三个有一个共同点，就是发生的时间比较短暂，很快会恢复正常状态。

"小中风"——中风的前兆

别小看这些不起眼的信号，它们说明你已经出现了"小中风"，"小中风"不会留下后遗症，但是它预示着你可能还会出现中风，而接下来发生的中风将一次比一次严重，死亡率一次比一次高。

出现"小中风"的第一个原因是小血管血栓，这种血栓非常小，只会堵塞相对较小的脑动脉血管，这样造成的脑缺血区域较小，出现的症状也就是较小的"一侧肢体麻木""视物模糊""头晕""恶心呕吐"。而且这样的血栓因为体积小，很容易被自己本身的血液冲开，当堵塞被冲开后，大脑组织重新恢复了供血，因此这些症状很快就消失了。

出现"小中风"的第二个原因就是大血管的病变，比如颈动脉发生了动脉硬化、出现斑块，不稳定的斑块极易发生脱落，脱落斑块会随着血流进入脑血管，并造成栓塞，从而发生"小中风"。虽然目前没有因"小中风"造成太大危害，但是不稳定的斑块随时可能在一次血压升高的情况下产生脱落，形成大的血栓，造成再一次可能很难救治的脑卒中！

✚ 专|家|讲|堂

脑卒中七宗"最"

宋海庆 首都医科大学宣武医院神经内科副主任

要想减少脑卒中的发生概率，就要知道有哪些可能增加脑卒中风险的危险因素，生活中更要及时注意排查，设法避免或者尽快消除这样的危险因素。特别是出现过"小中风"的人，更应该想办法避免接触这些危险因素。可能导致脑卒中发生的危险因素有很多，而生活中最容易出现的7个危险因素被称为脑卒中七宗"最"。

最变幻莫测的危险因素——寒冷

脑卒中第一个危险因素就是变幻莫测的寒冷。脑卒中受高血压影响很大，人在受到寒冷刺激的时候最不容易控制血压，寒冷时血管收缩，血压升高，会产生更多的血栓素，这是冬季高发脑卒中的一个非常重要的危险因素，也是每个人都会面对的一个危险因素。冬季最危险的地方不在于温度有多低，而是在于温度的变化快，比如从很温暖的环境突然进入非常冰冷的室外，这种刺激是非常危险的，很多人就是因为这样的刺激而出现脑卒中。

仅仅是穿厚衣服并不能完全杜绝这个危险因素，因为寒冷更多的是刺激我们的血管末梢，会造成血管末梢痉挛，导致血压升高，而我们的手、脚、头部、脸部是血管末梢聚集的地方，更容易受到寒冷的刺激，这就是为什么手脚更容易感觉到寒冷的原因。而脖子上的动脉离皮肤最近，虽然不容易产生痉挛，但是同样

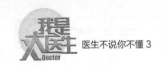

容易受到冷空气的刺激，所以围巾是冬季出门必不可少的。需要提醒大家的是，脖子的动脉几乎就在皮肤表面下，如果围巾系得过紧就会压迫到颈动脉，降低血液进入大脑的压力，造成血流缓慢，同样会增加血栓形成的可能。

最具中国特色的危险因素——同型半胱氨酸

很多研究都发现，B族维生素的缺少会增加脑卒中的发生可能，这其中有三种最为重要的维生素，第一种是维生素B_6，第二种是维生素B_{12}，还有一种是我们非常熟悉的叶酸，也就是维生素B_9。我们国家3亿高血压患者当中有2亿是同型半胱氨酸升高引起的，因为受到基因影响，中国人体内的同型半胱氨酸水平要高于西方人；另一个影响因素就是血液当中叶酸和维生素B_6、维生素B_{12}的含量了，缺少它们会增加血液中的同型半胱氨酸含量，造成高血压，进而增加脑卒中风险。中国人烹饪菜肴的方法会使蔬菜中的叶酸过多流失，这也是导致中国人容易缺乏叶酸的因素之一。

蔬菜由于运输和不当保存等环节，再加上错误烹饪方式，其中的叶酸在吃入嘴中时通常已经流失掉95%左右。在购买菠菜等蔬菜后要避免阳光暴晒，防止紫外线破坏叶酸。洗菜的过程中不要加盐来浸泡蔬菜，时间不宜超过5分钟，另外焯水时也要避免时间过长，因为叶酸是水溶性的，浸泡、焯水时间过长会造成流失。

最常见的危险因素——高脂血症

大约有70%的脑卒中患者都属于高脂血症患者，高脂血症可以直接导致血液黏稠度的增加，加大脑卒中风险。老年人中存在高脂血症问题的非常多，它是脑卒中最常见的危险因素。

我们的下眼袋是最容易存储脂肪的地方，如果血脂过多，那么就容易在下眼袋的位置形成沉积。可把自己的下眼皮拉伸平整，此时下眼袋的皮肤是光滑的，如果有非常小的凸起，那么很可能说明你的血脂存在异常，且凸起越大说明存在血脂过高的可能性就越大。

50岁之前存在高脂血症问题的男性多于女性，但是过了50岁以后，女性患高脂血的风险就逐渐增多了，尤其是绝经以后的女性，非常容易患上高脂血症，这是因为雌激素对脂质代谢的影响。女性卵巢会产生雌激素，雌激素可以让血管扩张，对血脂代谢是有好处的，所以女性在年轻的时候得冠心病的概率比较小。但是绝经后，雌激素这个保护伞缺乏了，女性得冠心病的风险会显著增加，甚至超过男性。

所以，绝经后的女性应该格外注意自己是否出现了高脂血症，如果过高就一定要进行药物干预。

另外要注意，有些老人靠吃鱼肝油来降脂，鱼肝油的主要成分是ω-3不饱和脂肪酸，对于降低血液中的甘油三酯是有一定作用的，但是对于胆固醇，尤其是低密度胆固醇的降低没有明显的作用，而甘油三酯体积要远远大于低密度胆固醇，所以低密度胆固醇更容易对血管造成损伤。降血脂就要全面降低总胆固醇的含量，不能只偏重地降低甘油三酯的含量。他汀类药物是目前认为的非常有效的降血脂药物，可以在医生指导下服用。

最隐秘的危险因素——深勺型血压

正常人的血压走势呈一种正常的勺型，如果是非正常勺型的血压则存在危险，此外其中深勺型的就存在着危险。深勺型血压的人白天血压要比正常人高一些，但是到了夜间，血压却会急剧下降，并且下降到比正常人低很多，过低的血压会造成脑内动脉的灌注压力过

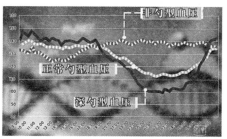

▲ 几种血压走势对比示意图

低，使血液流速缓慢，容易导致血栓的形成。深勺型血压的人凌晨2点到6点发生脑卒中的概率非常大。

存在高脂血症、血液黏稠情况的人士一定要注意自己是不是这种深勺型的血压。如果有所怀疑，可以佩戴动态血压监测仪测量自己全天的血压变化，及早发现，及早进行药物干预。

最神秘的危险因素——心脏卵圆孔未闭

有这样一个特殊的病例，患者没有高血压、高脂血症等疾病，但依然发生了脑卒中。据他的亲属描述，患者在脑卒中前觉得喉咙有痰，但咳不出来，于是特别使劲地咳了一下。令人意想不到的是，就是这一下咳嗽后出现了中风的症状。家人赶紧将他送到医院，确诊就是脑卒中！所幸抢救及时，不但保住了性命，也没有留下后遗症。

造成这种中风的神秘原因就是心脏卵圆孔未闭，左右心房之间存在开通的"通道"。有些患者患有下肢静脉血栓，当走路、运动的时候，血栓可能就会脱

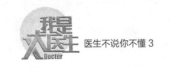
落，并很有可能随血液来到心脏。通常情况下心室和心房之间有膜隔开，右心室的血液会被心脏送到肺部，再从肺部回到左心房，再从左心房被输送到左心室，通过左心室把血液送到大脑。但是如果心脏的隔膜上存在孔隙，这时如果有咳嗽等强烈震动，来自腿部的静脉血栓很可能会通过震动被挤压，穿过孔洞，从右心房到达左

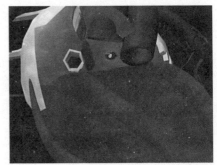

▲ 血栓通过心脏空隙进入静脉

心房，左心房收缩就会把血栓快速冲到左心室，再从左心室冲到脑部，造成脑部血管的堵塞，这时候脑卒中就会发生了。

卵圆孔在人1岁的时候就应该完全闭合，但是不完全闭合、存在空隙的人群不在少数，达到20%～25%。存在空隙本身并不危险，但是如果下肢已经出现不稳定静脉血栓，建议检查一下自己的心脏是否存在卵圆孔未闭，并且及时治疗。

最头痛的危险因素——动脉夹层

有一种脑卒中发作的时候，最明显的特征就是头疼，这是一种带着撕裂感的剧痛，甚至令人无法忍受，而这种疼痛的根源就是头颈动脉夹层。出现这种情况后一定要及时就医。

动脉夹层会直接导致脑卒中的发生。脑部、颈部的动脉如果出现夹层，就会产生撕裂感的疼痛，动脉夹层是由于动脉内

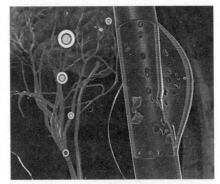

▲ 脑动脉血管形成夹层

膜细胞出现破损造成的，血液在血压的作用下冲击破损处，造成撕裂，血液随后进入到内皮细胞和血管壁之间，当这个破损处越来越大，撕裂般的疼痛感就会越来越剧烈。

最闹心的危险因素——房颤

房颤是最常见的一种心律失常，简单地说就是心房不能规律收缩。这就导致血液会在心房内停留，很可能导致血小板的凝结，形成血栓，当心房再次收缩时就很可能把血栓经心室送到大脑血管，导致堵塞，形成脑卒中。

如果您存在这样的7种脑卒中危险因素，一定要高度警惕，尤其是在容易出现脑卒中的秋冬季，提前做好预防措施，才能把发生脑卒中的风险降到最低。

✚ 温｜馨｜提｜示

警惕睡梦中的大脑危机

脑梗死又称缺血性脑卒中，它最可怕之处就是可能发生在熟睡的时候，令患者长眠不醒，是一种看似最不痛苦、但也最恐怖的死亡方式。睡梦中突发脑梗死是因为睡觉时颈部气管变扁所导致的，从哪些症状能看出自己是否是颈部气管变扁的高危人群呢？

颈部气管变扁的高危人群症状

1.舌齿痕

用放大镜看自己的舌头，舌头的边缘发生了变化，有很多牙印，这就是第一个症状。

使用放大镜时整个舌头的边缘都要看，有些人可能两侧更明显，有些人可能舌尖更明显。舌头上有牙印的人说明舌体胖大、偏厚，受到牙齿边缘压迫就会出现这些齿痕，而舌头肥大偏厚的人，是容易在睡觉的时候出现脑梗死的高危人群。

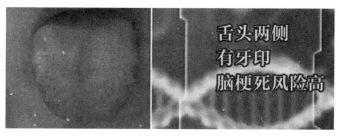

▲ 舌齿痕可能提示颈部气管变扁

2.下颌后缩

从侧脸观察自己下巴的角度，正常人的下巴位置应该处在眼睛和鼻梁之间连线的垂直连线上。能接触到垂直线的人，不管是正好在线上还是超过线，都相对安全；下巴后缩，接触不到垂直线是危险的。还有一种更简单的测试方法，就是

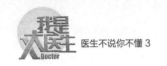
用下巴去找自己的锁骨，如果碰不到锁骨的人，说明是下颌后缩的人。

3.脖子短粗

一般情况下，人的脖子长度应该在10～18厘米，脖子中部最细处应该和自己的小腿粗细一致。脖子比正常人粗和短的人在睡觉时更容易发生气管变扁，引发脑梗死。

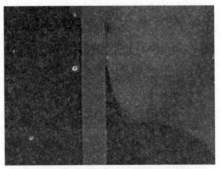

▲ 下颌后缩于眼睛和鼻梁的连接线之后

探究睡梦中脑梗死的原因

正常人在睡觉时，颈部气管是圆柱形的，很畅通，随着心跳通往大脑的血液规律而充足。但如果是出现以上三个特征的人，睡觉时气道会出现狭窄、塌陷，大脑会因通气不畅而处在一个缺氧的状态，长时间供血不足是引发脑梗死的隐患。

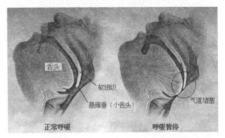

▲ 气道堵塞示意图

最可怕的是气管完全被压扁，这种情况会引起窒息、心跳骤停，大脑完全失去供血。如果在睡觉的时候反复出现这种情况，大脑会因为严重供血不足而引发脑梗死，人就会在睡梦中死亡。

打鼾不是小事

认为打呼噜是睡得香，这绝对是一个误区。所有的打呼噜一定都是没睡好，而且其中一种恰恰还导致了气管变窄，埋藏着睡梦中脑梗死的风险，这就是中间有间歇的呼噜。这种呼噜会伴随呼吸突然暂停，并且，打鼾的人因为呼吸暂停而被迫清醒，呼吸恢复后再次入眠。每次呼吸暂停的时候就是气道被完全压扁堵塞的时候，也是大脑供血不足引发脑梗死的时候。按每晚7小时睡眠来说，呼吸暂停的人则有300～400秒处于无氧吸入状态，如果脑细胞组织持续缺氧4～6分钟就会引起脑细胞的不可逆性死亡，非常危险。

打鼾者的家属要仔细观察，一般每停顿10秒钟以上为一次呼吸暂停，如果整晚睡眠中平均一个小时之内有超过5次的呼吸停顿，或睡眠7小时中大于10秒的呼吸停顿在30次左右，就可以确定这是睡眠呼吸暂停，要及早干预。

实｜用｜妙｜方

丝袜和核桃制作救命睡裤

网上流传的"漱口水止鼾""鼻夹止鼾"等方法其实都没有科学依据，使用时间过长还可能引起身体不适。真正对止鼾有效的却是一条特殊的睡裤。

制作材料：睡裤一条，长丝袜一条，核桃两个。

制作方法：将核桃塞进长丝袜中，再将丝袜缠在腰间，调整核桃位置使其一左一右固定在后腰处，再穿上宽松睡裤入睡即可。

这种睡裤的目的是为了防止有睡觉呼吸暂停疾病的人平躺，迫使他们主动侧

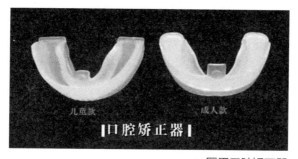

▲ 医用口腔矫正器

卧睡眠。呼吸暂停患者平躺时，舌根容易往后退，很可能造成气道狭窄，从而引起打鼾；而侧卧睡眠时，这种情况会减轻一些，同时也就对脑梗死的发生起到了一定的预防作用。

另外，口腔矫正器也是针对顽固打鼾的有效方法。

患者可以去正规医院的口腔科，请医生量"口"定制这样一种器材。口腔矫正器主要针对单纯打鼾或者轻度睡眠呼吸暂停的患者。医生会根据患者的症状进行松紧度调节，这样既可以保证打鼾的治疗效果，预防脑梗死的发生，又能减少佩戴的不适感，最大程度保证患者的睡眠质量。

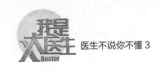

心脏病也分"男女"

　　男性和女性生理构造迥然不同，就连心脏也存在差异，因此男女心脏病的发生和发作也有着很大区别。男性的心脏问题易出现在心脏大血管上，而女性的小血管网容易发生病变，危害更大。雌激素是女性比男性多出的一道心脏防线，然而随着更年期雌激素水平下降，女性心脏得到的保护减少，心脏病发生和发作的危险随着年龄的增大而增加。此外，女性心脏病发作比男性更不容易察觉，更易失去挽救机会。男女的心脏分别应该如何来保护呢？

➕ 健｜康｜顾｜问

▌不公平，女性突发心脏病难抢救

　　在医院收集素材的过程中，大医生栏目组一共亲眼见到17位因为心肌梗死突发被送来的患者。这其中，10位男性患者中最终有9位被抢救成功，但7位女性患者中只有2位被抢救成功。个中原因在于男性患者几乎都在第一时间被送到医院抢救，但女性患者往往都错过了最佳抢救时间。

　　悦悦心有余悸地说："看到这样的情况，我很紧张。为什么大部分男性心脏病患者都会被抢救过来，而女性患者被抢救回来的却不多呢？"

　　郑哲："因为就心脏病的一般情况来说，男性的发病症状更加强烈，这样他们就可以在心脏病发作最短的时间内得到救治。但是女性患者被送来抢救的时间通常都会比男性患者要晚一个小时左右，这样就可能错过了最佳的抢救时机。"

　　悦悦："为什么呀？是什么拖延了她们被送来医院的时间呢？男女的心脏病症状又为什么会存在区别呢？"

➕ 病｜理｜常｜识

▌血管病变位置决定心脏发病险情

　　男性心脏病大多是心外膜下的血管发病，而女性心脏病多数是心内膜下的血管发病，也就是说，男性大多是心脏上的大血管出现问题，而女一般是心脏里的小血管出现问题。不同的血管病变位置就是导致男性和女性心脏病发病症状不一样的原因。

在心脏的表面分布着很多大血管，大血管也就是男性容易发生病变的位置。随着年龄增长，大血管的血管壁上会慢慢出现斑块，造成血管狭窄，最终形成心脏缺血，导致心肌梗死。而女性的心肌梗死通常是心脏里面小的血管网出现了问题，开始的时候小血管网缺血不多，症状也就不明显，但当缺血面积越来越大时，症状也就越来越严重。由于心脏病发作多和情绪以及内在的激素调节有关，因此女性的心脏病变常常是渐进式和腐蚀性的，更加隐蔽，不易及时发现和救治。

作一个简单的比喻，男女的心脏好比两个苹果。男性心脏病变在表面，好比苹果的外面溃烂，它是很明显的，切掉溃烂的部位后，苹果内里完好无损，也就是说，男性心脏病发作更容易被发现，并且只要及时救治，生还的可能性很大。而女性心脏病变在内里，好比苹果核溃烂了，但从外表无法看出，因此，如果只是用普通的检查手段，女性的心脏疾病是不容易被发现的，所以无论是从症状还是从检查上来说，女性的心脏病都更加具有隐秘性，危险性也就更大。

✚ 专｜家｜讲｜堂

心脏病高危信号早发觉，心血管保护措施及早做

刘梅颜 首都医科大学附属北京安贞医院心内六科主任医师

陶　红 首都医科大学附属北京安贞医院内分泌代谢科主任医师

几年前它就来了——女性心脏病高危信号

除了发病时的隐秘症状，在发病前心脏也会向女性发来高危信号，只要我们认清了这些信号，就能够在1年前，5年前，甚至更早的时候发现心脏病。

高危信号一：甲状腺功能减退症

甲状腺和心脏有着密切的关系，甲状腺素可以随着血液到达很多脏器及组织，它可以直接或间接地影响到心脏。甲状腺功能减退症简称"甲减"，目前在人群中还是比较普遍的，尤其好发于女性，女性发病率和男性发病率比例大概为

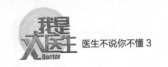
10∶1。当甲状腺激素分泌下降，会导致人体代谢的减慢，以及交感神经兴奋性的下降。因此甲减会导致心率下降，造成活动时胸闷憋气，出现心肌黏液性水肿或心包积液，使女性更早出现罹患冠心病的危险。甲减还可能引起血脂代谢变化，影响血管张力，增加高血压发生率，间接造成心脏问题。

甲减的一个很重要的特征体现在眼睛上。它会令眼睑出现浮肿的症状，而且甲减患者表情会变得呆滞、淡漠。普通水肿的组织被按压后会出现凹下去的坑，也就是可凹性水肿，这是水钠潴留在皮下组织所导致的。但由甲状腺引起的肿胀在触摸时按不下去，是非可凹性水肿，里面充斥着大量黏液，这样的肿预示着心脏疾病的发生，可导致患心脏病的风险增加四倍。另外，甲减还可能会引起毛发脱落，其中以眉毛脱落最为明显。我们还可以用工具敲击跟腱的位置，正常人会出现类似向上蹬腿的应激反应，但是甲减造成神经兴奋性下降，使腱反射减弱，反应迟钝，因此不会对敲击产生明显反应。

甲减和女性心脏病有着直接的关系，如果及时治疗干预，是可以有效避免心脏疾病发生的。因此，建议女性一定要尽早检查，及早发现。

高危信号二：腰臀比例增加

用卷尺分别测量自己的腰围和臀围，得出数字，然后用腰围除以臀围，得出的就是我们的腰臀比了。对于女性来说，如果腰臀比数值达到0.8以上，那么就属于心脏病高风险人群，而对男性来说，这个分界数值是0.9。

发表在《新英格兰医学杂志》的一项涉及欧洲9个国家超过35万人的研究发现，与人体重量指数相比，腰臀比例可以更准确地衡量一个人的健康标准。年轻的女性发现了自己的身材风险，只要及时调整生活方式，扭转罹患心脏病的命运就来得及。女性为了自己的健康，也要把腰部和臀部的比值保持在0.8以下。

高危信号三：握力变化

家中的体重秤除了用来称体重外还有一个巧妙的用途——测握力。双手使劲握住体重秤的重量感应点，用尽全力攥紧，最终会得到的数值就代表我们的握力。

使用这种方法测握力并不是

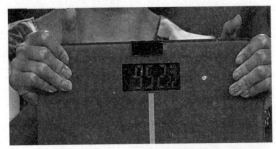

▲ 体重秤测握力使用图示

要进行人和人之间的比较，而是要进行自己和自己的比较，通过握力的变化来判断心脏的好坏。短时间内握力出现明显下降会凸显出心脏的问题，研究发现短时间握力下降5千克以上，那么其患心脏病的风险会增加16%。握力依靠骨骼肌，而骨骼肌的供血来自于心脏，如果骨骼肌的功能突然在短时间内下降，则有可能说明心脏的泵血功能出现了问题。这个测试并不只针对女性，其数值的变化对于男性也是有效的。

握力的降低是一个信号，但是也不用每天都测。如果您是心脏病的高危人群，建议您从现在开始，隔一段时间就测一下握力，查看变化。如果觉得自己突然拿东西的时候手上劲不够使了，可以通过这个来检测一下握力的变化。尤其对于女性来说，危险期是从更年期的时候开始的，所以更年期时建议每隔一个月测一下自己的握力，可以对心脏病起到一定的预防作用。

男性心脏病也有高危信号——脱发

对于男性来说，也有一些高危的信号预示着几年后会罹患心脏病，比如一种男性特有的脱发现象。相关研究人员近30年的对于这种男性型脱发和冠心病关系的流行病学调查表明，这种男性型脱发和冠心病的风险存在着很高的正相关性，而且这种正相关性会随着脱发严重程度的增加而增加。

不管是处于哪个年龄阶段的男性，当出现发际线后退时，出现心脏疾病的风险就会增加9%；当头顶出现斑秃时，出现心脏疾病的风险会增加23%；头发完全掉光时，出现心脏疾病的风险会增加36%。和前额处脱发相比，头顶脱发与冠心病的相关性更高，头顶脱发的人得冠心病的风险就更大一些。如果是既有高血压、高脂血症，又伴有头顶脱发的男性，发生心脏病的概率就比较大，这类人群要格外注意自己的身体状况。

男女血管保健秘籍

女性：只做开心事，心脏不得病

大家都知道笑口常开对保持健康有非常积极的意义，对心脏来说也是如此。许多女性都有一定的情绪问题，每天憋憋屈屈地做家务，或是憋憋屈屈地工作，于是心脏病被憋出来了。的确，情绪憋闷、不开心会导致心脏缺血，日积月累可能会引发大的病变。对于女性来说，情绪波动会很明显地增加心脏病发生的风险。

男性和女性存在着一个区别，那就是神经纤维的长短。男性因为神经纤维较

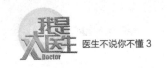

短，所以相对来说比较理智，不容易因为外界的刺激而影响到心脏。而女性的神经纤维长些，血管偏细，因此女性情绪易波动，容易被外界的刺激影响而使小血管收缩，造成心脏缺血。因此女性在生活中更要注意情绪管理，多想开心事，多做开心事。为了心脏健康要学会放下不愉快的事。

男性：改变不良生活方式，确保血管畅通

男性心脏大血管的问题一般都是不良生活方式带来的，比如抽烟、喝酒、应酬等，改变这些不好的生活习惯，保持平稳的血压、合格的血脂，就能预防一部分的心脏问题。

保护大血管还有很重要的一点，就是帮助血管建立侧支循环。大血管如果堵塞，很容易造成远端心肌缺血，也就是心肌梗死，但是大血管旁边如果有很多分支血管，那么即使"主干道"堵塞了，血液仍然可以从这些分支血管中通过，从而减少心肌梗死的风险。在欧洲的心脏病杂志上有这样的记载，对六千多名患者调查后的数据表明，具有多个动脉侧支的心脏病患者的死亡风险减少了36％。

并不是所有人都拥有这条"救命通道"，血管狭窄的程度和变窄的速度是打开这条"救命通道"的决定性因素。心脏里主要供血的大血管狭窄得越慢，打开"救命通道"的时间越多，机会就越大。因此，要让心脏建立起这条健康通道，在关键的时候救自己一命，就要避免出现血管狭窄的情况或是让血管狭窄的速度慢一些。日常对于大血管的保护十分重要，严格控制血压、血脂、血糖，可以将血管的状态维持在一个较好的程度。橄榄油就是对保护血管很有帮助的食物，它可以软化血管，对于心脏病有一定的预防作用。

➕ 温｜馨｜提｜示

别混淆——女性心脏病的隐秘症状

男性心脏病发作比较典型，比如突然胸痛，并可能会波及肩胛骨、后背，患者会像电影里演的一样：捂住胸口不能动弹，因此它被称作"好莱坞式心脏病发作"。当然，大部分人的疼痛有自己的特点，比如持续性。一般心脏病发作的胸疼平均持续在120分钟以上，但是所有这些调查数据都是建立在以男性为主的基础上的，也就是说这些为人熟知的心脏病发病症状大多发生在男性身上，而女性出现这种症状的并不多。女性的症状不明显、不剧烈，因此导致女性在心脏病发作时很容易不能被及时送到医院，耽误最佳治疗时间。

对于女性来说，有三种隐秘症状暗示着心脏病的发作，如果我们及时发觉，不将它们与其他情况混淆，那么就能在自己或女性家属发生危险时得到及时医治。

女性隐秘症状一：下巴疼痛

女性突发心脏病时的一个隐秘症状就是牙齿、下巴、脖颈这一区域的疼痛。牙疼、下巴颏疼、腮帮子不舒服、半边脸都不对劲……这是很多女性患者在门诊时的主诉，但是具体是哪里不舒服，她们又不能准确地说清楚。其实这正是女性心脏病发作的一个特殊之处，心脏病发作引起的疼痛会放射到脸上，让女性误以为是牙疼，或者是牙疼引起了脖子等处的疼痛。如果这些区域发生原因不明的疼痛，呈发散状，让人无法明确指出具体的疼痛位置，那么这样的女性一定要小心，看是否是心脏出现了问题。

女性隐秘症状二：出汗

女性第二个心脏病发作的隐秘症状是出汗。和平时的出汗不太一样，心脏病发作引起的出汗是突发的，而且量很大，很多人是在没有剧烈运动等明显原因下突然出汗的，甚至会浑身湿透。这个症状很容易和更年期症状混淆，女性在更年期时就会有潮热汗出的症状，甚至会有脸一会儿红一会儿白的情况。因此很多女性在心脏病发作的时候还以为是更年期的症状，最终导致了非常严重的后果。

一般情况下，心脏病发作的症状会比更年期的症状持续时间长，更年期的潮热和出汗通常是一下子就结束了，但是心脏病发病的症状相对更有持续性，频率也会更高，而且主要是出虚汗、冷汗。值得注意的是，女性心脏病的确和更年期有很大的关系，更年期其实也是女性心脏病高发期，因此建议绝经以后的女性应该对心脏进行一次全面检查。

女性隐秘症状三：胃肠症状

女性往往会在心肌梗死发作之前出现胃肠道疾病的症状，这也被称为梗前状态。肠道门诊中经常会见到因为又拉又吐而被送来的患者，最后检查却发现是急性心肌梗死。其实上吐下泻、恶心、腹胀等症状都有可能是心肌梗死发作前的征兆，而这些非典型的征兆出现在女性身上的概率会大一些。

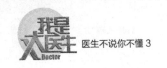

如果出现这些症状，但又不能判断自己到底是心脏问题还是肠胃毛病，那么就要先感受一下自己身体的另外一个位置有没有什么异样。这个位置叫作剑突，位于人体胸骨的下端、胃的上面。如果出现胃肠道症状，同时伴有剑突周围疼痛的话，那就要尽快到医院检查一下了。

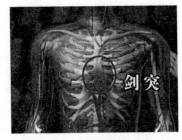

▲ 人体剑突的位置

从出现类似肠胃疾病的症状到心肌梗死发生之间，一般可能会有3～24小时的间隔时间，足够我们采取有效的行动。如果出现不明原因的胃肠症状，一定要结合剑突位置的情况来判断，及早排查心脏危机。

✚ 实│用│妙│方

男女心脏病，怎么吃合适

女性——调节神经，吃出好心情

人的情绪表现是需要物质基础的，心情低落往往就是因为体内缺少一种物质——5-羟色胺。在日常生活中，我们可以通过饮食来补充5-羟色胺这种物质。很多豆子里面都富含5-羟色胺的前体物质——色氨酸，而其中花豆的色氨酸含量是最高的，用它做豆包可以很好地提升人体5-羟色胺的水平。如果嫌豆包制作麻烦，那么最简单的吃法就是用花豆、黑豆、黄豆、红豆、南瓜豆、小米、黑芝麻熬煮杂豆粥，其中的豆类都是帮助人体改善5-羟色胺水平的好食材。

男性——吃对元素，保护大血管

1.镁元素软化血管

研究表明，心血管疾病如冠心病、高血压、高脂血症、心肌梗死、糖尿病等多在中年之后发病，这与体内镁元素含量降低有关。玉米不但富含镁，而且亚油酸的含量也很丰富，亚油酸和玉米自身含有的维生素E的共同作用可以预防血管的狭窄。此外，玉米的植物甾醇含量也很高，可以很好地保护我们的血管。

将玉米煮熟，再淋上适量橄榄油；或用玉米粒和橄榄油等食材制作沙拉，这就是享用玉米的既简单又非常美味的方法了。

2.钙元素对抗生理性衰老

人体的成长离不开钙元素，而年纪渐长对抗衰老时同样离不开钙元素，可谓一生都需要定时进行钙的补充。奶酪是一种钙含量非常高的好食材，国外研究表明，定期补充含钙量丰富的奶酪可以明显降低心脏病发生和发作风险。当然，奶酪虽好，但是每天的食用量以不超过20克为宜。除了西方国家，亚洲的日本、韩国等国家的群众现在也已经形成了食用奶酪的饮食习惯，但是在中国，特别是中老年群体中对这种食物就相对陌生了。奶酪有好有坏，那么怎样挑选奶酪呢？以下内容就值得注意了：（1）选择原味奶酪，尽量不要选择草莓、巧克力等有添加口味的奶酪。（2）尽量选择脂质、钙质含量高、糖分低的奶酪，以及自然发酵或烟熏口味的奶酪。

3.硒元素是心脏的"守护神"

男性心脏病患者适量补硒能改善心室收缩和舒张性能，保护心肌细胞，保护心脏的缺血、缺氧性损伤。硒还能降低胆固醇和甘油三脂含量，预防动脉粥样硬化，稳定斑块，缩小心肌梗死面积。尤其是已经确诊为心绞痛、心肌梗塞的人，安装过冠脉支架、进行过冠脉搭桥的人，更应注意适量补硒。含硒量较多的食物有：整粒的谷类、大蒜、蘑菇、芦笋、芝麻、海鲜、动物脏器等。

4.叶酸能减轻心肌损伤

患有心脏病的男性补充微量元素叶酸是非常必要的。临床研究中发现，适量摄入叶酸的男性死于心脏衰竭的人数明显偏低。叶酸能减轻心脏病发作引起的心肌损伤。另外，叶酸还可以减少体内"同半胱胺酸"的浓度，进而保护身体，降低心肌梗塞的发病风险。许多研究已经证实，人体内"同半胱胺酸"的浓度一旦过高，容易伤害动脉内皮层，增加血栓发生的几率。叶酸主要存在于叶状蔬菜、豆类和坚果中。

创意沙拉

材料

玉米粒，蓝莓，奶酪，小西红柿，生菜，橄榄油，红酒醋，盐，胡椒粒，薄荷叶。

制作

1.奶酪不可直接加热，在加入适量橄榄油、盐后，需隔水加热融化，然后晾凉

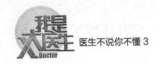

待用。

2.橄榄油、红酒醋中加入盐和胡椒粒，制作成油醋汁。

3.小西红柿洗净切成块，放入蓝莓、玉米粒和生菜，加入调制好的油醋汁，搅拌均匀后装盘。

4.放入晾凉后的奶酪，用薄荷叶摆盘点缀即可。

血管年龄才是真实年龄

"一个人的动脉有多老,他就有多老。"这是近代临床医学之父、英国著名内科医师西德纳姆的名言。一旦血管的年龄达到60岁以上,急性心肌梗死、脑梗死、脑出血等心脑血管疾病发生率将大大升高。而若有吸烟史,同时伴有"三高"等疾病,那么血管年龄可能大大超过人的实际生理年龄。那么,怎样能得知自己的血管已经"老"了,或是可能潜伏一些致病因素呢?我们又该通过哪些方法令血管重回年轻呢?

✚ 健｜康｜顾｜问

▌不祥的紫色牙床

悦悦:"栾医生,上次您带来一个测癌'神器',这次您又发现了测命'神器',我越来越崇拜您了!"

栾杰:"没错,这个'神器'就是手机,它能告诉你,你老得快还是慢。打开手机的照相功能,然后开启自拍,让摄像头对着自己的脸,最主要是对着自己的嘴,合着牙,把上下嘴唇咧开到最大程度,露出你的牙床。"

悦悦:"露出牙床,就是龇牙咧嘴呗。什么样的牙床就是有问题的?"

栾杰:"我们微笑或说话的时候很难看到一个人的牙床,我们也可能很少有人会观察自己的牙床,但是如果你的牙床出现了紫色就要引起注意了,因为你的体内可能出现了一种变化,这种变化如果持续发展下去甚至有导致死亡的风险!"

李建平:"是的。因为我们人体皮肤和黏膜的颜色是随血流的颜色而变化的。正常的血液是红色的,这是由于红细胞内的血红蛋白充分和氧结合为氧合血红蛋白时,它的颜色是鲜红的;如果身体缺氧了,血红蛋白不能和氧结合,它的颜色就变为暗红,我们的皮肤就会呈现紫色。所以如果我们的口唇发紫、牙龈发紫,或者身上出现了青紫斑,都说明血液成分发生了变化,而这种变化很可能跟身体内部的血管病变有很密切的关系!"

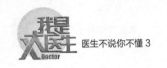
✚ 病│理│常│识

▌血管变老了，生命缩短了

健康的血管光滑而富有弹性，如果血管变得衰老了，甚至已经老到超过了这个人的生理年龄，那么它会变薄、不光滑、粗糙，人体很可能就会呈现"死亡之紫"。

在粗糙的血管里往往堆积着很多斑块，让血管迅速老化的原因其实就是这些斑块。血液中通常含有两种斑块，稳定斑块相对安全，最容易引起危机的是不稳定斑块，或者叫易损斑块，这种斑块不稳定，外皮薄，很容易破裂，一旦破裂，内里充斥的物质流入血液中，会刺激血管形成血栓，堵塞血管造成心肌梗死或者脑梗死。而稳定斑块虽然短期内不会破裂，但也会堵塞血管使血流变慢，血液变黏稠，时间长了还会向不稳定斑块转换。

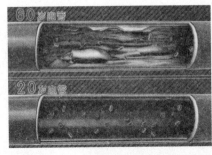

▲ 衰老的血管中斑块堆积

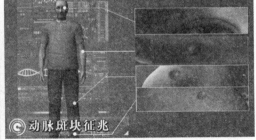

▲ 身体上的动脉斑块征兆

如何判定自己及体内的斑块是否超标了呢？胆固醇过高正是形成斑块的重要原因，我们可以拿一个放大镜观察自己的指蹼，也就是五指分开后两指相连之处，人体中的胆固醇过高时,脂质就会在皮肤上沉积，因此指蹼处如果变成黄色，表示体内的胆固醇和中性脂肪都已经出现沉积。

此外，胆固醇沉积有的还会表现为鼓起小的疮疖,这种小疮疖表面光滑,呈黄色,大多长在眼皮、胳膊肘、大腿、脚后跟等部位。中性脂肪过高时，皮肤上就会长出许多小指头大小的小痘状物，触感柔软，呈淡黄色，主要长在背、胸、腕、臀等部位，不痛不痒。这些淡黄色的小皮疹其实是黄色素瘤，是血液中的脂肪沉积在皮肤里所形成的，这种脂肪粒越多、越大，说明血液中的脂肪含量越高，动脉斑块形成的可能性越大。

➕ 专│家│讲│堂

这些危险因素令血管衰老生病

周玉杰 ⸺ 首都医科大学附属北京安贞医院副院长

血管里的污垢

很多人认为血管里的污垢就是油脂,也就是和我们平时吃的胆固醇有关。其实胆固醇的摄入和体内胆固醇的水平并没有关系,人体内只有30%的胆固醇是靠吃摄入的,70%则是自己合成的。胆固醇并不是导致血管病变的最直接因素,被氧化的胆固醇才是。低密度脂蛋白胆固醇会在血管内膜下被氧化,而血液中还存在着一种巨噬细胞,它进入内膜后可以吞噬掉被氧化的低密度脂蛋白胆固醇,成为脂质成分非常多的泡沫细胞,这些细胞才是形成斑块、造成血管管腔狭窄的元凶。因此我们在饮食方法上要多加注意,减少胆固醇被氧化的可能性。

1.正确吃鸡蛋

新鲜鸡蛋中的胆固醇被严密地保护起来,接触不到氧气,不会受到氧化。当烹调受热开始的时候,鸡蛋中的脂肪和胆固醇的氧化程度都会上升,而且煮的时间越长,其中的维生素E损失越大,脂肪和胆固醇被氧化得越多。

相比而言,水煮蛋的保护程度最为严密,和氧气的接触最少;鸡蛋被打开之后,脂肪和胆固醇的氧化程度就会明显上升。研究发现,如果把鸡蛋做成蛋黄粉,氧化的程度就明显上升;或者把鸡蛋做成沙拉酱、蛋黄酱这种乳化产品,因为它们和氧气接触也比较多,氧化也就更加严重。烹调方式也一样要注意,与水煮蛋相比,炒蛋的脂肪和胆固醇氧化程度都更高。如果把摊开的蛋皮再次用油煎,显然氧化程度会更高一等。

日本人摄入胆固醇高,却还能长寿,这与所采用的烹饪方式有很大关系。日本人主要采取清淡少油的烹饪方法,对胆固醇含量高的海鲜则常以生吃、煮、烤为主,几乎不采用煎炸的方法。这样一来,氧化的胆固醇就大大减少了,摄入的胆固醇形成斑块的概率就会变小。因此按照日本的"温泉蛋"做法来吃鸡蛋最为健康。蛋清超过60℃即可凝固,蛋黄在80℃以下不会凝固,所以控制在水温60℃~80℃之间即可煮出温泉蛋。烧水至75℃,把鸡蛋及75℃热水放入保温瓶或焖烧锅里,等待3分钟后敲开蛋壳,淋上酱油即可食用。

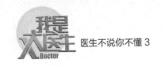
2.正确吃食用油

生活中最容易让我们长斑块的是每天都吃的食用油。天然油脂中饱和度越低就越容易被氧化，饱和度越高越不容易被氧化，尤其是多不饱和脂肪酸中的亚油酸，这种脂肪酸对人体非常好，却极容易被氧化。如果摄入的都是被氧化的不饱和脂肪酸，它就会促进身体生成被氧化的坏胆固醇。各种植物油的稳定性从弱到强依次为：葵花籽油、大豆油、调和油、玉米油、菜籽油、芝麻油、山茶油、花生油。也就是说最不稳定、最容易氧化的是葵花籽油，最稳定、储存时间最长的是花生油。所以大豆油、葵花籽油、芝麻油等，耐热性较差，最好凉拌、做馅用。炒菜时最好用花生油和山茶油。

空气和光照都是食用油被氧化的因素。所以尽量减小容器的口径，一定要盖好盖子，可选不透光的深色玻璃瓶或陶瓷瓶，尽量减少其与空气、阳光的接触。植物油储存温度为10℃~15℃最好，一般不应超过25℃。当然，夏季植物油最好边买边用，建议植物油从开瓶到食用完应最多不超过1个月。

3.正确吃海鲜

选择鱼类时要记住一条，带鳞的鱼胆固醇少。在烹饪过程中，加入大蒜、小茴香、肉桂等抗氧化的材料，就可以减少胆固醇氧化产物的生成。很多胆固醇高的人会避免吃虾肉和螃蟹，其实这些海鲜的胆固醇大部分都集中在虾头和蟹黄两个部位，油炸虾头这样的烹饪方式摄入的氧化胆固醇严重超标。

其实虾中含有虾青素，这是目前为止自然界发现的最强抗氧化素。大多数虾青素随虾壳、蟹壳被丢弃了，但是油焖大虾却可以很好地保留虾、蟹中的虾青素。研究表明，温度超过70℃，时间超过1个小时以上，虾青素才开始被破坏。而带着壳的大虾用油焖的方式短时间内就可以将壳里的虾青素滤出，不会破坏它。另外虾青素遇铁元素就会被破坏，所以千万不要用铁锅来烹饪大虾，用陶瓷或不锈钢锅为佳。

番茄酱炒虾

材料

带壳对虾，番茄酱，葱，姜，蒜，糖，盐，料酒，食用油。

制作

1.对虾洗净，去掉虾线，用料酒腌渍30分钟。

2.锅中倒入食用油，开小火放入对虾，始终使油温保持在70℃以下。

3.3分钟后虾翻面，放入葱、姜、蒜，撒入少许糖和盐，再焖3分钟，出锅淋上番茄酱即可。

血管里的病菌

牙龈炎是一种能导致口腔以外器官产生疾病的细菌感染。一项最新研究显示，口腔中常存在一种格氏链球菌，它容易在牙齿表面形成牙菌斑。如果牙龈有出血伤口，细菌从伤口进入血管后通过血液附着在心血管中的脂肪层，会引起血凝块，逐渐导致血栓和心内膜炎等疾病。

研究表明，牙龈炎患者患心脏病的概率是正常人的300%，而慢性牙龈炎可加重心脏病。一旦口腔里有细菌，最怕就是牙龈炎导致的牙龈出血，出血就是给了细菌钻进血管形成斑块的机会。茶叶有止血的作用，因此如果牙龈有出血情形，只要放一个湿的茶包在流血处，茶叶中的单宁酸会帮助血液凝结。

在日常生活中，一些看似对身体健康无大碍的炎症，如果发生在血管，也会成为脑卒中和心肌梗死等心脑血管疾病的诱发因素，比如鼻炎。生理盐水洗鼻是防治鼻炎的有效辅助手段，它无毒，不伤身体，无论使用多久都不会产生任何副作用和依赖反应。准备一个闲置的带弯嘴的小茶壶，500毫升温水中加入4克食用盐，搅拌至融化后倒入茶壶中。把头侧向一边，壶嘴对准鼻孔，将盐水均匀地倾倒至一个鼻孔中，让盐水从另一个鼻孔中流出。注意整个洗鼻过程中要用嘴呼吸，避免呛到。

血管里的高压

大约90%的高血压患者均可发生不同程度的动脉硬化，因此高血压时刻损伤着血管。血压本身对血管内膜的冲击就非常大，虽然没有感觉，但正常人的血压是120毫米汞柱，相当于16千帕左右的压强。

高血压不只是单纯的血压升高，它会使血流速度加快，对血管内膜造成破坏，薄薄的内膜长期经历高速血液的冲刷就会严重损伤。内膜上原本紧密相连的细胞缝隙会越来越大，造成胆固醇酯、胆固醇磷脂沉积其中，形成高低不平的斑块，使血管壁逐渐增厚，由弹性转为脆性，管腔变小，甚至堵塞不通。

高盐饮食、肥胖、吸烟、饮酒等都会引发高血压，另外一样重要的诱发因素就是坏情绪。学会做一顿"静心早餐"，让一天都保持放松的好心情吧。

把牛奶、燕麦、蜂蜜调匀后加入两小勺酵母，一碗燕麦酵母牛奶粥就做好了。

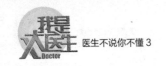

燕麦富含B族维生素，牛奶含钙，酵母中含有小麦胚芽，富含锌、镁和B族维生素，都是保护心血管的元素。最后再加入三颗夏威夷果，这种坚果里富含ω-3不饱和脂肪酸，可以帮助清除氧化胆固醇，这绝对是一顿对抗血管老化的营养早餐。

血管里的尿酸

血管中有一种酸性成分——尿酸。血液里尿酸高，是损伤血管内膜的罪魁祸首。正常浓度的尿酸是人体血浆中重要的抗氧化剂，60％的尿酸具有清除自由基的功能。当尿酸浓度升高到一定程度，例如达到高尿酸血症水平时，尿酸的抗氧化能力则被氧化应激所掩盖，从而导致心血管问题的发生。尿酸含量升高可能是由于嘌呤代谢障碍，人体在摄入肉类、豆制品类食物时会产生很多嘌呤，一旦代谢存在问题就会产生过高尿酸，对血管造成损伤。全部食物里嘌呤含量最高的三样食物是小牛颈肉、小鱼干和白带鱼皮，尿酸高者应适当注意避免食用。生活中很多美食的嘌呤含量都很高，但是适当的处理手段能够有效地降低人体摄入嘌呤的量。

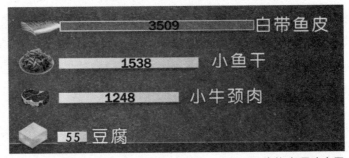

▲ 食物中嘌呤含量

嘌呤为水溶性物质，在高温下更易溶于水。所以，在食用鱼、肉类食物时可先用沸水汆过后再烹饪，这样就能减少此类食物中的嘌呤含量，同时也减少了热量。另外，应尽量少喝或不喝肉汤。

烤鱼或烤其他肉时可以先用铝箔纸将肉包起来，这样烤制后铝箔可以吸去溶出的嘌呤和油，从而降低食物中的嘌呤含量和热量。

血管里的不良基因

所有的疾病都能追根溯源，在基因上发现蛛丝马迹。小小的基因存在于我们身体的每一处，如果了解自己的基因，就能提前几年、几十年知道自己可能发生的疾病，提早预防疾病的发生，有针对性地保护自己的健康。

1.令血管壁薄的基因

外部特征：①下倾眼裂，即外眼角低于内眼角；②蜘蛛指，即手指修长、手腕细；③四肢修长，两手臂展开后的长度超过身高4厘米以上。如果拥有这三个特征，那么人体很可能携带造成马凡综合征，也就是血管壁薄的基因缺陷。这类人的血管很容易破裂，有猝死的隐患。

食物中的营养元素黏多糖可以增加血管弹性，维持人皮肤及结缔组织的弹性，但携带令血管壁薄的基因会让身体里的细胞缺少能将黏多糖聚合物分解的酵素，细胞内的黏多糖大分子便会一直堆积，无法代谢掉，使得细胞胀大并破坏细胞的生理，让血管反而变脆。因此如果是有以上特征的人，要尽量减少摄入富含黏多糖的食物，如鸡皮、牛骨、猪骨、海参等。

2.令叶酸缺乏的基因

外部特征：①耳折纹，即单侧或双侧耳垂位置有折痕；②牛肉舌，舌质红得像牛肉的颜色，舌苔较少，严重时还伴有一些疼痛。这些都是令叶酸缺乏的基因导致人体无法吸收叶酸所致。

叶酸是细胞生长和繁殖的必需物质，叶酸缺乏会导致高同型半胱氨酸血症，是心脑血管疾病，尤其是脑卒中发生的重要独立危险因素。

3.令血管扭曲的基因

外部特征：①眼距过宽，两眼中间的距离大于自己的眼睛；②悬雍垂分叉，张大口腔才能看到的"小舌头"叫作悬雍垂，悬雍垂分叉提示存在着令血管扭曲的

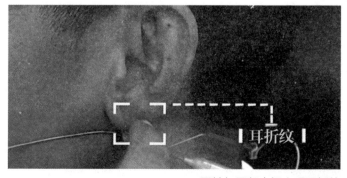

▲ 耳轮与耳郭中间出现耳折纹

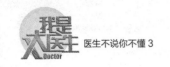

基因；③大拇指靠向手臂。伸出手，用另一只手按住大拇指，按向手臂，如果过于靠近手臂则说明令血管扭曲的基因引起了关节松弛；④肘部皮肤松弛，或是皮肤过于娇嫩，容易出现淤青，就是毛细血管出血的表现。

这种基因非常危险，患者平均发病年龄和死亡年龄都更早，因为这种扭曲的血管可能分布在全身的各个地方，让患者全身都有发生危险的隐患。如果是存在这种基因的人，建议更要严格控制食盐摄入量，要比普通人的摄盐量低，每天最多摄入4克。

4.令血液凝结的基因

存在这种基因的人群都缺乏一种蛋白，而它是重要的生理性凝血抑制剂，它的缺乏可以导致易栓症的发生，5～10倍地增高血栓形成的危险性。易栓症的血栓类型以静脉血栓为主，所以此类人群应关注静脉上有没有血栓形成。人群特征：下肢水肿，按压的时候如果还伴有疼痛，就更可能是静脉血栓导致的水肿。

维生素K又叫凝血维生素，人体缺少它，血液不容易凝固，严重者会流血不止，甚至死亡。维生素K可预防女性生理期大量出血，还可防止内出血及痔疮，经常流鼻血的人可以考虑多从食物中摄取维生素K。一般情况下，保持每天稳定的饮食就是保证每天摄入维生素K的恒定。如果是有易栓症的患者，本身服用抗凝血的药物，主要作用就是降低维生素K的血液凝结作用，降低身体的凝血机制，减少血栓形成，所以不可以再补充维生素K。西芹、菠菜、生菜等都是含有维生素K比较多的食物，易栓症患者要少吃。

✚ 温│馨│提│示

这么吃，吃出致命的血管病变

健康血管因受到血压的冲刷而变粗后，还可以变回原来的粗细，这是因为血管本身富有弹性。我们的血管一共有三层，而中间的弹力层受到损伤后会逐渐变硬、失去弹性，这时一旦受到血压的持续冲刷，就会变粗变大，最终破裂，危及生命。而许多人们注意不到的饮食习惯，正是导致血管中层失去弹性的致命因素。

果汁好喝，糖分太多

果糖最初是从水果中被发现的，所以得此名称。当血液中出现过多果糖时，会导致我们的血压升高，在高血压的刺激下，血管弹力层会逐渐变成没有收缩功能的纤维层，慢慢地整条血管就失去了弹性。

很多人喜欢将水果打成汁，美味又方便，但是却完全忽视了摄入的果糖含量。如果用直接吃的方式，最多吃下一个苹果，但一杯果汁中却可能容纳了好几个苹果，果糖的摄入量就翻了好几倍。另外，打成汁后，水果纤维被破坏掉了，纤维能阻碍果糖的释放，让果糖慢慢进入身体，使肝脏可以将果糖正常代谢掉。如果没有这些纤维，含有大量果糖的果汁进入体内，肝脏来不及全部代谢，剩余的果糖就会驻留在血液中，对血管造成损伤。

因此新鲜水果最好直接吃，尽量不要榨成果汁，这样不但可以保护血管内皮，而且可以最大限度地吸收到水果的营养成分。果糖含量排名前五的水果分别是芒果、葡萄、梨、西瓜、苹果，所以如果要用这5种水果来榨汁，建议一次不要榨太多个，更不建议把这几种水果混搭着榨汁喝，否则有可能导致果糖摄入过量，对血管的弹性造成伤害。

人造果糖不得不防

天然的蜂蜜和水果一样含有天然的果糖，而且蜂蜜一般都不会吃太多，所以很少有因为吃蜂蜜导致果糖摄入过量的。但是蜂蜜是最容易被掺入人造果糖的一种食物，长期喝含人造果糖的"假"蜂蜜会对血管造成一定的伤害。人造果糖简单来说就是以淀粉为原料，经人工手段转化而成的一种和天然果糖甜度很相近的糖分，叫作高果糖浆，掺入到蜂蜜中之后从外观很难被人察觉。而实验结果表明，人造果糖会大大增加患高血压的风险，导致血管失去弹性。

挑选蜂蜜时要遵循两个原则：第一，看标签。如果产品的配料表中写着蔗糖、白糖、果葡糖浆、高果糖浆等字样则是添加蜂蜜，纯正的蜂蜜产品是不允许加入这些物质的。第二，看价格。掺了人造果糖的蜂蜜成本比真蜂蜜要低得多，一般纯正的蜂蜜成本价每500克至少要在30元以上，低于这个价格的蜂蜜被掺假的可能性很大。另外，天然的蜂蜜中含有很多矿物质，在使劲摇晃的时候这些物质很容易出现泡沫，很长时间都不会散去。因此可以取一点买回的蜂蜜兑入清水后用力摇晃，产生丰富且不易散泡沫的就是天然的。

除了蜂蜜，很多调料和熟食中同样含有人造果糖。番茄酱和烤肉酱都是包含高果糖玉米糖浆的典型食品。午餐肉、香肠、通心粉、奶酪、盒装便当等加工食

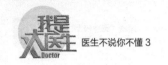

品同样包含高果糖玉米糖浆，因为这种甜味剂价格更便宜，并且可以延长保质期。另外还有沙拉酱，为了减少来自油的热量，很多食品生产商在沙拉酱里添加玉米糖浆作为替代品。这些都是平时易被人忽略的含有隐形人造果糖的食物，长期食用这些会导致血管失去弹性。

➕ 实｜用｜妙｜方

畲族的心脑血管健康餐

　　畲族人口不多，主要聚居地在福建省和浙江省境内。医生曾到当地为当地老年人做检查，发现畲族人的血管长满斑块，而且很多老人还患有高血压，可是这些心脑血管病并没有给他们带来困扰。相反，当地老人的寿命普遍都很高，原来这和他们独特的健康饮食有关。

　　血管钙化是导致血管变硬的重要因素，原因是钙进入血液后没有强健骨骼，反而沉积到了不该去的动脉血管等部位。钙大量沉积在血管里，就有可能会在血管壁形成钙沉积，使血管壁增厚变硬。粗粮、奶制品、豆子等食物中都含有超量的磷，磷元素摄入过量会更加导致钙在血管中的沉积。畲族人没有血管钙化的问题，要得益于低磷饮食。畲族人常吃的一种主食和一种发酵食物功不可没，经常食用既做到了低磷饮食，还具有保护血管的作用。

猪肉香菇糯米饭

材料

　　糯米，猪里脊肉，鲜香菇，干紫菜，虾米，姜，食用油，香油，料酒，酱油，盐。

制作

　　1. 400克糯米淘洗干净，浸泡一晚，沥干水分蒸40分钟备用。

　　2. 10克干紫菜、10克虾米泡软，并将紫菜切成细末；70克鲜香菇去根蒂切丝，100克里脊肉洗净后切丝，姜切末。

　　3. 锅内放油烧热，放入姜和里脊肉丝炒散，放入虾米、香菇和紫菜，炒香后加入料酒、酱油和盐调味。

4.放入蒸好的糯米，炒匀，淋上香油后即可出锅。

糯米低磷还易消化，是一道很好的主食。不过糖尿病、体重过重或有肾病、高脂血症的人士不易多吃。

纳豆

材料

黄豆，成品纳豆。

制作

1.黄豆洗净泡水10小时，膨胀后放入锅中，蒸熟到可以用手捏碎的程度。

2.趁蒸好的黄豆还温热时放入成品纳豆做引子，充分搅拌均匀，用保鲜膜封口。

3.在保鲜膜上扎几个洞，盛放黄豆的容器外围再倒一杯温水。

4.一天左右，黄豆表面呈现出雾蒙蒙的状态时，纳豆就做好了。

纳豆富含维生素K_2，维生素K_2可以调节钙的分配，让更多的钙沉到骨骼里，更少的沉到血管里，它还能减少堆积在血管壁上的脂蛋白和白细胞，以及降低血管平滑肌细胞的死亡率，是一种血管卫士。而纳豆中的维生素K_2含量能达到其他发酵食物的100倍。

最后教大家一个低磷饮食的好方法，我们经常吃的杂粮中磷的含量比较多，抓一把粗粮、抓两把精米蒸出"二米饭"或煮成"二米粥"，既可以摄入粗粮，又能避免磷的摄入量超标。

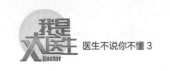

只要三块五，心脑血管大病便宜治

秋冬季节是心脑血管疾病的高发季节，据有关医疗部门调查统计，秋冬季节心脑血管疾病如脑血栓、冠心病等的发病率占全年发病总人数的69.5%。秋冬季节天气寒冷，血管收缩变细，容易引起心脑供血不足；而天气干燥，呼吸会消耗大量水分，导致血液黏稠度过高，流通不畅，可能致使血管堵塞；另外秋冬季室内外温差较大，血管的剧烈收缩易使血管壁上附着的斑块脱落，形成血栓。心脑血管疾病是大病，但是疏通血管、预防血栓形成的有益因子竟然也可以隐藏在便宜的药物和食材中，这些既美味又治病，花销还低廉的秘方都是什么呢？

✚ 健|康|顾|问

治大病，不用越贵越好

每到秋冬交替季节，医院的患者会突然增多，很多人因为就医不及时导致了死亡！而且这其中50岁以上的老年人占到绝大多数，这种凶神恶煞的疾病就是急性心脑血管疾病。

悦悦："今天我们要告诉大家一些解决心脑血管疾病高发的绝密方法，这些方法很可能在这个冬季救您一命！有请我们医生梦之队的老朋友，宣武医院营养科李缨主任！"

李缨："今天要给大家带来我最新的研究成果，叫作'三块五保命秘方'，这是适合于每一个人的保命秘方，而且它的成本非常便宜，只要三块五毛钱！"

悦悦小声嘀咕："三块五买不了吃亏，三块五买不了上当，三块五……它现在什么也买不着啊！花三块五就能拥有可以保命的秘方？"

李缨笑了："是的。这个三块五秘方就能在秋冬季节发挥大作用——一个预防，两个救命。预防秘方可以让所有人打下预防秋冬季节心脑血管疾病急性发作的基础，而两个救命秘方是专门针对心肌梗死和脑梗死的。"

悦悦："预防秘方，救命秘方，层层升级，缺一不可，还那么便宜。这些秘方中含有什么物质能击退凶险的心脑血管疾病呢？"

➕ 病│理│常│识

解救心脑血管的"三剑客"

血管硬化新克星——绿原酸

我们的血液中既充斥着血细胞，也游离着很多胆固醇，后者就是动脉粥样硬化的元凶。胆固醇被氧化为低密度脂蛋白胆固醇后可以附着在血管壁上，如果氧化胆固醇越积累越多，就会堵塞血管，使血管内壁增厚变硬，造成血管管腔狭窄，最终形成硬化，导致各种危及生命的心血管疾病发生。

绿原酸被医学界喻为血管硬化新克星，它最大的作用之一就是防止胆固醇氧化，杜绝氧化的胆固醇附着在血管壁上，减少动脉硬化和血栓的形成。此外，绿原酸还可以辅助保护血管，某些食物当中含有漂白剂，漂白剂属于过氧化物质，可以增加面粉等物的白度，但是却会破坏血管内皮，而绿原酸可以防止血管的内皮细胞被过氧化物破坏，形成损伤。

来自自然的血管"支架"——槲皮素

很多老年人的冠状动脉会出现动脉硬化，血管的管腔宽度会随之降低，当降低到一定程度，血流无法通过，心脏肌肉的血液供应就会受到影响，形成心肌缺血甚至心肌梗死。心肌梗死的一个解决办法就是放入支架，扩张血管，而有些患者没有到需要手术植入支架的程度，这时自然界中的一种物质也可以起到血管支架的作用，它就是槲皮素。槲皮素可以扩张血管，因此它的首要作用就是降低血压。其次，槲皮素对扩张冠状动脉的作用相对也很明显，这个关键作用使得即使患者存在动脉硬化，但动脉整体扩大后，血流通过的空间就会加大，供血就会流畅，从而极大地减少心肌缺血和心肌梗死发生的概率。

脑梗死保护神——黄酮类物质

黄酮类物质对于保护血管，尤其是减少脑梗死的发生有着独到的作用。黄酮类物质进入身体后，会通过肠道吸收进入血液循环，随着血液进入心脏后会起到扩张冠状动脉的作用，它的作用甚至要超过前面提到的槲皮素，可以很大程度地预防心绞痛和心肌梗死的发生。黄酮类物质会随着血液通过动脉进入脑部，可以辅助增加脑血管流量，降低脑血管阻力，改善脑血管循环功能，保护脑细胞免受缺血损害。

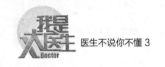

✚ 专|家|讲|堂

三块五保命秘方大揭秘

李 缨 〔首都医科大学附属宣武医院营养科主任〕

张大炜 〔首都医科大学附属北京中医医院心血管科副主任〕

五毛钱——茶香四溢的金银花秘方

金银花中含有的保命成分正是绿原酸，强大的抗氧化功效使得金银花可以辅助保护血管，预防动脉硬化和血栓，并且可以延缓衰老，是美容圣品。早在记载慈禧太后生活琐事的《御香缥缈录》一书中就有金银花滋润皮肤描述：将安息前半小时的光景，太后既把那些鸡子清，用香皂和清水洗去以后，接着便得另外搽上一种液汁，这些液汁据说是富于收敛性的，它能使太后脸上，方才已给鸡子清绷得很紧的一部分皮肤重新松弛起来，但又能使那些皱纹不再伸长或扩大，功效异常伟大。而这种汁液就是金银花蒸馏液。

金银花花期为三月，花开时为白色，两三天后变为黄色，故称金银花。在开花之前，还会经历大白期、二白期和三青期三个花骨朵时期。

金银花从出花苞到盛开，绿原酸的含量有明显的差别，盛开的金银花绿原酸含量大约是4%，而三青期金银花的绿原酸含量是6%～7%，明显高于盛开时的含量。因此要尽量购买三青期的金银花，而我们在市场上看到的通常也都是这一时期的金银花。在挑选时要选择膨大未开的花蕾，这样的金银花含有更多的绿原酸等有益物质。

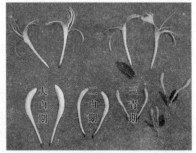

▲ 金银花不同时期的形态

金银花没有毒副作用，在药店、超市都可以买到。一定要到正规药店和超市购买，才不会买到用硫黄熏制过的金银花。分辨金银花是否被硫黄熏制过也很简单，正常的金银花微微发黄，有的还泛着一点绿色，而被硫黄熏过的金银花一般呈现白色，所以买金银花的时候注意一定不要买白色的。

70%的急性心肌梗死患者，是由于不稳定性斑块的破裂导致的，而金银花便可以稳定这些斑块。取100~200克金银花，用米酒煮开，浓煎频服，24小时内饮用完，有稳定斑块、消肿祛淤的效果。

饮用金银花最简便的方法是泡金银花茶。泡金银花需用开水，但是不宜用100℃的开水，最好是稍微晾一下，在60℃~80℃，这样可以很好地保护金银花里面的维生素等物质。金银花用量在10克左右，泡开后闷10~15分钟，这样不但可以让金银花里面的绿原酸充分析出，还可以很好地保留金银花"浓、香、清、纯"的香味。

金银花适合与菊花同饮，因为菊花同样含有丰富的绿原酸，而且在中医里，菊花具有清肝明目的效果，所以肝火旺、容易发脾气的人，以及每日对着电脑屏幕的人更适合在金银花茶里加入菊花，取10朵左右的菊花与金银花一同冲泡即可。枸杞是搭配前两者的好材料，有补肝肾的作用，取20~30粒枸杞，加金银花和菊花泡水喝，同样适用于肝火旺的人。

冲泡金银花时可以根据自己的喜好放入冰糖或者蜂蜜。一定要在闷过15分钟以后再放蜂蜜，这样蜂蜜中的营养物质才不会被破坏。金银花虽然没有任何毒性，但中医称金银花茶味甘，性寒，适合夏秋季节饮用，而脾胃不好的人，尤其是有胃溃疡一类疾病的人要少喝，孕妇也尽量少喝。另外，隔夜的茶不可以再喝，否则可能造成腹泻等身体不适症状。

一块钱——抵抗心肌梗死的酸甜秘方

山楂可以开胃，是很多人非常喜爱的健康水果，并且含有槲皮素，对心血管也能起到非常好的保护作用。

有些人不喜欢山楂酸酸的口感，可是山楂越酸恰恰说明它含有的有效成分相对越高。山楂中其实也含有绿原酸，同时含有对心血管非常好的槲皮素，以及其他一些有益人体的物质，这些物质基本上都是酸性的，所以山楂越酸说明其营养越多。偏甜的山楂消食功能佳，而偏酸的山楂活血功能强，可以在挑选上按所需功能着重甄别：① 看果形。山楂扁圆的偏酸，近似正圆则偏甜。② 看果点。山楂表皮上多有点，果点密而粗糙的酸，小而光滑的甜。③ 看果肉颜色。果肉呈白色、黄色或红色的甜，呈绿色的酸。④ 品果肉质地。山楂果肉软而面的甜，硬而质密的偏酸。

吃山楂的时候一定要注意，因为槲皮素是5-羟基黄酮类物质，会和金属类物

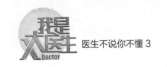

质结合，所以山楂最好不要和含金属元素的药一同吃。比如治疗胃病的鼠李铋镁片、胃舒平以及葡萄糖酸钙、碳酸钙片等，这些药物里的金属物质会与山楂中的槲皮素结合形成络合物，这种物质无法被肠道吸收，会降低槲皮素保护心脏的作用。因此吃山楂最好的方法，是跟其他药物相隔2小时。要想吸收槲皮素，最好的方法就是在吃饭时或者吃完饭以后马上食用，这样山楂中的槲皮素可以和谷物里丰富的物质结合成易吸收的物质。山楂酸有刺激作用，对于肠胃不太好的老年人不是特别适合，如果和谷物一起食用，就可以减少这种刺激。

山楂中含有的槲皮素再搭配上另外一种物质，将产生对心血管最大程度的保护效果，大大减少因为心肌梗死造成的猝死事件，这种物质就是丹参中的丹参酮，它可以增加冠状动脉的侧支循环。临床上，可以用冠状动脉造影的方法清楚地看到患者血管堵塞的程度，从中发现了一个很奇怪的现象：有一些患者的动脉堵塞得不是很严重，但是心绞痛的症状却非常明显；而另外一些患者，血管都堵了90%以上了，但是冠心病诊断却没有任何问题，患者没有任何症状，不闷也不疼，心电图也是正常的。研究发现，心脏可以自己建立侧支循环，为缺血的心脏肌肉提供营养。也就是说，心肌上，特别是缺血比较严重的地方，可以新长出小的动脉，以达到供血的目的。丹参酮促进的正是冠状动脉侧支循环的建立，说明这种物质可以辅助缓解心肌缺血，减少心肌梗死的发生。

此外，丹参酮还可以激活人体抗凝系统，抑制血小板的聚集，从而保护血管，减少血栓。在秋冬季节，身体自身会分泌一些促凝物质，促进血液的凝固，有形成血栓的危险。如果适时地摄入丹参中的丹参酮，它可以刺激身体产生纤溶

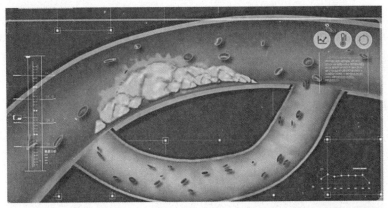

▲ 心脏侧支循环示意图

酶原，预防血液凝固，对抗血栓生成，从而大大降低心肌梗死的发生概率。在古代，心绞痛叫作鬼击症，形容人心绞痛发作的时候会突然停止所有动作，就像被鬼打了胸口一样不能动弹。那时，丹参就已经被用来治疗心绞痛了，著名的药方——丹参饮，就是由丹参、檀香和砂仁三味药物组成的，对治疗血淤型冠心病很有效果。现在很多治疗冠心病的中成药都以丹参为主要药物，比如复方丹参滴丸，其处方思路也主要来自丹参饮。

丹参饮的简化版即可作为日常的护心秘方，对抑制心绞痛、预防心脑血管疾病都有很好的效果。取丹参15～20克先下锅，檀香3～6克稍后放入，水煮开后加一些冰糖或蜂蜜，就是可日常饮用的丹参茶了。

一块钱的保命秘方则是丹参和山楂的组合。丹参20克提前浸泡8小时，倒入锅中开锅煮15分钟，倒入去核山楂200克，加入适量冰糖，煮制半小时，一道丹参炒红果就制作完成了。

需要注意的是，虽然丹参颜色发紫，但是正常的丹参泡出的水颜色发黄，如果丹参泡的水发红，则是假的。此外丹参不宜用金属锅煮制，也不应和动物肝脏等含铁量高的食物一起吃。

两块钱——保护缺血脑组织的银杏与三七

富含黄酮类物质的植物就是银杏叶。银杏叶含有200多种对人体有益的药用成分，其中黄酮类活性物质有46种。银杏叶可以在体内组织缺少氧气时期保护中枢神经系统的神经细胞不受损伤，该功能对中风有辅助治疗的作用。银杏提取物还能够调节血管的张力和弹力，可令血管循环更加有效率，对循环系统中的动脉和毛细血管有同样作用。

银杏有毒，不可以直接泡水饮用。银杏叶生品内含有大量的银杏酸，未经加工和提取，银杏酸含量相当高的银杏叶片是有毒的。银杏酸为水溶性成分，直接泡服可引起阵发性痉挛、神经麻痹、瞳孔放大、过敏等毒副作用。因此，我们去药店购买炮制过的银杏叶才是相对安全的，但即便如此，也不宜直接用来泡茶。

想要有效利用银杏叶中的有效成分而不中毒，建议使用中成药。这是我国拥有自主知识产权的研究成果，我国的科学家曾经把银杏提取物和某种相关的药物进行了对比，发现某种药物只对健康血管起到扩充作用，而银杏叶提取物却能扩充健康和病变的血管。这说明银杏叶对脑血管疾病不但有预防作用，而且还有明

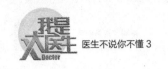

显的治疗作用。因此，含有银杏提取物的胶囊、片剂、滴丸、滴剂等中成药，都是可以防治心脑血管疾病的日常药品。

和银杏叶组成最后一个保命秘方的搭档就是三七，三七中有一种叫作皂苷的物质，它对中风具有预防与治疗作用。

血脂超标是心肌梗死、脑梗死的诱因之一，尤其是在寒冷季节，高脂血症患者的血液黏稠度会很高。当寒冷刺激血管，造成血管收缩的时候，高脂血症患者的血液流速就会减慢，极容易出现血小板凝结的现象，这种情况发生在脑部就容易导致中风的发生。因此，降低血脂是减少心肌梗死、脑梗死的重要环节，而银杏中含有的黄酮和三七中含有的皂苷类物质都具备降低血脂的功能。此外，银杏和三七的组合还可以扩张脑血管，增加血流动力，使大脑得到更好的供血。已经证明，皂苷类物质对脑梗死急性期有较好的临床治疗效果，可显著改善从全脑缺血或局部缺血到血液流通期间的脑水肿。

✚ 温｜馨｜提｜示

▌三七别吃错

古话说：一勺三七粉，浑身百病消。三七素有"金不换"的美名，它本身是五加科的植物，跟人参、西洋参、高丽参属为同一科属，而里面的成分中最主要的就是各种皂苷类物质，三七含有的总皂苷甚至还要超过人参，对于活血化淤有着非常好的效果。三七止血而不留淤，对已经形成血栓的淤滞有非常强大的化解作用。

三七药食同源，可以炖鸡汤、做药膳。在临床治疗中，一般将三七粉加入药剂。治疗时，每日3~6克的三七粉为宜；如果只是一般保健，那么每日0.5~1克的三七粉就足够了。三七粉生用和熟用作用不同，熟用时更多的是止血功能，而生用时活血破血、功效更强。

如果您购买的是磨好的三七粉，那么每日0.5~1克的用量为宜。可以在药房购买空胶囊，掰开后灌注三七粉。一个胶囊的容量约0.25克，因此每日服用2~4粒胶囊即可。

如果想要自己磨粉而购买块状三七，挑选也是有讲究的。类似鲍鱼，三七也分为30头、40头、50头的不同品级，30头的意味着500克三七中差不多有30个，这就是30头的品级，以此类推。因此就单个重量而言，30头品级的三七最好。越圆润丰满的三七，品相越好，药物成分含量越高。

要格外注意的是，与三七有一字之差的"土三七"，虽然名字相似，但土三七却是有毒植物，其含有的生物碱极易造成人的肝脏损伤，而且这种损害一经形成，常常无法逆转，最终发展为肝功能衰竭。

三七是补物，因此阴虚阳亢的患者不宜服用，否则会更加上火。另外，孕妇和小孩也不宜服用。

✚ 实|用|妙|方

好吃还救命——学做银杏与三七组合的超级保健美食

三七炖排骨

材料

排骨，豆泡，白菜，宽粉，山药，银杏叶片（正规药房买来），三七粉，葱段，姜片，大料，料酒，生抽，老抽，盐。

制作

1.排骨剁成段，山药去皮，切成滚刀块备用。

2.砂锅中倒入清水，放入银杏叶片10片左右，开锅后煮10～15分钟至水呈淡黄色。

3.剁好的排骨放入高压锅，放入清水和部分葱段、姜片、盐等，炖制15分钟。

4.另取铁锅，煸香剩余的葱段、姜片、大料，然后调入料酒、生抽等，将炖制好的排骨连原汤一起倒入锅中，再加入一克左右的三七粉以及熬制过的银杏水。

5.将切好的山药、豆泡、宽粉倒入锅，开锅后再调入适量老抽和盐，转小火炖煮10分钟，最后加入白菜即可。

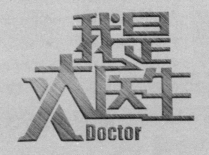

04
CHAPTER

无惧"高"山，
血压平稳人平安

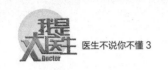

高血压陷阱，你跳得出吗

　　大量研究表明，患有高血压的人群更易发生心肌梗死、脑梗死，这说明高血压本身就是猝死的导火索。而生活中充斥着两个饮食陷阱，高血压患者如果不慎掉落，更是会令严峻的高血压雪上加霜，大大提高心肌梗死、脑梗死的触发概率。那么到底是什么样的陷阱存在于每日的饮食中呢？高血压患者又该如何避免它们呢？

✚ 健│康│顾│问

▎它们让高血压更危险

　　大医生栏目组在宣武医院收集素材时观察到，仅仅10个小时的时间，医院就接到8位心脑血管疾病突发患者，分别诊断为脑梗死、心肌梗死等。这些病发病时猝不及防，有些发病者甚至在睡梦中就进入了深度昏迷，随时面临生命危险。

　　悦悦："心肌梗死、脑梗死一直是大家谈之色变的疾病，来势汹汹，让人措手不及。"

　　李建平："没错，大家最关心的就是自己是不是心脑血管疾病的高危人群，想知道这种可怕的疾病到底离自己有多远。不过我注意到，那几位突发心肌梗死和脑梗死的患者具有一个共同点——他们都患有高血压。"

　　悦悦："是的。现在高血压人群非常广泛，而且我们要告诉大家，不是患上高血压就一定会遇到可怕的心肌梗死和脑梗死，但是，如果身患高血压的同时，再掉进两个致命的陷阱中，那么可能离死亡的大门也就越来越近了。"

　　王凯："的确是这样的。而且这两个陷阱都不用到别处去找，就潜伏在我们的日常生活中。"

✚ 病│理│常│识

▎高血压患者更易突发心肌梗死、脑梗死

　　心肌梗死和脑梗死都是因为梗死部位的相应动脉血管中有血栓形成，阻塞了

血流,导致了心肌或脑组织因缺血而坏死。健康的血管中很少有血栓形成,但如果血管出现动脉粥样硬化,血栓的危险也就随之到来了。

动脉粥样硬化是由于过多的脂类物质在血管壁上沉积,形成斑块堵塞血管,导致动脉血管弹性降低、管腔变窄的病变。动脉血管的狭窄程度不影响供血的时候,患者是没有症状的,病变达到一定程度后才会出现症状,那时患者的心脏会出现心绞痛,大脑则会出现脑缺血。更危险的是,如果斑块破裂还会出现血栓,导致心肌梗死或脑梗死。

大量研究表明,高血压会损伤动脉内皮,从而引起动脉粥样硬化,并加速动脉粥样硬化过程。血压越高,动脉粥样硬化程度越重,死于冠心病的危险性就越大。对于存在冠状动脉粥样硬化的患者来说,血压升高可触发动脉粥样斑块破裂,导致血栓形成,从而堵塞冠脉,引起急性心肌梗死或脑梗死。高血压患者心肌梗死的发生率较正常人高两倍,而且高血压使急性心肌梗死的危险性增加,梗死后近期及远期死亡率增高,比如发生急性心肌梗死时心脏破裂的患者,有53%都伴有高血压,心肌梗死伴慢性心功能不全的患者,梗死前通常也是高血压患者。

高血压可以说是心肌梗死、脑梗死的导火索,而我们的日常饮食中却充斥着让高血压变得更加危险的陷阱,从而增加心肌梗死、脑梗死的发生概率。

✚ 专│家│讲│堂

高血压陷阱,你是否已身在其中

李缨 首都医科大学宣武医院营养科副主任医师

第一大陷阱——海鲜中的胆固醇

高血压患者面临的第一个陷阱就是海鲜。海鲜含有我们人体所需的多种营养成分,包括EPA、DHA、维生素D、维生素B_6、维生素B_{12},以及铜、铁、磷、钾、镁等元素,但尽管如此,如果选错了,则会对血管造成损伤。如果是本身就有高血压的人,会使高血压变得更危险,更容易发生心肌梗死或是脑梗死;即使是没有高血压的人,如果吃错了海鲜,也会对心血管造成损伤。这是因为,有些

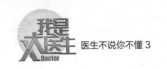

海鲜中含有的胆固醇超乎想象的高，如果高血压同时伴有高胆固醇血症，会使心肌梗死和脑梗死的发生概率大大增加。

隐藏着高胆固醇含量的海鲜有一个共同点，就是它们的皮肤光滑细腻，属于无鳞鱼。无鳞鱼中的一个胆固醇"大户"就是鱿鱼。严格来讲，虽然叫鱿"鱼"，但鱿鱼不属于鱼类，只能算是一种海鲜。有高血压的人群在饮食上应尽量避免鱿鱼，它的胆固醇含量非常高，尤其是干鱿鱼，每100克干鱿鱼的胆固醇含量是800多毫克，鲜鱿鱼的胆固醇含量也在250毫克左右。因此，即使是健康人群，鱿鱼这类海鲜的摄入量每日也不宜过多，每人每天胆固醇的摄入量上限是300毫克，所以鱿鱼最多也就食用30~50克。

值得一提的是，我们常吃的带鱼虽然看上去表面光滑无鳞，但那只是因为它的鱼鳞退化了，变成了表面的一层银白色物质，因此带鱼的胆固醇含量也是相对较低的，每100克只有76毫克左右。高血压患者吃带鱼也要小心，因为带鱼是海鱼，它的含钠量很高，每100克达到了150毫克，所以不是高血压人群的好选择。

从大体上来说，无鳞鱼的胆固醇含量普遍很高，而有鳞鱼含有的胆固醇要低一些。那么，日常生活中最常吃的几种有鳞鱼类是不是都适合高血压患者呢？

鲫鱼是人们用来熬汤的好食材，但是这种鱼虽然有鳞，却依然不建议高血压患者食用。在有鳞鱼中，鲫鱼的胆固醇含量达到每100克130毫克，也可以算作高血压的陷阱了，经常吃会增加心脑血管疾病危险系数。如果用鲫鱼熬成汤，胆固醇就全在汤里面了，鲫鱼肉里的胆固醇反而相对会少一些，所以更是不建议高血压患者喝鲫鱼汤。

鲤鱼和草鱼的胆固醇含量在每100克80毫克左右，和普通肉类的胆固醇含量相差无几，对高血压患者来说，这两种鱼相对来说比较安全。

黄鱼是一种推荐高血压患者食用的鱼类，黄鱼是海鱼，虽然含钠量相对高一些，但是也有着淡水鱼所不具备的有益成分。黄鱼含有丰富的ω-3脂肪酸，可以促进胆固醇、甘油三酯的代谢，促进血液循环、降低血液黏稠度，令脂肪不易堆积在血液中，也就不易导致动脉硬化了。三文鱼、金枪鱼等海鱼都是富含ω-3脂肪酸的鱼类，非常适合高血压患者食用。最适合高血压患者食用的是鲈鱼。

说完了鱼的可食用种类，再来说说它的可食用部位。先说鱼头，鱼头虽然入味、好吃，但很多人都忽略了鱼头中的鱼脑。鱼脑中含有不饱和脂肪酸和磷脂类物质，有助于人体大脑的发育，但是对于高血压的人来说是不宜多吃的，因为鱼脑是整条鱼中含胆固醇最多的地方，所以高血压人群不适合经常吃鱼头。鱼肉和鱼尾对高血压人群来说则相对健康，吃鱼最主要的就是吃鱼肉，鱼肉中富含多种维生素，如维生素A、维生素D、B族维生素以及酶类和矿物质等，此外还有不饱和脂肪酸及优质蛋白等营养成分，所有人都可以放心地吃有鳞鱼的鱼肉。

鱼鳔可以炒着吃、熬汤喝，也是一种美味。令人惊喜的是，鱼鳔不但有非常丰富的营养，而且也非常适合高血压患者食用，因为鱼鳔里的胆固醇含量为零。除此之外，鱼鳔还是一种理想的高蛋白、低脂肪食品，是与燕窝、鱼翅齐名的高营养食品。现代研究发现，鱼鳔中含有丰富的大分子胶原蛋白，该物质具有改善人体组织细胞营养状况、延缓皮肤老化的功效。

鱼子是常和鱼炖在一起的，其中含有丰富的蛋白质和钙、磷、铁等矿物质，这些营养素对儿童生长发育极为重要，所以从营养的角度来说，孩子吃些鱼子是无妨的。但鱼子中的胆固醇含量比各种鱼肉都高，大约每100克中含400多毫克，因此对于高血压患者来说是不好的选择。

另外，人们喜欢购买活鱼，现场宰杀后拿回家，趁着新鲜马上烹调食用，但"新鲜的鱼肉最好"却是一个严重的误区。刚宰杀的鱼肉品质并不是最好的，因为鱼肉需要有"排酸"的过程，所以现杀的活鱼最好放放再吃，宰杀后应该立刻冷藏，3小时后再烹调。

第二大陷阱——"坏"氨基酸

同型半胱氨酸是令高血压的危险性大大升高的第二个陷阱。同型半胱氨酸是一种"坏"的氨基酸，高血压患者的体内如果有这种物质的存在，心脑血管致死事件发生的概率相比单纯存在高血压的患者要高出约5倍，较正常人高出25~30倍。同型半胱氨酸不仅会对血管内皮细胞产生毒性作用，使血管内壁变粗糙，还能促进血小板凝结，形成血栓，从而导致动脉粥样硬化，使血压增高，由此升高心脑血管疾病的危险系数。医学界把这种含有同型半胱氨酸的高血压叫作H型高血压。

中国是H型高血压的高发地区，H型高血压患者占到了我国高血压总人数的近3/4。第一个原因是遗传，这使得中国人体内的同型半胱氨酸水平先天要高于西方人；而第二个最主要的原因就是烹饪方式，中国人独特的饮食烹饪方式导致我们体内少了两种特殊的特质，这才使得同型半胱氨酸升高，让普通的高血压变成了可怕的H型高血压。这两种物质就是维生素B_{12}，以及我们熟悉的叶酸。

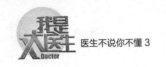

人体缺乏维生素B$_{12}$会出现一些特定的表现：

1.单侧眼皮抽动

叶酸可以起到一定濡养神经的作用，如果单侧眼皮抽动，则提示我们眼周围的神经可能已经受到了一定的影响，这可能就是缺乏叶酸所致。

2.牙龈发白

H型高血压患者很容易有牙龈发白的表现，有些人可能还会伴有嘴唇、舌头、眼睑、指甲、甲床发白的情况。这可能是身体因缺少叶酸而造成了贫血，使身体这些本应红润的部位出现苍白的颜色。

3. 舌头光滑泛红

健康人的舌头表面会有些粗糙，这是因为舌头表面的黏膜上存在突起的舌乳头，每个舌乳头上都分布着味蕾，我们因此才能尝遍美食的酸甜苦辣。如果体内叶酸缺失，舌头上的舌乳头会渐渐消失，舌头会变得平滑且泛红。因此叶酸缺乏的人味觉都不会太灵敏，吃什么都没味道，严重的人会失去辨别味道的能力。

并不是所有食物中都含有维生素B$_{12}$的，而含有维生素B$_{12}$的食物恰恰又因为某些原因受到了中老年养生群体以及高血压等疾病患者的排斥，导致很多人摄入的量严重不足。①牛肉及动物内脏。这些食物中含有丰富的维生素B$_{12}$，然而由于同时富含胆固醇，使得中老年人往往对内脏避之不及，有些人甚至连肉都不吃，立志做一名素食者。②发酵食品。如果您是严格的素食者也没关系，因为第二类富含维生素B$_{12}$的食物是纯植物制作的，这就是发酵食品。酱豆腐、泡菜、黄酱等食物由于经过了发酵，都会产生大量的维生素B$_{12}$，日常饮食中适量摄入，也不失为一个很好的补充维生素B$_{12}$的途径。

➕ 温｜馨｜提｜示

找回被你弄丢的叶酸

人体内的同型半胱氨酸升高，除了因为缺乏维生素B$_{12}$，也因为缺乏叶酸。叶酸存在于绿色蔬菜之中，而我们处理和烹饪蔬菜的方式很容易令叶酸白白流失，以下的这些错误的方式您是否正在使用呢？

菜切太早，叶酸跑丢

有些人习惯将蔬菜提前切好存放，为炒菜时节约时间，然而这个习惯却恰恰让蔬菜中的叶酸也"提前"跑光了。因为菜切得越细、放置的时间越长，叶酸流失得也就越严重。比如超市卖的现成沙拉，提前很久就切好了，如果晚上再买回家吃，叶酸已经几乎不剩多少了。如果早上切好的菜放到晚上再炒，而且切得过细，那么被切过的菜就跟空气充分接触了一天，不但叶酸流失，其他维生素也容易因氧化而大量损失。另外，叶酸、维生素C等物质也不宜和金属刀具接触，所以处理绿叶菜最好的方法是用手掰，而且要现掰现吃。

盐水浸泡，叶酸流走

很多人喜欢用盐水泡青菜，认为盐水可以杀菌、洗得更干净，而盐水浸泡蔬菜竟然也是会导致叶酸大量流失的一个错误的方法。叶酸是水溶性物质，而盐水更是会增加它的溶解度，因此绿叶菜是不适合用盐水泡太长时间的。

二次加热，叶酸不再

吃剩的炒菜再次吃的时候一定会被二次加热，不管是再炒一下还是微波炉加热，这个过程都会使叶酸大量流失。有实验结果证实，蔬菜中的叶酸在被反复加热后，其损失率甚至可高达50%～60%，并且剩菜即使再加热，其中仍然可能含有细菌等有害物质。

✚ 实 | 用 | 妙 | 方

鱼鳞巧用变美食

鱼鳞不但不含胆固醇，还含有一种对抗高血压、保护心血管很好的成分——胆碱，它可以分解、乳化胆固醇，减少胆固醇在血管中沉积，避免胆固醇对血管的损伤，从而防治动脉粥样硬化。鱼鳞中还含有大量的卵磷脂，对心脏健康更是有积极作用，因此鱼鳞对患有高血压的人来说是很好的食物。

鱼鳞应该如何食用呢？在此，就来教大家一种巧用鱼鳞的方法，将这种原本的"废料"变为可口又健康的鱼鳞冻。

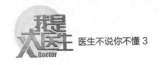

凉拌鱼鳞冻

材料

鲤鱼，黄瓜，姜片，葱段，蒜末，蒜。

制作

1.巧刮鱼鳞：从鲤鱼尾开始，用大拇指顶着鱼鳞向鱼头方向推，鱼鳞就能很轻松地顺着拇指划过的方向散落下来。刮完一排，接着从尾部开始刮另外一排，直至刮掉所有的鱼鳞。

2.刮下的鱼鳞放在漏勺内，用清水冲洗干净，沥干水分倒入干净的容器内。

3.鱼鳞中放入姜片、葱段，调入一勺盐以去除腥味，然后加入清水，没过鱼鳞1厘米即可，将容器放入蒸锅，开锅后中火蒸上20分钟。

4.蒸好后的鱼鳞过滤，取滤汁晾凉，放入冰箱冷藏2小时以上即成鱼鳞冻。

5.鱼鳞冻取出切块，黄瓜切丝，再备少许蒜末，调入自己喜欢的酱汁即可。

降伏"血老虎"——能被治愈的高血压

对于高血压患者而言，突然升高的血压随时可能会变成危险的"血老虎"，并且它们病因不同，类型不一，给患者造成了不同的健康隐患。很多人往往不知道自己为何患上高血压，更分不清高血压的各种类型，无法对症保护自己的健康。而如果我们了解不同高血压背后的成因，就可以让自己更好地把控血压，甚至有办法让高血压从身上消失。

✚ 健│康│顾│问

▌"血老虎"，该打

王凯："李医生今天的出场太酷炫了！"

李建平："我今天是当代武松，就是来打虎的。"

栾杰连忙劝说："老虎可不能打，那是国家保护动物！"

李建平解释："我要打的是要人命的'血老虎'，也就是我们身体指征中的一项，这项指征的变化往往会给健康带来可怕的后果。"

悦悦："所以您今天要来打的'血老虎'就是？"

李建平："就是高血压。我们每个人的血压都可能随时随地升高，有些时候升高是正常的生理反应，比如受到惊吓等等，这种血压升高一般在紧张的状态解除后，血压就能恢复到正常水平；而在另外一些时候，升高的血压可就变成了危险的'血老虎'。导致这要命的血老虎的原因多种多样，它们都能引起高血压并给身体带来不同的健康隐患。"

悦悦："我明白了，虽然很多叔叔阿姨都可能是高血压，但其实他们的病情是因为不同的原因引起的，如果我们了解这些原因，就可以让自己能够更好地把控血压。"

李建平："可不只是把控，我们要治愈高血压！"

栾杰："这是不是有点夸张了，高血压通常不是只能维持相对稳定吗？"

李建平很自信地说："但今天我们要抓出来的几种高血压，只要发现了，并对这些隐藏的病因加以干涉，就真的可以做到痊愈，让高血压从我们的身上消失！"

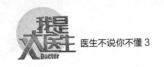
✚ 病│理│常│识

肾动脉粥样硬化

肾动脉斑块引发最普遍高血压

　　"斑块"是大家都不陌生的一个词，如果我们的血管中因为血脂沉积而形成斑块，它很可能会让血管变得硬邦邦的，造成一些严重的心脑血管疾病。最常见的高血压类型之一就是由这些斑块引起的，它们长在了人体一个特殊的位置——肾动脉。

　　肾脏是重要的内分泌器官，它可以分泌肾素及血管张力素，用以调节人体的血压。肾动脉是给肾脏供给血液的动脉，这根血管如果出现动脉粥样硬化，血管变窄，就需要更大的压力将血液输送到肾脏，于是人体便出现了高血压。肾动脉粥样硬化有以下几个征兆。

　　1.黄色瘤

　　高脂血症是加重肾动脉粥样硬化的原因之一。中老年人和肥胖人群，眼睑上出现黄色、橘色或者棕红色的斑块或者结节，不痛不痒，就很可能是出现了黄色瘤。它常长在上眼睑的内眼角处，也可能出现在面部其他位置或膝盖上，针头或黄豆大小，边缘略高出皮肤表面，质地较柔软。眼睑黄色瘤最初为米粒大小，发展到最大时可占据全部或大部分上眼睑，它被认为是高脂血症的常见信号之一，主要成因是血脂代谢发生紊乱，身体的某些部位会大量沉着胆固醇。沉着的胆固醇被巨噬细胞吞噬后，形成各种类型的黄色片状物、粒状物。

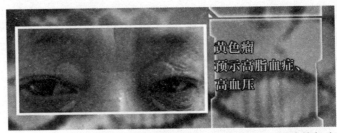

黄色瘤
预示高脂血症、
高血压

▲ 眼睑黄色瘤

　　2.耳垂皱褶

　　耳垂是人体唯一突出体表的肉坠样软组织，随着年老会变薄、变小。耳垂是心脑部病变在体表的表征，当耳垂前面的皮肤变得不光滑，不平整，出现皱褶，很可能是冠心病的预兆，但具体机制还不清楚。研究发现，74%的高脂血症和冠心病患者合并有耳垂皱褶。

3.抽筋

很多人都认为抽筋是缺钙或者运动过度导致的，其实不然。如果时常出现腿脚抽筋、小腿发凉、发麻等不适，很可能是代谢出现了问题。当体内过高的血脂无法正常代谢时，可能就会积聚在周围肌肉中，刺激肌肉收缩，导致抽筋，这也是身患糖尿病等代谢性疾病的人很容易腿部抽筋的原因。血脂过高或者代谢有问题都会影响到自己的血压，这类患者平时一定要警惕。

这个类型的高血压在中医上被称作"痰浊中阻"。中医学中的"痰"包括"有形之痰"和"无形之痰"，前者是指咳吐而出的痰液，而高血压相关的"痰浊中阻"说的是肉眼看不见的"无形之痰"，正是血管内皮下的粥样脂质。如果脂质不断淤滞，就会形成我们常说的血栓。

日常防控这类高血压，茯苓最佳。茯苓有安神、益脾、利水、渗湿等功能，可用来治脾虚、失眠、心悸、水肿，对妇女及老年人来说滋补效果最好。茯苓夹饼用茯苓配以各种鲜水果、果仁、饴糖等加工而成，不含任何食品添加剂，且含有人体所需的蛋白质和多种维生素，营养丰富，口味鲜美，具有滋养肝肾、补气润肠之功效。

我们也可以买一些茯苓粉自行熬粥。取100克粳米熬粥，加30克茯苓粉，同时也可以加入薏仁30克、山药50克。另外还可以在家自制茯苓奶茶，取茯苓粉10克，用牛奶200毫升冲调好就可以喝了。缺钙也是引起高血压的风险因素之一，而牛奶中含钙，可为身体补充钙质。

✚ 专|家|讲|堂

菊花败火，打败急脾气型"老虎"

刘红旭 首都医科大学附属北京中医医院心血管科主任

"居高不下"的肾上腺瘤高血压

肾上腺是人体重要的内分泌器官，会分泌各种激素来维持人体正常生命活动的需

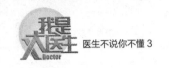

要。一旦肾上腺发生病变，极易引起激素过度分泌，而过多的激素直接或间接作用于心血管系统，造成高血压的发生。这些高血压即便是遵医嘱规范服用降压药，血压可能仍然会居高不下。这类高血压有以下几个特征：

1.满月脸

此类患者的脸通常很圆，看起来比较肥大，皮肤发红，这主要是由于患者脸部浮肿、脂肪堆积等原因造成。由于背后原因多是因为激素造成的，所以也常伴有痤疮和胡须生长。

2.水牛肩，四肢细

一般人的发胖是均匀的，全身都会胖，而肾上腺瘤高血压患者则好似水牛一样，身上很胖，但是四肢纤细，也就是向心性肥胖，这是肾上腺分泌大量糖皮质激素造成的。

3.红脸蛋

红脸蛋是肾上腺瘤存在于体内的一个重要特征。这样的患者脸部的蛋白分解以后只剩下脂肪，所以皮肤很薄，可以看到皮肤下面很小的血管，从而凸显成红脸蛋。正常人脸部是没有这种情况的，皮下血管如果已经能如此显现出来就危险了。

肾上腺瘤高血压属于一种继发性高血压，如果患上肾上腺瘤，人体内的皮质醇就会增多，出现以上这些征兆。通常这类高血压的患者年龄多较轻，因此更应该引起注意。其实此类高血压完全可以治愈，只要切掉肾上腺瘤，高血压危机也就随之消失了，所以提早发现更重要。如果是年轻患者出现高血压症状，应尽可能地详细检查，排除继发性高血压，切不可盲目"对症"吃药，治标不治本。

"神经兮兮"的交感神经兴奋性高血压

交感神经兴奋性高血压最为危险，如果出现以下这些特征，这种高血压可能已经潜伏在你的体内，伺机而动。

1.手心脚心爱出汗

普通人出汗是全身出汗，热天更甚，而交感神经兴奋高血压患者则是手心、脚心多汗，这类患者的出汗和温度也没有直接的关系，不管太阳高挂还是寒冬腊月，都可能会出汗。出汗是人体调节体温的手段，而支配汗腺的正是人体的交感神经。如果人体交感神经始终处于亢进状态，出汗量就会超出调节体温所需的正常量。

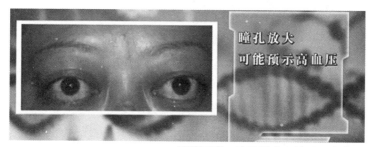

▲ 眼睛圆瞪、瞳孔放大可能预示高血压

2.眼睛圆瞪

人体的交感神经兴奋时会导致眼睛瞪大，同时瞳孔也会放大，这是此类高血压患者的第二个明显特征。

3.血压忽高忽低

正常人遇到兴奋、恐惧等事件，血压都会有正常波动，但是交感神经兴奋高血压患者的血压会产生不明原因波动，而且幅度非常大。通过对有些患者的24小时动态血压监测发现，收缩压最高可到210毫米汞柱，而最低只有90毫米汞柱，差值达到120毫米汞柱。

当身体出现以上这三个征兆的时候，就说明交感神经已经非常兴奋了。交感神经经常处于兴奋状态，其实是因为肾上腺皮质分泌了过量儿茶酚胺所致。简单来说，交感神经是从脊柱放射到全身各处的一个神经系统，其神经纤维和血管一起分布到内脏组织，而神经纤维最密集的地方就是胸腹。当交感神经处于兴奋状态，就会刺激心脏，让心脏收缩加强、心跳加快，血压自然就会随之升高。同时，交感神经还会不断释放信号，不断地刺激内脏血管和末梢血管收缩，在这样的作用下，患者的血压就会忽然升高。

波动的高血压非常危险，因为血压骤然升高，会引起一些突发的并发症，比如脑溢血等。因此一定要引起重视，及时干预。

中医看共性，喝茶打"老虎"

"居高不下"高血压与"神经兮兮"高血压，从现代医学角度来分析，病因是不同的，但在中医看来，它们却拥有一种共性——都是肝阳上亢所致的"急脾气"高血压。这类患者多会面红目赤、脾气不好，还会感觉头晕、头胀得厉害，并伴有明显的耳鸣，更会因影响情绪而使血压更易升高，产生恶性循环。

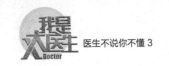

针对这两种"血老虎"，中医一杯降压茶，用食疗便能做到辅助治疗与控制。中医讲究"药食同源"，国家卫生主管部门也发布了最新版的"药食同源"名单，名单中的物质既是食物也是药物，不仅能控压，而且副作用小，对于很多服用降压西药的高血压患者来说，它们的药性不会起冲突。

这杯降压茶中最重要的一味药是菊花，菊花性寒，入肝经，能清肝热、平肝阳，常用来治疗肝阳上亢而致的头晕目眩，既能疏散肝经风热，又能清泄肝热以明目，是治疗高血压的重要中药材。现代药理研究发现，菊花的花和茎中含挥发油、腺嘌呤、胆碱、水苏碱等成分。经动物实验证实，在治疗心血管疾病方面，菊花的酚性部位可增加豚鼠离体心脏冠脉流量，提高其对减压缺氧的耐受能力。

黄菊味道稍苦，清热能力很强，一般用于散风热。用黄菊泡水喝，可以有效缓解和治疗因经常上火引发的口腔溃疡。因为黄菊味道比较苦，所以泡水时可以稍微放一两颗冰糖进去，不要太多，如果太甜就会失去菊花的药效了。相对于黄菊花而言，白菊花味道甘甜，清热的能力没有黄菊花强，但是平肝明目的功效更好，更适合肝阳上亢的高血压患者泡茶饮用。挑选时以选择朵大、密实的杭白菊为优。要注意，菊花虽有很多保健功效，但并非人人皆宜，因为菊花性微寒，适合阴虚阳亢或实热体质的人服用，而平时怕冷、手脚发凉、脾胃虚弱等虚寒体质者最好和菊花茶保持一定距离。

这道降压清火茶的配方是：菊花10克，天麻10克，决明子10～20克，山楂10克，冲泡后作为一天的量，可以分次喝。每天都喝那么几次，对于控制血压是有好处的。当然，患者情况各有不同，建议到医院具体地咨询过专家后再进行服用。

✚ 温 | 馨 | 提 | 示

别把打鼾当小事

什么样的高血压会吵得人无法安睡？什么样的高血压会把身边的人都"逼疯"？这种高血压就是缺氧型高血压，它也是最普遍的高血压类型之一。之所以说它非常吵，会让身边人烦躁不已，是因为这种高血压患者睡觉时常会伴有高声呼噜。

打呼噜在医学上被称为"睡眠呼吸暂停"，它会导致我们睡觉时吸入的氧气量减少，引起低氧血症。为了维持重要器官的血流灌注，人体就会加快心脏跳动，提高血管压力以提供更多的血液来补偿这些氧气损失，因此我们的血压就升高了。人每天要睡8个小时，如果在这8小时当中血压总处于高位，长此以往，人的身体就习惯了高血压的状态，从而使整个机体转变成高血压。

打呼噜还会刺激交感神经，使交感神经处于兴奋状态，心脏的交感神经兴奋会使心脏的收缩力增强，心率也会增快，心脏血液的输出量就会增多，导致的后果就是血压增高。打鼾的危害不仅是会加重高血压，还是会加速血管里面斑块的形成，导致血管硬化，引起冠心病。同时，大脑缺氧会引起记忆力下降，时间长了，还会引起脑萎缩等后果。

舌头肥大、偏厚、容易因受到牙齿边缘压迫而出现齿痕的人，以及脖子比正常人粗和短的人，是更容易在睡觉时打鼾的人群。因为这些特征都会引起气道狭窄，气流不畅，从而导致打鼾、缺氧，进而引发高血压等疾病。

打呼噜引起的高血压，最严重时还会导致睡眠中猝死的悲剧，因此这类患者对自己的睡眠环境要格外注意。第一，这类患者不应在睡觉前饮酒。酒精有扩张血管的作用，短时间内饮酒者的血压有下降趋势，但是一段时间以后，一定会造成血压的明显上升。另外，饮酒后很容易使全身肌肉特别放松，出现舌根后坠现象，这也容易堵塞气道，增加猝死风险。第二，枕头不宜过高。枕着过高的枕头很容易让呼吸不顺畅，导致上呼吸道分泌物增多或阻塞，使人体缺氧形成高血压。第三，注意寒冷的天气。一方面因为寒冷的天气容易引起血管收缩痉挛，使血流不畅；另一方面，寒冷让机体活动力减弱，脑、心肌、内脏血液灌流减少，供血供氧不足，容易突发心绞痛、心脑梗死等。

➕ 实│用│妙│方

▌耳穴降压

突然的血压升高令人措手不及，危及性命，学会一招补救的办法，能够救人于危机之中。实验观察发现，按摩耳后"降压沟"20分钟，降压的总有效率达到90%以上，并且对中医各症型的高血压患者都有效。临床观察发现，采用耳穴降压沟电脉冲刺激治疗高血压，能令收缩压平均下降18毫米汞柱，舒张压下降8毫

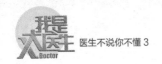

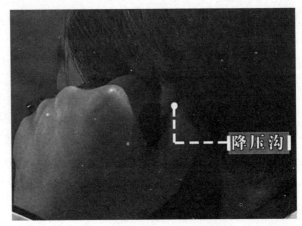

▲ 按摩耳后降压沟能够使高血压速降

米汞柱左右。

　　降压沟位于耳郭背面，取穴时把耳朵翻过去，由内上方斜向下方有一明显的点状凹陷，该凹陷即为降压沟。日常保健按摩时，用手指或指间关节压住沟的凹陷处，由上而下按摩，频率为每分钟90下左右，每次做3～5分钟，以局部红热、微微发胀为度，早晚各1次。

美味鸡肉竟是神奇降压食材

　　高血压患者要格外注意饮食，不能吃高胆固醇的食物，也不宜吃生冷、辛辣、刺激性强、油腻的食物，这对于热爱肉类美食的人来说真是难熬。鸡肉是厨房里的必备食材，含有丰富的蛋白质、钙、铁、铜、锌等营养成分，既适合在日常膳食中食用，更适合高血压患者食用。鸡肉的高蛋白、低脂肪特点可以让高血压患者在享用美味的同时，还能帮助降低血压，可谓功效神奇又物美价廉。

✚ 健│康│顾│问

▎吃肉也能降血压

　　悦悦隆重出场："Ladys and gentleman（女士们，先生们），欢迎来到美国一年一度的最佳饮食排行榜颁奖现场，我现在正在美国纽约为大家进行报道。"

　　王凯简直看不下去了："嘿，那边那位身在纽约的朋友，可以和我们这边在北京的朋友们打声招呼吗？"

　　悦悦："好吧，王医生是被派来拆我的台的。我的确没有在美国，不过这个奖确实是有的，我们接下来要说的一种肉就在这个奖上得到了全美22位医学营养专家的肯定，在35种饮食方式中脱颖而出，连续5年在年度最佳综合饮食方式推荐中出现！"

　　栾杰："是的，因为这种肉可以说是一种降压肉，刚才悦悦提到的饮食方式叫作DASH饮食，它除了是年度最佳的综合饮食方式，还是专门预防和控制高血压的饮食方式。"

　　悦悦："所以说，在专门控制和预防高血压的饮食方式中被推荐的肉，就可以说是对于预防和缓解高血压很有帮助的一种肉呢。"

　　但是王凯很疑惑："可是我知道，现在很多人为了防止血压升高，都在尽量地少吃肉或者不吃肉呀，怎么降血压还有推荐肉的呢？是什么肉呀？"

　　栾杰："这种肉就是鸡肉，而鸡肉中含有一种可降血压的、非常神奇的物质。"

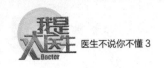
✚ 病│理│常│识

鸡肉的降压原理

说到降压，一种必不可少的有效物质就是精氨酸。精氨酸有扩张血管、促进血液循环的作用，它代谢产生的一氧化氮是使血液流通顺畅的重要因子，可以扩张血管、清理血管内壁附着物、修复血管被破坏的内皮、清理血液垃圾，使血液能更好地循环运行于各个器官，从而保护我们的心脏。

精氨酸是蛋白质在人体中代谢而成的产物，比起蔬菜等植物食材，肉类的蛋白质含量通常更高。肉类提供的动物蛋白比植物蛋白含更多人体所需的氨基酸种类，也就是说食用高蛋白质的肉类，可以帮助获取更多的精氨酸。

蛋白质存在于瘦肉中，猪里脊肉、瘦牛肉、鸡肉等都是高蛋白、低脂肪的肉类。相比于猪肉和牛肉，鸡肉还有一个无可比拟的优势，价格相对低廉。

✚ 专│家│讲│堂

"庖丁解鸡"，何处鸡肉最优质

张晔 解放军309医院营养科原主任

鸡肉中的有益蛋白质能够降低血压，而一只鸡身上有那么多部位，不同的部位蛋白质含量不同，稳定血压的效果也不一样。所以鸡肉也不是随便吃的，如果所吃部位不对，反而可能会摄入过多的脂肪和胆固醇。

蛋白质含量季军——鸡胗

鸡胗个头不大，作用却不小。对于鸡，它是一个重要的脏器，可以帮助鸡正常地吸收营养；而对于人类来说，它是非常美味的一种食物，有着清脆的口感，既好吃又可以补充营养，可谓一举两得。它就是鸡胗，蛋白质含量在鸡各个部位中排行第三。

简单来说，鸡胗就是鸡的胃，而人们还常常食用的另一种食材——"鸡内金"，则是鸡的胃黏膜，因为鸡的消化系统不是很发达，全靠鸡胗对食物的摩擦作用来帮助消化和吸收食物，所以鸡胗上面的肌肉很发达，吃起来口感爽脆，是一种高蛋白质、低脂肪的好食物。鸡肉的降压作用主要表现在它的高蛋白质和低脂肪上，而鸡胗可以说是鸡身上脂肪含量最少的部位，每100克鸡胗只含有2.8克脂肪，而蛋白质的含量则高达19.2克。鸡胗中钾元素的含量在鸡肉里也算是比较多的，钾元素正是高血压患者应该多补充的元素。另外鸡胗中铁、钙、锌等微量元素的含量也很丰富。

动物内脏的胆固醇含量相对都较高，因此食用鸡胗时一定要注意量。胆固醇每天的摄入量大概在300毫克左右，而100克鸡胗含有的胆固醇就有174毫克，所以做菜的时候注意不要放太多。为了多吃一些，我们还可以给鸡胗找一个对抗胆固醇、减少胆固醇吸收的好搭档，它就是植物甾醇。食用油以及许多坚果里面都富含植物甾醇，它被科学家们称为生命的钥匙。植物甾醇可以对抗胆固醇，但二者的"竞争"却不是一开始就有的，只有当人体每天摄入的胆固醇量高于400毫克时，植物甾醇才会展现出它阻碍胆固醇吸收的作用，可谓非常"智能"。

蛋白质含量亚军——鸡翅

鸡翅是很多人都非常爱吃的一种食物，而且用它来制作的菜肴通常都很简单，烤、炖、煎、炸等方式都可以，也很好吃。除了蛋白质含量比较高以外，鸡翅里面的一种氨基酸在鸡肉中的含量也是相对比较高的，这种氨基酸就是色氨酸。色氨酸对预防糙皮病、抑郁症以及改善睡眠等都有很重要的作用。当然不要在睡觉之前吃鸡翅，否则鸡肉里的蛋白质反而会影响睡眠。

人们习惯将鸡翅分为三部分，翅尖、翅中和翅根，而我们平时主要吃的地方就是翅中和翅根。很多人喜欢鸡翅细腻嫩滑的口感，因为鸡翅相对经常运动，从营养成分摄入的角度来说，鸡翅根蛋白质含量更丰富。鸡翅尖这个部位淋巴比较多，因此不建议过多食用。

蛋白质含量冠军——鸡胸

鸡胸肉在美国是备受人们欢迎的，它被认为是鸡身上营养价值最高的部分。但在我国却并不是很受重视，因为它的口感并不鲜嫩，样子也不诱人，有时候甚至有点油盐不进，但是这并不妨碍它的营养，它才是鸡身上高蛋白、低脂肪的最佳代表。美国波士顿大学的一项实验显示，每天摄入102克的蛋白质可以降低40%的高血压风险，而这个蛋白质含量几乎就相当于5块鸡胸肉的蛋白含量。鸡胸肉里的各种氨基酸含量也很丰富，比如精氨酸和色氨酸，而且鸡胸肉里面硒的含量也很高，这些对于降血压、预防疾病都有着非常好的作用。

鸡胸肉又分成鸡大胸和鸡小胸，从高蛋白、低脂肪的角度来说，鸡小胸还要

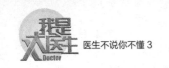

优于鸡大胸，也就是相当于猪肉中的里脊或者牛肉中的菲力牛排，可以说是最好的肉。所以，鸡小胸最适合减肥的人来食用，当然它也是非常优质的高蛋白、低脂肪降压食物。

除了上面提到的三个部位之外，鸡腿的蛋白质含量也不低，只不过脂肪含量相对高了一些，所以没有排进优质鸡肉前三甲中。但是无论从营养还是味道上来说，鸡腿也是不错的美味佳肴，很多人还喜欢用鸡腿肉来炒菜，这也是不错的选择。

种类那么多，鸡肉怎么选？

乌鸡、柴鸡、三黄鸡、童子鸡……市面上能够买到的鸡肉种类越来越多，那么它们之间的营养成分差别究竟大不大呢？经过对这些鸡肉进行蛋白质检测，发现尽管鸡肉种类名目繁多，但其蛋白质含量其实相差无几，价格最贵的鸡肉并不一定就含有最丰富的蛋白质。

从营养成分上来说，不同的鸡差别并不是很大，可以根据价格酌情选择鸡肉。不同种类的鸡因为饲养方式不同，在口感上可能会有一些差别，根据自己的喜好来选择就可以了。

✚ 温│馨│提│示

鸡肉吃错，血压未必降得下来

鸡看似全身都是宝，但是有的部分也并不那么健康。如果鸡肉吃得不对，不但不能帮助降血压，还有可能成为升高血压的帮凶。

鸡皮虽美味，可不能多吃

鸡皮是鸡肉的美味部分，尤其是像烧鸡这样的食物，要是没有鸡皮一起吃的话，味道就会大打折扣。鸡皮不是不可以吃，但是对于一些有相关疾病，尤其是想通过吃鸡肉来稳定血压的人来说，它可就具有一定的危险性了。其实鸡皮中的营养素并没有鸡肉中多，而且稍微加热一下鸡皮，就能析出很多油，这说明鸡皮中脂肪的含量比较高，并且胆固醇也不少。美国农业部食品营养数据库的资料显示，每100克生鸡腿皮含胆固醇105毫克，摄入过多胆固醇的危害不必多说，就连美国最佳饮食排行榜中推荐的鸡肉也专门注明了，是不带皮的鸡肉。

在煎炸和烤制的鸡肉食物里，鸡皮尤其显得十分美味，比如炸鸡翅或者烤鸡翅，如果不吃皮的话，味道就会显得不是那么好了。但是一定要注意的是，越是经过烤制或煎炸后，鸡皮中的胆固醇越会被氧化，形成胆固醇氧化产物，这对于心脑血管来说是一个非常可怕的凶手。对于健康的年轻人来说不用太担心，吃少量鸡皮问题不大，但是不建议患有高血压、高脂血症的人以及肥胖的人群吃鸡皮。

鸡爪解馋，降压却难

鸡爪、鸡腿、鸡脖等是深受人们喜爱的解馋零食，那么想要降压，每天啃鸡爪不是就可以了吗？但答案却并非想象中那样简单。

鸡爪中的蛋白质含量很高，甚至超过了鸡胸肉，但是它含有的蛋白质和可以帮助稳定血压的动物蛋白不一样。鸡爪中含有的更多是胶原蛋白，因此它降低血压的功效不大。它的胶原蛋白含量虽然相对较高，但是鸡爪原本就是一个不大的部位，其可食用部分更是只有60%，啃许多个鸡爪也补充不了多少胶原蛋白。所以鸡爪、鸡脖等也仅仅是吃来解馋的，降压功效和所谓的美容功效很小。需要注意的是，鸡脖上有很多淋巴结，淋巴虽然不会升高血压，但却是对人体健康不利的部位，最好是将其去掉再食用。

鸡汤大补，补的却不是蛋白质

鸡汤鲜美好喝，而且有营养，大病初愈或者刚生完孩子的人，都喜欢用鸡汤来补身体，因为认为鸡汤的营养价值甚高，可事实真是这样吗？

很多人熬完鸡汤后只喝汤，熬汤的鸡肉不会再食用，认为熬出来的营养都在汤里了，鸡肉已经成为了无用的"药渣"，然而真相却不是这样。某研究所做了这样一个实验，用一只600克的鸡，花费1个小时熬煮一锅鸡汤，然后分别对鸡汤和熬煮过的鸡肉进行蛋白质测试，结果令人相当吃惊：每100克鸡肉中的蛋白质含量是25.1克，但是每100克鸡汤中蛋白质含量仅有1.37克，相差近20倍。因此即使鸡汤再美味，它的蛋白质含量还是远远比不上鸡肉的。

这是因为鸡肉本身是固体，而鸡肉中的蛋白质要进到汤中，首先需要蛋白质是可溶的，还需要足够的时间和温度来进行溶解。即便是熬几个小时的鸡汤，也不足以使鸡肉中的蛋白质溶解到鸡汤中，大部分的蛋白质还是保留在鸡肉中的。更容易溶解到鸡汤中的反而是脂肪，这也是鸡汤闻起来香气四溢的原因。

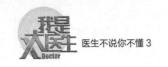

虽然鸡汤的蛋白质含量没有鸡肉高，还是很有用处的。研究表明，鸡汤能够帮助感冒的人士战胜疾病，它在缓解如鼻塞和喉咙疼痛等感冒症状、提高人体的免疫功能方面有着一定的作用。当然，这么重要的作用靠鸡汤还是不够的，鸡肉里含有人体所必需的多种氨基酸，喝汤后连鸡肉一起吃掉，能帮助增强机体对感冒病毒的抵抗能力。此外，鸡汤还有刺激胃酸分泌的作用，不建议胃酸过多的人食用。胃酸过低的人很适合用鸡汤来开胃，如果最近肚子总是胀气，不想吃饭，那就熬一点鸡汤，在饭前半个小时喝100毫升，有不错的开胃效果。

✚ 实｜用｜妙｜方

新鲜吃法，让你过足瘾

鸡脯腰果降压菜

前面提到，植物甾醇广泛存在于植物油及各类坚果中，与美味的鸡脯是烹饪好搭档，这里为大家介绍的一道菜品中用来搭配鸡脯的就是腰果。

材料

鸡脯，虾仁，腰果，花生，黄瓜丁，彩椒丁，花椒，盐，白糖，醋，酱油，料酒，干淀粉，水淀粉，葱花，姜丝，蒜片，干辣椒，食用油。

制作

1.鸡脯去掉老筋，十字花刀处理备用。

2.虾仁去掉虾线后一切为二，和鸡脯一起调入盐、料酒、少许干淀粉抓匀。

3.取空碗，依次放入盐、白糖、醋2勺、酱油1勺、料酒1勺，以及一层薄水淀粉调制的酱汁。

4.锅中油烧到六成热，下入腌好的鸡脯和虾仁并滑熟，捞出备用。

5.干辣椒煸成虎皮色，放入花椒、葱花、姜丝、蒜片、黄瓜丁和彩椒丁，炒出香味后放入鸡脯和虾仁，再倒入调好的酱汁，出锅前加入花生和腰果即可。

美味降压鸡肉片

很多人不知道怎样才能把鸡胸肉做得不柴而又入味，这道鸡胸肉菜肴的做法是快炒出锅不放油，既保护了鸡肉里丰富的蛋白质，同时也保护了胡萝卜中的维生素等营养物质，而且做出的鸡胸肉鲜香美味，完全不柴。"横切牛羊竖切猪，斜切鸡"，切鸡肉时要斜切。

材料

鸡大胸肉，胡萝卜，青笋，银耳，盐，料酒，蛋清，鸡汤，白糖，干淀粉，水淀粉。

制作

1.鸡大胸肉斜切成薄片，加入盐、少许料酒、少许清水并抓匀，再打入一个蛋清，加少许干淀粉上浆，放入冰箱腌渍20分钟。

2.胡萝卜、青笋切丁，与银耳一起入水焯熟，再下入浆好的鸡肉片，小火汆烫熟后捞出。

3.锅中放入鸡汤或者清水，调入盐和白糖少许，将鸡肉片等食材重新入锅，淋上水淀粉，稍微收汁即可出锅。

鸡翅金针菇降压卷

研究发现，金针菇和鸡肉搭配在一起，除了能更好地发挥其营养价值以外，还可以增加鸡肉的口感及鲜味，绝对是既满足了营养，又满足了味蕾。金针菇中含有丰富的鸟苷酸盐，鸡肉中则含有丰富的肌苷酸盐，在烹饪的过程中它们都会释放出游离的谷氨酸钠，也就是味精，三者协同作用，产生的鲜味要远大于各自单独烹饪时产生的"鲜味"之和。金针菇含有丰富的精氨酸，对降低血压有很好的效果。此外，金针菇含有一种叫作菌固醇的固醇类物质，进入体内以后，人体会优先吸收它而忽略胆固醇，所以金针菇能起到降低胆固醇吸收的作用，可谓一吃多得。

材料

鸡翅，金针菇，蒜片，食用油，黑胡椒酱，蒜片，桂花酱。

制作

1.将鸡翅去骨，洗净备用。

2.取适量金针菇塞到去骨的鸡翅中，制成鸡翅卷。

3.锅中放少许食用油，小火下入鸡翅卷，不断翻面煎熟，然后倒出锅中油脂，鸡翅卷留在锅中。

4.在鸡翅卷上淋黑胡椒酱，再加入适量清水和蒜片，小火收汁，起锅前再淋上适量桂花酱即可。

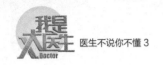

巧做低脂鸡汤

前面提到过，鸡汤鲜香美味，但却因为鸡肉中的脂肪都融入了汤中，喝多了不利于血管的保护和身材的保持，在此分享给大家一个巧做低脂肪鸡汤的妙招。

制作

1.整鸡去掉鸡头、鸡脖、鸡爪趾甲、鸡屁股；

2.将整鸡贴着脊背对半剖开，去除内脏、鸡油，用清水反复冲洗干净；

3.高压锅凉水下锅煲煮鸡汤，放入姜片3片，也可按照个人口味放入桂圆和大枣，煲煮15分钟后开盖，再转小火煲煮5分钟；

4.鸡汤炖煮好后，将整张的紫菜平铺在汤上面吸附汤中的多余油脂，之后迅速取出即可。

切记熬煮鸡汤不是炖肉，不可放葱，否则会破坏鸡汤的口感和味道。

05
CHAPTER

女性，
关心自己关爱家

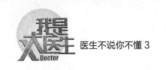

容易盯上女性的颈椎病

颈椎病，就是颈椎椎间盘组织退行性改变及病理改变，累及到神经根、脊髓、椎动脉、交感神经等周围组织结构，从而出现相应临床表现的一种疾病。很多人不知道的是，因为特殊的生理构造，女性竟然比男性更易受这种疾病的"青睐"。严重的颈椎病可能会导致瘫痪，甚至死亡，那么女性因何更易招致此病患？又如何在平时的生活中尽量规避可能到来的伤害，扭转自己的先天"劣势"呢？

✚ 健│康│顾│问

这样的瘫痪更容易盯上女性

演播室里，悦悦坐着轮椅出现在大家眼前……

王凯连忙走过去帮忙推轮椅："悦悦，你也太拼了，都这样了还来录像！"

李建平："对呀悦悦，你怎么坐在轮椅上了？是不是把腿摔坏了呀？"

悦悦从轮椅上站起来："谢谢大家关心，其实，这个轮椅并不是为我准备的，而是和今天的主题相关。有一类女性，她如果对一种疾病不上心，很有可能就会在未来的几年里坐在轮椅上！"

李建平："我知道，你说的这种病往往更容易盯上女性，而且还会导致终身瘫痪。其实不光是女性，我们所有人的这个位置都特别脆弱，前一秒钟还特别健康的人，一旦意外发生，就可能会因此而高位截瘫，甚至失去生命！"

悦悦："还会让人失去生命？"

李建平："没错，有这样一个真实的病例，曾经有一位年轻的女演员，在汽车行驶的过程当中睡着了，不料汽车意外追尾，但也并不是特别严重的交通事故。车上所有醒着的人都安然无事，唯独那位睡着的女演员，因为巨大的撞击力而导致四肢瘫痪，最后不治身亡。那么，在发生车祸的一瞬间，她的身体到底发生了什么呢？"

✚ 病｜理｜常｜识

颈椎病更喜欢找女性的麻烦

首先，上文提到的那位女演员在事发时是坐着睡觉的，这让她无法有效地在事故发生时保持身体的平衡；另外，她的全身上下也没有安全带等任何的安全措施保护，这才令她的骨骼受到了巨大损伤。当车祸发生的一瞬间，她全身的骨骼发生了强力碰撞，第二、三颈椎椎体骨折脱位，脱位的椎体碎片划伤了位于颈椎内的脊髓，这样的划伤就好比坚硬的钉子划过柔弱的豆腐，就在这一瞬间，女演员的颈脊髓因此受到了严重损伤，导致四肢瘫痪。

从医学角度来讲，第4节颈椎以上的脊髓属于高位脊髓，一旦这几节颈椎受到损伤，就会导致四肢瘫痪。除此之外，还会伴有呼吸肌的瘫痪，这是一种非常凶险的损伤，最终患者会因为呼吸系统的衰竭而死亡。在一次车祸甚至紧急刹车的过程中，突然的重力作用还有可能会导致颈椎脱位，一旦颈椎脱位，就会压迫到颈部脊髓，导致颈脊髓损伤，最终令患者瘫痪。所以，颈部之处的骨骼非常重要。

特殊的重创和外力让我们的骨骼毫无招架之力，而日常生活中一些不为人注意的错误习惯若是引发了颈椎病，也有可能会导致瘫痪，并且女性颈椎病的发病率远高于男性，这是因为女性有一个特殊的生理构造——乳房。女性每只乳房的重量在100克到500克，通俗一些来说，就是女性天然要比男性多背负1千克右的重物，这会导致女性肩膀肌肉群紧张。这也就是很多女性觉得一天没做什么，但仍然感觉到腰酸背痛的原因。

✚ 专｜家｜讲｜堂

什么样的女性易得颈椎病

邹海波　中日友好医院脊柱外科副主任医师

有没有颈椎病，双手告诉你

现代生活方式中，一些不良的生活习惯恐怕避免不了。那么，怎样才能判断自己是否已经出现颈椎病的症状呢？你的双手就能告诉你。

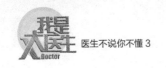

1. 扣扣子游戏

颈椎病会影响手部的灵活性。在家中，我们可以拿出一件衬衣来检测一下手部灵活性，看自己能不能在30秒之内把扣子全部扣上。30秒的时间对于正常人来说还是很充裕的，如果您的手出现了不灵活的情况，不能在这个时间内扣好扣子，那么就预示着颈椎出现了问题。

2. 握力测试

手的握力也可以间接反映颈椎的健康程度。需要注意的是，如果是左利手，那么测试时的优势手就是左手；如果是右手经常干活，那测试优势手就是右手。但双手握力测试的差距不会太大，一般误差为1~2千克，如果大大超过这个范围，则可能就是某些疾病所致。一般来说，40岁左右的男性握力在43.5~49.5千克为合格，女性的握力在27~31千克之间为合格。

手部需要完成人的很多基本动作，比如抬、拉、扯、拧、抓等，它们都需要握力，也都和颈椎有关。如果握力好，完成这些动作就会比较容易。美国的一份研究从一个侧面证实了这个观点：握力大的人身体更强壮，握力大的人骨密度更高。所以，如果握力突然变差了，以前能提起5千克的重物，而现在只能提起1~2千克，这说明手部的力量出现问题了，这个问题的元凶很有可能就是颈椎病。

握力正常的人的颈椎是有生理曲度的，它微微往后；但是握力不正常的人的颈椎是直的。这是因为，握力不正常的人通常处在一种不良的生活习惯中，除了脊柱损伤、脊柱钙化等特殊情况，长时间低头、不正确的坐姿，或是劳累、颈椎缺少活动等，都会导致颈部肌肉的僵硬，进而形成颈椎退变，令颈椎的生理曲度变直。所以无论是长期的低头族，还是长期在厨房里忙碌的家庭主妇，不良的姿势是她们出现颈部正常生理曲度改变的根本原因。

"低头族"，你是吗？

现代社会的一种不良生活方式会使颈椎曲度发生改变，令颈椎病的发病率大大增加，这个不良习惯就是——低头。在如今的中国乃至全世界，"全民低头族"可以说是毫不夸张。地铁、办公室、聚会……无论在任何场合、任何时间，几乎所有的人都在低头。而医学发现，如果一个人每天累计低头超过2小时，那么今后得颈椎病的概率将是100%！对很多女性而言，坐地铁时要低头看手机，上班时在电脑前要低头工作，用餐时要低头吃饭，在家时也要低头带宝宝，粗略统计，女性一天中的低头时间已经超过了限制时间的两倍。

普通人的头部重达4.5～5.5千克。但是当我们低头的时候，颈部所承受的重量却远远不止这个数字。研究显示，当人的头部向前倾斜15°的时候，颈部受到的力量相当于12千克的重量，而头越低，颈部承受的力量也就越大。低头30°，颈部相当于受力18千克；低头45°，相当于22千克；而平时玩手机等低头动作差不多要低头60°，这个角度则相当于给颈椎增压27千克。因此想要预防颈椎病，年轻时一定要改掉长时间低头的坏习惯。

常常低头的人只要多加注意，距离严重颈椎病和瘫痪还是很遥远的。一个随时随地都可以做的动作就能保护颈部，它能够加强颈部肌肉的力量，对颈椎不适能起到很好的缓解作用。此动作的做法如下：双手十指交叉放在头顶部，之后手的力量向前、颈部的力量向后，就像双手要向前推自己的头，而头要抵抗这个动作，使两股力量形成对抗。每天练3～5次，每次持续5秒，之后时间可逐渐延长至15秒。每天练习这个动作可以强化颈部肌肉力量，避免颈椎进一步退变。

不当按摩按出颈椎病

除了"低头"这个不良姿势，还有一项我们自以为很健康的习惯也容易对颈椎造成伤害，而这种伤害甚至要更为严重。55岁的语文老师王女士刚刚退休，退休之后的她特别热衷养生，喜欢自己研究中医保养之道。不久前，她摸到自己的肩膀处有个"硬结"，便去小区内的按摩院，请按摩师给她按揉肩颈部位。刚按摩完时觉得挺舒服，但是回家之后却觉得很疼，并且"硬结"也并没有消失。王女士只得来到医院，拍片子的结果却显示她的颈椎局部已经发炎，最后被诊断为颈椎病，这就是按摩不当刺激到神经根所致的。

其实所谓"硬结"，就是肌肉纤维化的一个改变，它根本不是用按摩就能按开的。更可怕的是，错误的按摩方法只会加重人体颈椎周围的局部炎症反应。因为按摩本身就是一种刺激，特别是手法不正确的按摩，更会刺激到神经根，从而加重颈椎病。

日常颈椎感到不舒服时可以用"三部曲"法处理：第一步，局部制动。就是用颈托等工具固定住颈椎不让它受到伤害。第二步，热敷。比如可以在洗澡的时候用热水去刺激肩颈部。第三步，使用药物。我们可以用一些药物来缓解肩颈疼痛，比如中成药、外用药，但是必须要在医生的指导下用药。

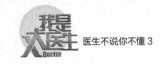
另外，颈部着凉也会形成"硬结"。冷刺激会使局部的肌肉紧张、僵硬，导致局部出现无菌炎症，从而更容易让肌肉劳损，形成纤维化或钙化，成为所谓的硬结。所以说寒冷是颈椎病一个很大的诱因，而很多女性为了追求美，冬天也愿意露着脖子，夏天则更是用空调吹着脖子降温，而这些行为其实都是对颈椎非常不好的。人的颈椎一共有7节，最容易发生颈椎病的是第4、5、6节，也就是脖子的中间部位，因此建议每到寒冷时节，女性可以准备一条漂亮的披肩为自己的颈椎保暖，让美丽和健康可以兼得。

运动不对，瘫痪不远！

65岁的林女士非常热爱运动，退休之后的林女士每天都闲不住，只要天气好就会坐公交车去爬香山，晚上也爱去跳广场舞，周末还喜欢和朋友们打打羽毛球，是一位自认为身体特别健康的女性。但是有一天，林女士竟然发现自己走路时出现了一些问题，轻飘飘、软绵绵的，像走在棉花上一样。原来，她已经得了一种最危险的颈椎病——"脊髓型颈椎病"，此病是很容易导致瘫痪的。这正是不当的运动使她的颈椎脊髓受到压迫所致的。

羽毛球恰恰不是一种适合颈椎病患者的运动。因为大部分人都是业余选手，只在周末休闲放松时打羽毛球，之前也不会做很专业的准备运动。这种情况下，接球时猛地一抬头，反而容易伤害颈椎。首先，猛地抬头会令颈椎间隙变窄，使第4、5、6节颈椎受力后挤压到一起，另外这个动作也容易加重颈椎小关节错位。如果是已经患了容易导致瘫痪的脊髓型颈椎病的人，打羽毛球会更加危险。最适合颈椎病患者的运动是游泳，大家不妨用这项运动来缓解自己的颈椎病。

颈椎病患者不仅有些运动不能做，就是坐公交车也得特别小心。公交车刹车时，乘客的身体往往会先往前倒，然后再往后倒，经历一个被"甩出去"的动作。这个动作对于颈椎病患者，特别是对于脊髓型颈椎病患者来说非常危险。这个动作在骨科上叫作"甩鞭创伤"，它和前面提到追尾导致的伤害类似，一个看似不严重的急刹车就会造成这种甩鞭创伤，甚至导致瘫痪。因此，建议颈椎病患者最好了解清楚自己的颈椎病是哪一型，如果正巧是脊髓型颈椎病，运动与出行时更要格外小心。

✚ 温｜馨｜提｜示

颈椎病，夜间也要防

预防颈椎病，除了白天不做低头族，就连夜间也不能放松警惕。夜间我们唯一要做的事就是睡眠了，所以颈椎不好的人，要警惕是否是夜里这唯一一件大事出了问题。

姿势不对也能睡出颈椎病

每个人都有自己觉得最舒服的睡眠姿势，而且据说不同的睡姿还反映出不同的性格。比如侧卧蜷缩着睡，叫作婴儿型睡姿，40%的女性都会是这个睡姿，这种睡姿的人外表强悍，但是内心敏感，初识陌生人时可能会害羞，但很快就会恢复自在。还有的人喜欢趴着睡，据说这种睡姿的人，多半喜欢热闹，胆子大，顾忌少，但是内心却可能有些神经质，脸皮很薄，不喜欢被人批评，也不喜欢极端的处境。习惯大字形睡姿的人通常是很好的朋友，因为他们时刻准备着听取别人的想法，并且在需要的时候经常帮助别人，而自身不喜欢成为大家注目的焦点。

有趣的睡姿可以看出一个人的性格，同时，它也能够告诉我们颈椎是不是得到了很好的保护。通常情况下，睡姿可以分为三种：侧睡、仰睡，还有趴着睡。首先要说，趴着睡确实不是一个很好的姿势，它容易造成腰椎疾病，因为这样的睡姿会使腰椎更向前凸，并将背部肌肉往前拉扯。而针对颈椎来说，侧睡也并不理想，最有利的姿势应该是仰睡。

有这样一个真实的患者实验，对118位有颈椎病的患者进行调查，结果发现他们都有一个共同的特点，就是长期侧睡，很少仰睡。后来，医生给患者开了睡觉的处方，希望他们能够调整睡姿，从侧睡调整到仰睡。这些患者在中午的时候仰睡1小时，晚上仰睡2小时。神奇的是，仅仅3天之后，一部分40岁左右患者的颈椎疼痛就消失了；3～6个月之后，118位患者里有48例患者临床症状完全消失，X光片及CT显示颈椎曲度恢复正常。所以仰睡是非常有效的一种睡姿，因为仰睡时颈椎是后仰的，这样对恢复颈椎的曲度是有效的。

睡姿不好改变，入睡后也不容易控制自己的睡姿，因此日常可以借助一些工具来达到改变睡姿的效果。比如可以在睡觉的时候，于身体两侧分别放上一个枕头，作为防止侧睡的障碍物。如果能够做到中午仰睡1小时、晚上仰睡2小时，其实就非常有效了。

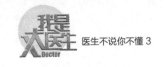

枕头也不能随便

不枕枕头睡觉，或者枕头过低是不好的，因为这样的情况会导致头颈过度后仰，颈椎前凸曲度加大，使椎体前方的肌肉和韧带过度紧张，时间长了会出现疲劳，甚至引起慢性损伤。枕头过高也不好，它会使头颈过度前屈，这时颈椎后方的肌群与韧带容易劳损，同时也会使椎管脊髓前移，对脊髓造成压迫。枕着不合高度的枕头睡觉，久而久之会加速颈椎的退行性病变，使颈椎间盘内压明显升高，还可能出现骨质增生改变；同时会使颈椎生理弯曲变浅、平直或反屈，破坏颈椎的自然生理形态和平衡，导致颈椎病的发生。研究发现，最适合颈椎病患者的枕头高度是15厘米。这个数据非常真实精准，这样的枕头可有效减轻中老年颈椎病患者的临床症状。因此大家在购买枕头的时候不妨带着尺子量一量，以便买到最适合自己的枕头。

➕ 实｜用｜妙｜方

走直线，自测最危险的颈椎病

前面提到，最危险的颈椎病类型是脊髓型颈椎病。颈椎病其实就是颈椎椎间盘组织发生退行性改变及病理改变，累及到神经根、脊髓、椎动脉、交感神经等周围组织结构，从而出现相应临床表现的一种疾病。脊髓型颈椎病之所以最危险，是因为这类患者的颈椎椎管椎间盘老化会压迫到脊髓，脊髓向上延伸连接的是大脑，一旦颈椎椎间盘突出、韧带增生肥厚等病变令脊髓受压，那就会产生瘫痪的危险。这种压迫会令人在走路时感觉脚底很软，轻飘飘的，走不了直线。我们不妨以这种方式判断一下自己的颈椎病是否是脊髓型颈椎病。

在家中地板上画一条直线，或用皮尺等摆出一条直线，然后戴上眼罩，凭自己的感觉尽量沿着这条直线去走。摘下眼罩后，如果发现自己偏离直线已经很远，有可能患的就是这类严重的脊髓型颈椎病，一定要尽快去医院确诊查明。

HPV病毒的"毒"怎么戒

全世界范围内，90%的宫颈癌是由HPV病毒引发的，所以称HPV病毒为这种癌的罪魁祸首是毫不夸张的。由于感染发病的部位隐私，传播的方式特殊，HPV病毒感染通常会让人讳莫如深，难以启齿。HPV感染并不是一种隐私的疾病，日常生活中很多被忽视的生活细节都可能令这种凶险的病毒进到女性的体内。通过有效的治疗手段，戒"毒"也不是难事。因此，只要积极面对、勇敢解决，每一位女性都能拥有美好的生活。

➕ 健|康|顾|问

▌腰疼竟潜藏宫颈凶险

栾杰："有这样一位五十多岁的女性，在她身上出现了一个症状，这个症状十分常见，恐怕几乎现场的和电视机前的每一位女性朋友都出现过。"

小溪很诧异："每个人都出现过？是什么症状呀？"

栾杰："那就是腰疼。这位患者的腰部出现了问题。"

小溪："她的腰部出现了问题？那确实是每个人都有，谁都腰疼过。"

栾杰："但是悦悦，她这可不是一般的腰疼。你们一般的腰疼都会疼多久？想必也就有些不舒服之类的，也不会疼太久吧？但这个患者的腰疼时间却大大超出你们的想象。"

李建平："没错，因为她是务农人员，加之当时已经五十多岁，于是这位患者的腰疼被认为是劳作导致的正常现象，于是就长期忽视了这个症状。可是十余年后，她在一次晨起时感觉症状越发明显，躺下休息时得不到彻底放松，已经不能正常做家务了，洗衣服或站立十几分钟就会腰痛，躺下休息时腰更痛。是的，她腰疼持续了15年，在这15年间每天都在饱受腰部疼痛的折磨！"

小溪："那这不用问啊，腰疼肯定是骨头的问题，女性特别容易骨质疏松，再加上腰椎间盘突出之类的，对吗？"

李建平："实际上，这位受害女性对腰椎进行了多次的核磁和CT检查，都非常正常，没有任何骨骼的异常。"

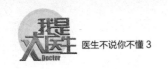
张争非常疑惑："啊，没有骨骼问题，但这种疼痛却持续了十多年一直不好？那究竟是什么地方出现了问题？"

专家刘彦春做出了回答："她的腰部骨骼确实是没有问题的，但在腰前部的一个脏器却出现了问题，它就是宫颈。她的宫颈已经被病毒严重感染了，并且形成了一个2～3级的宫颈柱状上皮病变……"

➕ 病│理│常│识

HPV病毒感染才是根本原因

上文的女患者感染了一种病毒，这种病毒是医学上少有的、已经明确可以致癌的病毒之一，它只会在人类身上引起反应，可以说是专门针对人类的杀手。这就是人乳头瘤病毒，简称HPV病毒。

在所有的癌症中，宫颈癌比较特殊，它与HPV病毒有明确的关系。HPV病毒中有40种左右可以感染人体生殖器部位，部分种类具有引发宫颈癌的高风险。大多数情况下，生殖器感染了HPV病毒后都可以自愈，所以并没有什么危险；但是如果感染某些HPV病毒并转成慢性，就有可能引发宫颈细胞的病变，导致癌症。当HPV病毒进入体内，附着在宫颈表皮上，如果宫颈表皮因为某些炎症而出现一些破裂，这些病毒就会通过裂隙进入皮下组织。HPV病毒占据宫颈表皮皮下细胞，在其中生长发育，甚至感染周围正常的细胞，令细胞发生恶变，一旦恶变细胞持续增长，轻则会出现宫颈增生，再往后发展就将成为无法挽回的癌症。

上文的女患者常年被HPV病毒感染，已经导致了宫颈病变，而这也正是她出现腰疼的根本原因。作为女性，生殖系统的神经反射区就在腰部，如果生殖系统出现病变，一般都会反映为腰疼。所以很多女性经常会将这种症状和腰椎间盘疾病混淆，以为自己是岁数大了或者劳累过度导致的腰椎间盘突出。而这个病例正是如此，才会痛苦地承受了十多年不明不白的腰疼。

实际上，生殖系统疾病引起的腰疼与骨科疾病引起的腰疼是有很大区别的。一般来说，生殖系统疾病引发的腰疼，疼痛位置通常出现在腰腹中下部，更靠近骨盆以及"腰眼"的部位。另外，很多人腰疼时都喜欢躺下休息，如果是骨科疾病引发的腰疼，躺下会缓解椎间盘压迫，感觉到舒服；但是被HPV病毒感染造成的腰疼在躺下时反而会更难受，因为平躺姿势会加重盆腔部位血液的淤滞程度，因充血而更加疼痛，所以很多宫颈有病变的女性，每天早上起床都是腰痛最强烈的时候。

HPV病毒感染还有两点特征。第一是"瘊子"，也就是医学上所说的扁平疣，这其实就是由HPV病毒感染造成的，如果身上出现大面积的"瘊子"，说明皮肤不能抵御病毒的侵害，那么生殖器官等部位自然也已经受到感染。第二是阴部瘙痒。有这样一位患者，她已经忍受了长达7年的瘙痒，需要每半小时清洗外阴才能缓解症状，受疾病影响，多年来她未上过一天班，未睡过一个完整、正常的觉，严重影响工作和生活。由于做常规妇科全项检测均查不到原因，她甚至被认定为精神异常。HPV病毒感染造成的瘙痒往往是局部性的，不会形成整个阴部的瘙痒，因此可以注意与其他妇科疾病区分，如果阴部只有某一个局部之处痒个不停，那就要警惕是否是病毒感染造成的。

✚ 专 | 家 | 讲 | 堂

留意生活细节，警惕病毒缠身

刘彦春 首都医科大学附属北京地坛医院皮肤感染与性病科主任医师

在人们的传统观念中，与生殖系统相关的疾病由于发病部位隐私，传播方式特殊，一旦发病，通常会让人讳莫如深，难以启齿。但是HPV感染并不是一种隐私的疾病，万不可因为羞耻而耽误了病情。一位26岁的已婚女性，生活规律，夫妻和睦，却在单位体检时查出HPV感染，她想不明白自己为什么会被感染，认为自己难以和爱人与家人解释清楚，幻想会遭受他们的指责、承受别人的误解，最后竟然割腕自杀，幸亏被家人及时发现才得以获救。的确，男女两性的外生殖器是HPV病毒最易感染的部位，而性传播也是HPV病毒主要的传播方式，但是它绝不是唯一的传播方式，上面提到的这位女性就不是通过这种方式被感染的。临床上还有年仅4岁的女童被感染HPV病毒的案例，这些其实都与日常不良的生活方式有关。

危险因素第一名——另一半

有这样一个案例，一位男性，他并没有因HPV病毒而引起的疾病，但他的第

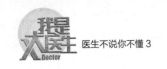
一位妻子死于HPV病毒感染引起的宫颈癌，而如今的第二任妻子也被发现时已处在HPV病毒高危感染的状态。这两任妻子的HPV病毒感染实际上都源自这位丈夫。生活中有很多机会可以接触到HPV病毒，而这种病毒最危险的传播途径仍然是性传播，所以对于女性的健康，男人负有同样重要的责任。

如果已经出现了宫颈上的HPV病毒感染，一般的治疗手段就是破坏，将感染的柱状上皮破坏掉，然后依靠人体功能自行生长恢复，恢复后再进行破坏。经过两三次的反复治疗后，基本就可以将HPV病毒根除掉。

危险因素第二名——内裤

很多家庭在洗涤衣物时习惯内外衣物混洗、男女内衣混洗，但其实这种做法是非常不可取的，因为我们的内裤实在是太脏了。

内裤究竟有多脏？将内裤与马桶水分别做细菌采样，然后放在细菌培养皿中培养，结果证实，内裤中的细菌数量竟然比马桶水中的还要多出很多。最重要的是，由于女性的阴道口和肛门靠得很近，很容易就会使这一区域污垢中的病菌进入阴道，引起生殖系统的感染。研究证明，80%的妇科疾病与内裤的穿着习惯有关，如果能够做到正确地穿内裤和保持内裤卫生，也就能使更少的病毒进入内部生殖系统，从而保护宫颈健康。

日常清洗内裤，能否做好以下四步决定了你的内裤是否能被清洗干净。

1.选择洗涤用具

洗衣机里面湿润潮湿的环境特别容易滋生细菌，即使内衣裤分开洗也免不了交叉感染。最好还是建议用流水手洗内裤，首先可以洗得比较仔细，达到良好的清洗效果，其次也避免了内裤被其他衣物的细菌二次污染。

2.选择洗涤用水

有些人洗内裤时喜欢用热水直接烫，认为这种方式杀菌效果比较好，但其实，这是不对的！因为女性分泌物一般为子宫及阴道脱落的上皮组织、生理盐水、乳酸杆菌和蛋白质，如果用太热的水清洗，会导致分泌物凝固，粘黏在布料上，此时若有HPV病毒附着在这上面，就会因清洗不掉而导致感染。凉水清洗当然也不行，因为凉水没有什么杀菌作用。实际上内裤清洗要分两步，第一，用凉水把内裤先进行一次清洗；第二次时，再使用60℃以上的热水进行浸泡，这样才能进行充分的清洗。

3.选择洗涤用品

在内裤清洗上，洗衣粉和肥皂的除菌效果都是不错的，因为这两种洗涤用品都是碱性的，细菌的细胞壁主要成分是蛋白质，而蛋白质在强碱下会因变性而死亡。对于病毒来说，建议用消毒液进行浸泡，但要注意浸泡后的内裤要清洗干净，以减少对皮肤的刺激。

4.选择晾晒位置

晾衣服时，有一个重要的东西不可或缺，那就是紫外线。紫外线具有极好的杀菌、杀灭病毒的能力。很多人洗完内衣后喜欢顺手晾在卫生间，也有的女孩子觉得晾在外面不好意思，但是卫生间的环境本身就非常潮湿，十分有利于细菌和病毒的滋生，并不适合晾晒衣物。

在内裤材质的选择上也要特别注意，不是所有材质的内裤都对健康有利。先看蕾丝内裤，蕾丝不等于透气，因为蕾丝的材质一般都是尼龙，它并不具备很好的吸水性，容易导致内裤潮湿，继而导致外阴部分的潮湿，给细菌滋生创造了条件。因此，不建议长时间穿蕾丝内裤，特别是在出汗多的夏天更加应该注意。化纤内裤更加存在透气性差的问题，同样不建议选择。从形态上说，丁字裤的问题更大，由于丁字裤是T型，而女性的外阴大多是娇嫩柔软的黏膜，穿丁字裤的女性在走动的时候很容易与尿道口、大小阴唇、阴道口、肛门等多处的皮肤发生摩擦，引起局部皮肤充血、红肿，甚至破损，为HPV病毒的滋生创造条件。因此在形态和材质的选择上，还是纯棉的三角内裤最好。

在颜色上，建议选择白色或者浅色的内裤。掉色是其中一个原因，染料可能会造成阴部过敏、发炎。而另一个原因是，我们的内裤实际上也是宫颈健康的晴雨表，子宫、宫颈的求救信息都是通过内裤来传达的。如果患有慢性宫颈炎，白带会变得浑浊，甚至带红、黄色，这些都是疾病的信号。如果能在早期发现这些现象，并且及早治疗，就能得到较好的疗效。如果穿深色的或图案太花的内裤，病变的白带就不能及时被发现，很有可能会拖延病情。

在尺寸选择上，购买时要注意比实际腰围大3~5厘米，这样的尺寸才是最合适的。而且，在家量自己腰围的时候，一定要以饱腹时的测量尺寸为准，这样才能保证购买的内裤是大小适合的。建议大家每半年全面更新一次内裤，这既保证了穿着的舒适，也杜绝了因长期残留的细菌而致的感染。

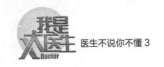

危险因素第三名——浴球

家里洗澡时使用的浴球，很多家庭成员都习惯共用一个，所以在使用时就有可能把HPV病毒传播到家庭成员的身体上。浴球用来洗澡，每天都要接触浴液，还要用水冲洗，看似很卫生，但它其实并没有那么干净。浴球因为褶皱多而非常难清洗，冲洗很多遍其实也是冲不干净的。所以建议尽量减少浴球的使用，就算要用，每个月也一定要更换一次。

危险因素第四名——洗浴盆

很多不习惯或不方便淋浴的人还保持着用脸盆清洗阴部的生活方式，殊不知，洗浴盆就是病毒滋生的一大危险区域。人们都觉得洗浴盆很容易清洗干净，尤其是都是用热水来洗，足够可以杀菌了，其实HPV病毒却没有我们想的那么脆弱。一般的细菌在40℃就可以被杀灭，但病毒至少需要65℃以上的温度并持续10分钟才可以被杀死，而一般家里清洗洗浴盆时用的是卫生间的热水，这个温度是远远不够杀死病毒的。

除了温度，洗浴盆的材质也有隐患。常用作洗浴盆的材质有三种：塑料、搪瓷、不锈钢，这三种材质在抗菌性上却有着很大的差别。实验证明，不锈钢盆和塑料盆滋生细菌的速度比较快，选用这两种材质的盆比较容易感染细菌或病毒，因此应该尽量选用搪瓷盆。除此之外，塑料日用品也会因微生物与细菌的侵蚀，使表面出现斑点，如果已经出现了这样的情况，千万不要再用了。HPV病毒在温暖潮湿的环境中特别容易生存和繁殖，所以洗浴盆在每次使用之前都一定要认真地清洗，减少病毒的感染概率。

危险因素第五名——卫生纸

女性的阴部本就是一个敏感又脆弱的部位，私处可能因为使用卫生纸而沾染HPV病毒，这原本为了清洁与健康的习惯反而为阴道炎症埋下了"祸根"。为了方便携带和随时使用，一些女性习惯将卫生纸抽出，放在兜里，既方便又省事，但是这并不安全。卫生纸放在包里，容易和现金、钥匙等物品"耳鬓厮磨"，这些物品所携带的细菌是我们无法估计的，混在一起后，卫生纸也容易因此沾上细菌。放在兜里的卫生纸还容易吸收人体的汗液，对细菌更有吸引力。这些不洁净的卫生纸一旦接触私处，细菌就会"蜂拥而至"，在阴道内肆意滋生，非常危险。为了保持卫生纸的清洁，我们可以用一个小包将卫生纸单独包装，但也要注意，包卫生纸的包装也要时常清洗。

卫生纸、纸巾的材质选择同样重要。如厕用纸尽量选用卫生纸，不要选用面巾纸，餐馆提供的散装面巾纸更是大忌。湿纸巾确实更有助于去掉污垢，适合擦拭肛门，但不建议擦外阴部。现在的湿纸巾很多都添加了药物或杀菌等化学成分，一来有可能会破坏阴道自然生态，二来湿纸巾擦拭后，依然会存在尿道附近潮湿的问题，让HPV病毒有可乘之机。擦拭时也要注意方向，由于尿道、阴道、肛门对细菌的防御力依次递增，而清洁度依次递减，因此在擦拭会阴部时，应当从前往后擦。

✚ 温|馨|提|示

要命的菌群失调

女性的阴道是一个复杂的微生态体系，由阴道的解剖结构、微生态菌群、局部免疫及机体的内分泌调节功能共同组成。健康女性的阴道中寄生着50多种微生物，其中一个很重要的卫士就是乳酸杆菌，它令阴道长期保持弱酸性的环境，以此保证阴道的自我清洁功能。但是有些情况下，阴道中的乳酸杆菌会被杀死，也就是这个变化让HPV病毒有机可乘的。

菌群失调的特征

1.长不完的青春痘

有些女性的年纪早就过了青春发育期，面部痤疮却常年严重，采用中西医各种方法治疗都不见效果，严重影响美观。这种痤疮出现的位置通常在下颚部，如同男性长胡须一样，下颚部是两性激素的呈现反射区。雌激素可促进皮肤新陈代谢及血液循环，使皮肤细嫩而有光泽，而且抑制皮脂腺的分泌，缩小毛孔。雄激素则与之相反，可刺激皮脂腺增大、增加皮脂分泌、加快毛囊皮脂腺腺管角化。当阴部出现炎症反应，造成激素紊乱时，就可能导致雄激素增多，形成粉刺。如果已经过了青春期，你的脸上还不断地出现痤疮，那就要警惕是否是菌群失调了。

2.排不完的夜尿

如果夜间小腹有压迫感，尿意常有，尿量却很少，而且小便时有刺痛感，平均每两个小时就要起床尿一次，这就预示着生殖系统出现了问题。如果生殖系统出现炎症或者更严重的病变，其引起的肿胀会向外突出。向前肿胀则压迫膀胱，

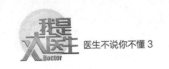
令患者有夜尿增多、尿频的感觉；向后肿胀则会压迫直肠，出现便秘的症状。

3.不正常的白带

白带是阴部的分泌物，正常的白带是白色或无色透明的，呈黏稠状，由宫颈腺体、外阴巴氏腺等处分泌。不正常的白带呈黄色，往往伴有腰疼、下腹部的不适，还可能会伴随发热。这一般是急性宫颈炎，该病最常见的原因是由淋菌、链球菌、葡萄球菌、肠球菌引起的感染。白带还可能呈灰色或者绿色，像豆腐渣样，之所以出现这种情况，一是由于外来菌侵入，二是阴道内菌群失衡所致。

为什么会菌群失调

被子是造成女性菌群失调的重要原因。被子每天都有很长的时间和身体进行着亲密接触，在睡觉的时候，人体出汗而营造出潮湿温热的环境，使细菌、霉菌滋生，因此一定要选择透气性和抗菌性好的被子。羽绒被最轻、最保暖，但是不透气、不贴身；羊毛被同样贴身而保暖，但是受潮后会有明显的异味，内部的灰尘较多；化纤被透气，但是不贴身，睡眠不好的人最好不要用这类被子；棉被的抗菌能力不好，建议棉被使用年限不要超过5年，平时经常在太阳下晒一晒，有条件的可以用床品消毒器杀杀菌、消消毒。各项性能都比较出色的是蚕丝被，它寿命长，保暖性、贴身性、透气性最佳，综合性能是最好的。

护垫和阴道洗液也是容易被忽视的菌群失调元凶。这两者是女性离不开的日用品，很多女性在非月经期也垫卫生护垫，常年使用阴道洗液清洗。护垫导致的透气不好会直接致使细菌滋生，甚至可能导致感染、出现宫颈炎。若天天进行阴道灌洗，洗液则会破坏正常的阴道生态平衡，使其他致病菌成为优势菌，从而引起阴道炎症。所以女性只要每天用清水清洗外阴就可以，千万不要过犹不及。

没有医生的指导而滥用抗生素，会抑制体内的有益菌群，杀灭对人体有益的共生菌，造成菌群失调，进而引发真菌、细菌感染。

男性的包皮过长，容易形成包皮垢，为病毒和细菌的生长提供了"营养"，因此对于包皮过长的男性，建议进行环切，这是杜绝疾病形成的必要条件，无论是对男性自己还是对另一半都好。所以对于女性的健康，除了女性自己要注意，男性也要真的学会去疼爱你的她，如此才能让妻子健健康康的。

➕ 实│用│妙│方

白醋为你检测HPV病毒感染

前文提到，如果身体表面出现大量的、密密麻麻的"瘊子"，那么很有可能说明人体已经感染HPV病毒。但是，如果长在了男女生殖器等一些隐秘部位上，平时无法观察，或者"瘊子"的症状并不是很明显，那么又该怎样来判断这究竟是不是HPV病毒感染呢？

在临床上有一种主要用于判断HPV潜伏感染的试验方法，HPV潜伏感染在临床上不十分典型，或不能用肉眼见到，通过这个测试能够使病变变得显而易见，而这个测试我们在家也可以进行。

自制冰醋酸溶液：将白醋与白水按照1：6的比例稀释，然后遍涂可疑的受侵皮肤，3～5分钟（肛周10分钟）后，如果皮肤上的斑点脱色变白，则很有可能是HPV病毒感染所引起的，这是由于HPV病毒所引起的扁平疣。因为感染细胞产生的角蛋白与正常未感染上皮细胞产生的角蛋白不同，这种角蛋白特别容易被醋酸脱色变白。因此，如果我们怀疑自己有HPV病毒感染，就可以在感染部位涂抹一些这种冰醋酸溶液，看看是不是会出现变白的反应。

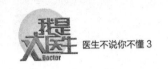

聪明"煮"妇，饮食防癌

夫妻是生活中的"共同体"，一日的餐食共同食用，而一旦吃不对，很容易病从口入，而且是夫妻双方同时患上一样的病症，甚至是罹患癌症！家中掌勺的"煮"妇、"煮"夫们为了自己与家人的健康，粗粮、蔬菜一样不少，荤素搭配费尽心思，但是这些吃的食物和方法一定就是正确的吗？如果在饮食的认知上已经出现误区而不及时纠正，那么吃进去的疾病不但会伤害自己，更会伤害你身边的那个人。

✚ 健|康|顾|问

惊吓，夫妻同时患癌

栾杰："给大家介绍一对特殊的夫妻，这对夫妻遇到了一件让医生都感到匪夷所思的事情。半年多前，两个人到医院就诊，发现同时患上了胆囊癌，于是一起进行了手术。但可怕的是，仅仅3个月后，夫妻二人再次因为身体不适来到医院，这次他们又同时被查出了胃癌！同时被查出两种同样的癌症，其中的原因不得不让人深思。"

悦悦表示同意："是啊，如果说没有任何血缘关系的夫妻只是同时患了一种常见病还可以理解，但是这同一时间患上了两种同样的癌症，这一定不是巧合。"

张争："这确实不是巧合，尤其是他们3个月后同时查出胃癌的情况，这和他们一起做了很多年的一件事儿有关系。"

专家崔培林："没错，这件事就是吃。夫妻二人同时患上胃癌，一定和他们经年累月的相同饮食习惯有关系。夫妻二人一起生活好几十年，在饮食上一定有很特殊的共同点，只是他们自己并不知道而已。"

栾杰："其实啊，每对夫妻生活在一起，在饮食上都会有共同点，而且他们在查出癌症之前，身体上肯定也已经出现了一些特殊的症状。如果您也有和他们一样的饮食习惯和特殊的症状，那说明您可能离胃癌也越来越近了。"

✚ 病｜理｜常｜识

▌粗粮竟让健康"受损"

现在全民谈养生，平时吃多了大鱼大肉，很多人反倒会自觉地吃一些自认为很养生的食物，但有些人就是因为错误的养生方法而养出了癌症。粗粮类食物就是一大类养生食物，现在很多人都认为在平时的饮食中多摄入粗粮就是好，粗粮的养生功效很多，对年轻人来说可以减肥，对中老年人来说粗粮的粗纤维可以缓解便秘等症状，于是很多夫妻餐餐顿顿吃粗粮。但恰恰就是粗粮饮食，让这对注重养生的夫妻发生了严重的贫血，甚至引发胃癌。有些粗粮吃错了，就会导致身体铁元素的流失，出现贫血。特别是有胃癌征兆的人，如果已经出现了贫血的症状，应该补铁才对，但不停地摄入过多的粗粮反而会使铁元素流失更多，加快了胃癌的发展。

粗粮中含有一种特殊的元素，叫作植酸。植酸会抑制人体对铁元素的吸收，所以长时间摄入粗粮会导致人体铁元素的缺失。另外，经常吃粗粮的人常常喜欢将粗粮做成粥来饮用，这种吃法同样也会抑制人体对铁的吸收。因为我们唾液中的淀粉酶可以很好地帮助消化，但是喝粥的时候往往不用细致咀嚼，这样也就不能促进口腔唾液的分泌，存在唾液里的淀粉酶也就变少了，于是食物中含有的铁元素也就不能很好地被人体吸收了。

人体缺铁有两点表现，脱发和勺状指甲。此处说的脱发有两种判断方法，首先，偏分头发时观察头发的分缝处，如果缝隙宽度超过5毫米，就要引起足够的重视了；第二，可以捏起一缕头发，大概30根左右，轻轻地从发根捋到发尾，如果从这一缕头发中掉下来的超过5根，那这一定已经属于不正常的掉发了。人体缺铁还会引起"勺状指甲"，这种指甲的甲板中央凹陷，四周外翻、翘起，一般发生在拇指的指甲，有些人可能有多个指甲都出现这种情况。

缺铁性贫血之所以会引起脱发和勺状指甲，是因为铁元素与人体中负责载氧的血红蛋白的合成有关，如果出现缺铁性贫血，血红蛋白不足，那么势必会导致机体供氧不足，这时头发和手指等身体末端便会出现缺血缺氧的表现。

除了引起缺铁，粗粮还很容易将胃胀得很满，过多的食物会让胃产生更多的胃酸，这时候胃的蠕动就很容易把胃酸往食管里挤，这些胃酸必经的一个地方就是贲门，也就是胃上面的入口。胃酸反复地在胃的入口处冲刷，会腐蚀附近的黏膜组织，渐渐这里会出现一块白色的创面，如果这时再继续食用粗粮，就会不断

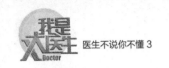

有过多的胃酸反上来，这种长时间的恶性循环就会使这块白色创面变成溃疡，这种溃疡长时间存在，就极有可能发生癌变。

如果粗粮已经令胃产生了过多胃酸，那么除了伤害到贲门，人体还会出现一个症状——嗓子疼。当胃酸特别多的时候，有时甚至会通过喉咙反流到嘴里，胃酸对喉咙的腐蚀会引起非常多的问题，比如一些老年患者会出现频发性嗓子疼、反复性的哮喘、经常性的咳嗽，而利咽清热、平喘止咳的药物又不管用，进一步检查才发现这些老年患者很多是因为喉咙的问题导致的哮喘和咳嗽。往下深究，往往就是因为食用了过多粗粮，造成了经常性反酸，从而烧伤了喉咙，于是出现了嗓子疼、哮喘、咳嗽等症状。

✚ 专｜家｜讲｜堂

饮食男女，这样吃不对

崔培林　首都医科大学附属北京天坛医院消化内科副主任

养生莫信错误食谱

粗粮是相对于我们平时吃的精米、白面等细粮而言的，主要包括谷类中的玉米、紫米、高粱、燕麦、荞麦、麦麸，以及各种豆类，如黄豆、青豆、赤豆、绿豆等。前面提到，很多人食用粗粮时喜欢将其做成粥，紫米粥、绿豆粥、麦片粥、玉米面粥等都属于粗粮粥。粗粮粥做法简单方便又好消化，对于老年人，更是离不开的食物。但是别忘了，如果粗粮吃不对，人体铁元素会因此而流失的，喝粗粮粥的一个原则是一定要粗细搭配。可以喝大米和小米一起熬的二米粥，熬豆粥的时候可以多放些大米，少放些豆类。喝的时候要嚼一嚼再咽，这些对铁元素的吸收和胃的保护都是有好处的。

除了粗粮，一些含粗纤维的蔬菜也是可能导致胃癌发生的危险食物。比如莴笋、韭菜、洋葱等，这三种蔬菜都有一个共同点，它们都含有很高的不可溶性高粗纤维，简单来说就是平时吃的时候容易塞牙、有刺嗓子感觉的蔬菜。虽然也是蔬菜，但它们的纤维比较粗硬，长期过多地食用粗纤维的蔬菜会增多食物与胃内部摩擦的机会，从而损伤胃黏膜，导致胃炎、胃溃疡等疾病，并增加癌变概率。

另外，有一些餐后零食也要特别注意。比如山楂，许多人喜欢饭后吃上几个助消化，但山楂里的果胶遇上胃里的胃酸和食物的残渣，会结合在一起，形成沉淀物，这种沉淀物就是可以致命的罪魁祸首——胃结石。空腹生吃山楂后喝茶、饮酒，或者在饱餐后为了助消化而生吃山楂，是最容易形成结石的。此外还有鲜枣，鲜枣的皮硬，膳食纤维含量很高，大量吃枣易刺激肠胃，造成胃肠不适，有胃炎或者溃疡者，吃枣皮会加重疼痛和不适感。

小心杂食中的有毒元素

人要食五谷杂粮，什么都吃点儿营养才均衡。于是就有了这样一类杂食夫妻，他们非常注重营养搭配，荤素相宜，有咸有淡，看似吃得非常健康，但是殊不知，这类夫妻经常吃的那些食物中竟然含有一些有致癌隐患的有毒元素。

杂食夫妻的饮食中可能含有的第一类毒素就是重金属"砷"。砷对消化道具有直接的腐蚀作用，还会引起胃的糜烂、溃疡和出血，而这些都是可以导致胃癌发生的隐患。已经有慢性砷中毒的人手部会出现两点特殊的变化。第一，看有无白色横纹。如果指甲上出现1~2毫米宽的白色横纹，说明体内已经有重金属砷的存在。第

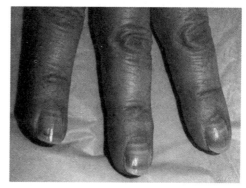

▲ 指甲上出现白色横纹代表体内有砷

二，看有无"砷疔"。手指和脚掌角化过度或蜕皮是慢性砷中毒的主要特征，其典型的表现是手掌的尺侧缘、手指的根部会出现许多小的、角样或谷粒状角化隆起，俗称"砷疔"。如果指甲和手上出现这些症状，一定要引起重视，说明您的身体里已经存在了会导致胃癌的隐患。

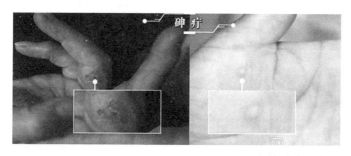

▲ 手上的砷疔示意图

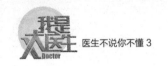

海鲜是含重金属比较多的食物，而其中虾和鱼是含重金属砷最多的食物。经过测试，未加工的死虾中总砷量为0.16ml/kg，煮熟的死虾中总砷量为0.16ml/kg，活虾煮熟后总砷量为0.15ml/kg，而煮熟的活虾头部总砷量则为0.35ml/kg。这是因为虾的胃和腮都在头部，食物、水液都经过并停留在头部，所以虾头是砷含量最高的地方。鱼头同理，也是含砷最多的部位，所以经常食用鱼头也是导致慢性砷中毒的原因。

杂食夫妻的饮食中可能含有的第二类毒素是"铅"。铅会对胃黏膜造成非常大的损伤，长期的铅摄入会导致胃部变硬，失去原来的弹性，继而可能引发癌变。日常中众所周知的含铅食物就是松花蛋，在制作松花蛋时，包裹在鲜蛋外面的辅料中有一种叫"密陀僧"的物质，它的化学成分就是氧化铅。加入氧化铅可以促进配料均匀、快速地渗入蛋中，也可使皮蛋迅速凝固，易于脱壳。但放置的过程中，这些氧化铅就会逐渐渗透到松花蛋内。对于食物中含铅量，国家限定标准是每千克不超过3毫克，因此购买松花蛋时一定要到正规的超市购买，如此才能保证你的健康。在挑选和食用松花蛋时，可参考以下方法：

（1）太便宜的松花蛋不要买，应选择质量较有保证的品牌产品。

（2）好的松花蛋，裹在外面的包料完整、无霉斑。剥掉包料后，蛋壳也是完整无损的，摇晃时没有声响。

（3）好的松花蛋在去皮后，整个蛋是凝固、不粘壳、清洁而有弹性的。

（4）剥开的松花蛋保质时间仅2小时，应尽快食用。

（5）食用松花蛋时可加点醋，既杀菌，又中和了松花蛋中的碱性物质，减少碱涩味。

用餐有时，避开不利时间

现在有很多人吃饭的时间没有规律，什么时候饿什么时候吃，或是工作忙，饿的时候没时间吃，到了晚上就大吃一顿补回来。很多夫妻可能都处在一个随时加餐的状态，也有很多老年人，晚上睡觉前饿了，还会吃些点心，然而"加餐"却是一个非常不好的饮食习惯。

我们的胃会在特定的时间开始分泌胃酸，如果这时有食物进入胃里，那么食物会中和胃酸，使胃酸的腐蚀性降低；但是如果这个时候没有及时进食，那么胃酸就会保持很高的酸度，在流向肠道的过程中会冲刷胃黏膜，容易令胃黏膜受到损伤，产生溃疡，这些都可能是癌变的隐患。而到了晚上，胃动力开始减弱，当食物长时间滞留胃内会导致打嗝，这说明胃动力已经明显不足了。更重要的是，晚上累过劲儿的胃，很容易出现胃酸分泌紊乱的情况，而食物长时间滞留在胃里会导致胃酸分泌增加，进一步造成黏膜损害，久而久之会导致胃炎或使胃炎加重，而胃炎又会使消化功能减弱得更严重，这种恶性循环也会让我们离胃癌越来越近。

晚上8～12点可谓是"黑色胃癌时间"，在这个时间段加餐的习惯是很危险的。晚饭吃得越晚，加餐时间和睡觉时间的间隔就会越短，得胃癌的概率就越大。肠胃消化食物需要时间，大家应努力让自己在最规律的晚6点到7点之间吃上晚餐，最好别超过8点，而8点以后就不建议再加餐了。

✚ 温│馨│提│示

亲爱的"煮"妇，当心这些蔬菜

除了松花蛋，一些我们平时都食用的蔬菜中竟然也有着不小的含铅量。

首先是芹菜，很多人都喜欢用芹菜榨汁喝，有降压的作用，但是经常喝芹菜汁降压会有铅摄入过量的危险。芹菜的茎部是食用部分，然而在植物结构中，茎主要起到传输营养的作用，因此通常情况下茎的吸附能力比较大，最容易沉积铅。芹菜的含铅量在每千克0.5毫克左右，这在所有蔬菜当中算是最高的。

一般来说，生长周期长的茎类蔬菜比一般叶类蔬菜含铅量高，而生长周期短的叶类蔬菜的含铅量相对要少一些，比如生菜、小白菜等叶类蔬菜。而果实类蔬菜在所有蔬菜当中含铅量是最低的，比如西红柿、黄瓜等。然而要注意的是，茄子虽然不是茎类植物，但是茄子本身的吸附力比较高，因此含铅量也不低。另外，同样"喜欢"吸附重金属的蔬菜还有菠菜。日常合理地搭配食用这些蔬菜完全没有问题，但是不要长时间地过度食用。

另外，菠菜除了含铅，还容易在食用时出现一种错误搭配，这就是菠菜搭配豆腐。豆腐中含有丰富的钙，而菠菜里含有较高的草酸，在钙和草酸的比例为1：2时，最易形成结石。结石一旦形成，就会在胃里磨出溃疡，导致胃中出现癌变，因此喜爱喝菠菜豆腐汤，或是喜食豆腐拌菠菜的家庭可真的要注意改变饮食

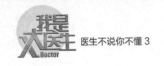

搭配方式了。

✚ 实 | 用 | 妙 | 方

养胃排毒的正确饮食

正确吃粗粮——二米面豆沙包

靠吃粗粮养生的夫妻吃出了胃癌，主要是因为他们吃得太频繁，且吃的方法太单一。粗粮对人体的好处很多，如果正确吃粗粮，当然可以起到健康的养生效果。

材料

玉米面，白面粉，红豆沙馅（此三者比例为1：1：2），糖，酵母，温水。

制作

1.面盆中放白面粉与玉米面粉，加入适量酵母和温水并搅匀发面。

2.2小时后，将发好的面取出，按照制作豆包的流程制作，并加入红豆馅和糖。

3.蒸锅内水煮开时，上凉屉布，放入豆包，盖好后蒸15分钟即可。

正确饮食排出铅和砷——海带大蒜排毒粥

大蒜中的大蒜素，可与铅结合为无毒的化合物。有研究发现，在专门从事和铅近距离接触的工作的人中，每天吃少量大蒜者的铅中毒发生率比不吃大蒜的少60%。而海带中的褐藻酸能减慢肠道对重金属的吸收速度，同时它也对体内的重金属有促排作用。

材料

大蒜，海带，大米粥，黑胡椒，盐，香油。

制作

1.将几瓣大蒜捣烂，充分氧化生成大蒜素，海带切细丝。

2.大米粥煮好，放入海带丝，适当熬煮后放入捣好的蒜泥，再加入适量黑胡椒、盐和香油即可。

幸福女主人，掌握家庭健康秘籍

夫妻吵架、闹别扭、意见不合……或许是常事，但是您有没有深思过这背后可能存在着危险因素？如果伴侣之间经常因为一些小事争吵，那么吵架带来的坏情绪其实是可能给身体健康带来各种疾病，甚至是癌症的。更意想不到的是，不同类型的配偶有不同的性格特点，而这些特点还决定着他们患病的种类。有人说女性容易"歇斯底里"，但您知道这是为什么吗？女性是一个家庭是否幸福的关键因素，怎样才能杜绝坏情绪对自身和家庭的影响，让家中时刻充满温馨平和气氛呢？

✚ 健│康│顾│问

▌你的情绪会攻击你

悦悦："今天可真是厉害了，我们来教大家一个专为每个人量身打造的神奇测试，请您准备一支笔，一张纸裁成巴掌大的小方块。我们要告诉大家，高血压、冠心病、糖尿病甚至癌症，这些严重的疾病背后竟然都可能存在一个共同的原因，通过这个测试就能得知哦。"

李建平："没错，有研究指出，人群中有70%以上的人，他们的身体器官会经常遭受一种来自身体内部的'攻击'，这就是大脑产生的不良情绪。各种器官在遭受情绪的攻击后就可能引发不同程度的疾病，包括高血压、冠心病、糖尿病甚至胃癌、肝癌等各种癌症，几乎所有的慢性病都可能跟情绪攻击有关。"

悦悦："并且呢，这种来自身体内部的情绪攻击跟夫妻关系有很大关系！所以请夫妻们一起来，一定要面对面做这个测试哦。现在，将纸片放在自己的额头上，再举起自己平常用来写字的那只手，然后用笔在自己前额的纸上，画一个大写的字母Q！"

大家一定会有两种方式完成这个测试，第一，你画的Q可能是小尾巴朝向你的右眼。第二种，你画的Q也可能是小尾巴朝向你的左眼。

王凯："到底代表什么啊，快告诉我，急死了！"

悦悦笑道："其实，Q怎么写隐含着夫妻间的一个秘密，这个秘密就可能引

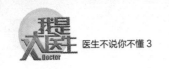
发不同的不良情绪，最终导致不同的疾病发生！"

✚ 病│理│常│识

一人的情绪，影响两人的健康

上文教大家的这个神奇的测试，它能反映出夫妻间沟通的一个秘密。因为这个测试是夫妻面对面同时完成的，如果Q的小尾巴朝向自己的右眼，那么这个Q在自己看来就是正的，而在对方看来是反的，这说明在夫妻沟通中，你可能是一个更注重自己感受的人；而如果Q的尾巴朝向自己的左眼，那么这个Q对你自己来说就是反的，而让对方看到的则是正的，这说明在夫妻沟通中，你可能是一个更注重对方感受的人。

在夫妻沟通中，无论是过度注重自我还是更重视对方，也就是说无论你画的Q是朝左还是朝右，都有可能会给自己或配偶带来不良情绪。来自家庭的不良情绪不仅会影响夫妻关系，对人体健康的影响更是很大，除了高血压、冠心病等心脑血管疾病，胃癌、肝癌、乳腺癌等绝大部分的癌细胞都可能是在身体遭受了情绪攻击后产生的。哪怕一次情绪攻击，都有可能诱发癌细胞的产生。

✚ 专│家│讲│堂

为了幸福家庭，不做这样的配偶

唐登华 北京大学第六医院精神卫生研究所主任医师

过度关注自己的火山型配偶

如果Q的小尾巴朝向自己的右眼，这说明在夫妻沟通中，你可能是一个更注重自己感受的人，这样的人容易成为"火山型配偶"。在心理学上，不幸的家庭都有几个共同的不幸之处，而最多的一个共同点，就是夫妻中一人或双方脾气不好，动不动就发火，存在着指责型的沟通方式。

小事也能引起"火山爆发"

动不动就大发雷霆可能引起非常严重的后果，它容易引发三大疾病：心脏病、高血压、脑卒中。当人发火的时候，交感-肾上腺髓质系统兴奋，一种叫作"儿茶酚胺"的物质会被大量释放入血液。儿茶酚胺会造成心肌收缩力加强，令心率加快，心搏出量增加，血压的收缩压增高，于是血管收缩，小动脉和小静脉收缩，冠脉流量增加，从而引发高血压与心肌梗死，当这种机制令脑血管收缩时便会引发脑梗死。

生活中有很多小事都很让人火大，比如丈夫没将调料罐摆回原位，导致妻子炒菜的时候拿错；比如炒菜的口味不好；比如夫妻中有一人惯孩子，引起另一方不满；还可能因为打牌配合不默契……遇上这样闹心的小事，确实容易让人，尤其是女性找到发火的理由。很多人都认为，这是其中一人，特别是容易粗枝大叶的丈夫没有做好，不然哪个妻子愿意无缘无故发脾气？然而真相却不尽然，因为爱发火其实是一种病态的性格。

火山型的指责式沟通本身就是一种错误的沟通方式，指责对方的人往往对对方有所期待，开始的时候可能是芝麻大的事，比如妻子让丈夫去接孩子，如果丈夫不同意，即他的反应和妻子的期待相反，妻子便会不高兴，认为自己天天接孩子，就让丈夫接一天还被他找理由，是丈夫没有满足自己的期待。而丈夫听了也开始不高兴，认为自己并不是故意不接，是真的走不开。二人相互间的指责会逐渐加剧，把对方往错误的方向推得更远，甚至还会将陈年旧账都翻出来吵，这样恶性循环，就会让吵架变得越来越厉害。火山型配偶之所以总会发火，是因为他们太关注自己，以至于可能还不够甚至根本不了解对方的想法，便先就自己的观点阐述个不停，很容易造成两人互不相让的局面。

夫妻吵架，只因男女本不同

个性越像的同性越可能成为好朋友，可是个性越像的异性夫妻反倒越容易产生争执。夫妻吵架除了沟通方式有问题之外，还有另一个重要原因，就是男女的

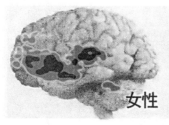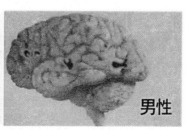

▲ 男女情绪波动时大脑的活动区域范围对比

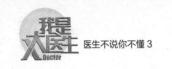

大脑结构不同。情绪波动时，女性大脑里活动的区域范围很大，而男性的大脑活动区域却只有一点点。

男女的大脑结构有三处不同。

首先，胼胝体形状不一样。女性胼胝后部比男性大且呈球状，男性的较小且呈管状。胼胝体负责左右脑信息交流，后部主掌视察信息，所以女性可以不太费力地观察到很多男人注意不到的细节。因此，女性指路时说颜色和地标，男性指路时则说距离和东南西北。

第二，男女大脑连接左右半脑的前连合有别，前连合主要与我们本能行为和情绪活动关系密切。女性的前连合比男性大，所以女性在情感反应方面更为敏感，情绪活动多也较为复杂。男性注重解决问题，女性注重满足情感需求。

第三，男女大脑的颞叶中颞平面有不同。女性左侧大脑的这个部位明显大于男性，而这个区域是与言语感知机能联系密切的。因此男性一天说7000个字左右，而女性一天要说2万个字左右。

男女本有生理差异，这也是为什么丈夫与妻子吵架了，妻子还在生气，但丈夫已经呼呼大睡，因为男性制造血清素的速度比女生快52%，很快就能把烦恼忘掉了。

然而孩子的行为往往受到母亲的影响更多，所以母亲是家庭的灵魂，母亲快乐则全家快乐，母亲焦虑则全家都容易焦虑。因此将家中的女主人哄开心是一件非常重要的事。都说女人难哄，其实女人并不难哄，如前文所说，女性注重满足情感需求，因此吵架时一个紧紧的拥抱往往就能传递爱意，安抚女人。

"火山爆发"前的预警

"火山爆发"表面看起来只是夫妻关系的紧张，而更可怕的是，长此以往它会影响身体内部的健康。有些夫妻在患上严重疾病之前，身体可能已经出现了一些征兆，这时如果你还没注意到，就会离疾病越来越近。

1.冒油

头发出油是正常现象，但如果头发出油过快就要引起注意了，比如一天就会出油，就要想想是不是自己的心情不舒畅了。精神因素是斑秃和频繁出油的最主要原因。

脸上爱出油也是如此，很多女性认为自己是油性皮肤才爱冒油，其实爱冒油也可能和心情有关。当人感受到压力时，会激活皮肤的免疫系统，释放出皮质醇类的激素来对压力做出有效反应。当皮质醇水平增加，皮脂腺就会分泌更多的油脂。

2.脱发

据统计，在发生斑秃的人群中，半数以上的人在之前有过情绪紧张的反应，而伴有失眠、多梦者则更多。当人们受到各种精神因素刺激时，机体的内分泌功能会发生紊乱，免疫系统功能会降低，导致体表的毛发生长出现暂时性抑制，毛发的生长"基地"——毛乳头出现血液循环量减少，造成局部缺血、缺氧，毛发生长所需的养料不足，于是便发生了圆形脱发，也就是斑秃。因此若配偶突然发生了斑秃，一定要多关心对方的心理状态，看配偶是不是近期发生了不开心的事情，多和配偶谈心，开导配偶。

3.疼痛

有这样一位家庭主妇，某天她的身体莫名其妙地开始疼痛，一开始是颈椎痛，后来是腰痛，再后来腿疼得站不起来，而一番检查下来，她却没有任何问题。其实这位主妇的疼痛就是烦躁情绪带来的，这种疼痛经常伴随着不良情绪发生，可以发生在全身部位，多达18处，严重了甚至会令人瘫痪在床、无法行动。人体有三个位置，如果在按压时出现"压痛"，则说明这些疼痛可能和情绪有关，这三个位置就是斜方肌上缘中点、第二肋骨与软骨的交界处外侧上缘，以及膝内侧脂肪垫关节褶皱线的近侧。

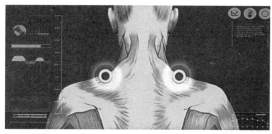

▲ 斜方肌上缘中点出现压痛示意图

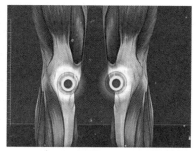

▲ 膝内侧脂肪垫关节褶皱线近侧
出现压痛示意图

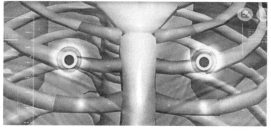

▲ 肋软骨交界处出现压痛示意图

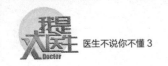

产生压痛的原因是肌肉中的乳酸代谢减慢,产生了堆积。很多人误以为这种疼痛是劳累或其他病因引发的肌肉酸痛,但如果几天、一周都缓解不了,甚至持续长达几个月,那么这些征兆都预示着你的情绪已经影响了你的身体。再不注意,可能就会患上重大的疾病。

饮食调理浇灭"火山"

想要解决火山型配偶的情绪问题,要注意补充钙、镁、锌三种元素。

钙不仅和骨骼相关,还和神经系统的功能有关。缺乏钙时,神经系统过度兴奋,很难达到宁静、耐心、坚韧的状态。小孩子缺乏钙会哭闹不停,成年人缺钙也容易出现急躁情绪,容易被激怒。缺钙还会加剧失眠的烦恼,而睡眠不好时就不要指望女人的情绪能够充满正能量了。钙的吸收需要维生素D帮忙,所以维生素D不足也会影响情绪。维生素D的生成与接受阳光照射的程度有关,而最奇妙的是,阳光本身就能抗抑郁。光照少的地区抑郁率和自杀率也较高,而那些经常在阳光下活动的人则很少患上抑郁症,情绪更开朗。

《中国居民膳食指南(2016)》要求,50岁以下的成年人每天应摄入800毫克钙和10微克的维生素D,50岁以上的成年人每天应摄入1000毫克钙和10~15微克的维生素D。某些特定的食物是富含维生素D的,比如酸奶,一杯酸奶就可以补充你每天所需的钙和维生素D。沙丁鱼中维生素D和钙的含量惊人,而鸡蛋中的维生素D含量虽只占每日所需的6%,但鸡蛋中的维生素D却非常容易被人吸收,要注意的是,含有维生素D的是蛋黄,因此吃鸡蛋不要只吃蛋清。

镁是另一种能够帮助对抗压力的营养素。摄入丰富的镁可让人抵抗精神压力带来的血压升高,减少压力激素的过度分泌,因而被一些白领人士叫作"抗压力营养素"。镁的丰富来源是深绿色叶菜、果仁、豆类和全谷类,还有少数水果,比如香蕉等,它可以让我们平息暴躁,并带来愉悦。每100克香蕉中含有43毫克镁;每100克葵花籽中镁含量是287毫克;松子里更高,为567毫克;100克苔菜中镁含量则高达1257毫克,是镁含量最高的食物。

锌参与人体多种酶的生理活动,对蛋白质、核酸的合成以及生殖腺等都有极为重要的影响,从而也会影响人的性格、行为,缺锌的人容易抑郁、情绪不稳定。含锌量高的食物有瘦肉、猪肝、鱼类、蛋黄、核桃等。每100克山核桃的锌含量是12.59毫克;小麦胚粉达到每100克23.4毫克;而含锌量最高的食物是牡蛎,含量高达每100克71.2毫克。

过度关注对方的宠物型配偶

和火山型配偶相反，Q的小尾巴朝左边眼睛的这一类型配偶更像小宠物，因为他们大部分时间都在讨好对方，完全以对方为主。要注意，一旦过度注重对方，你就有发展成讨好型性格的可能。遇事习惯讨好的人存在讨好型沟通方式，他们更关注对方而忽略自我，但其实这样的人往往内心并不平静。

表面和谐，疾病暗伏

宠物型配偶不好辨认，因为这样的家庭关系往往表面看起来很和谐。有一个很简单的办法可以判断夫妻中谁是爱讨好的那个人，就是看睡姿。

睡眠时，远远地睡到床另一边去的那方实际上希望对方来对自己献殷勤，如果是妻子"追着丈夫不放"，硬是要抱着丈夫睡觉，便是妻子渴望讨好丈夫。

讨好型的配偶无论什么时候都很想取悦对方，往往会把自己的不开心深深压抑起来，直到患上严重的疾病。胃溃疡、皮肤病、糖尿病等都是这类配偶容易患的疾病。20世纪60年代至80年代，研究人员就已经不断发现，一些生活中的压力事件会对人的胃部造成刺激。加拿大研究人员发现，伞兵训练季节结束后，患胃溃疡人数比平时高出4倍，说明紧张、压力和焦虑对胃溃疡的发生有影响。胃溃疡其实已经算是癌前状态，所以如果没有引起注意，任其发展，是有患癌可能的。

看抑郁情绪是否在攻击你

宠物型的配偶也可以通过以下几点特征来判断自己是否已经受到了不良情绪的攻击。

1.重口味

毛血旺、水煮鱼、蛋糕、炸酱面等，爱吃这些的夫妻要注意了，如果你以前喜欢清淡饮食，不知道哪天起口味变重，可能就是情绪已经在攻击身体了。人压力越大、情绪越不好的时候越喜欢重口味，原因就是长期的压抑情绪不能释放，大脑产生疲劳感，就会通过补充能量来调节情绪。如果近期变成重口味，嗜甜、嗜辣、嗜咸，其实可能是因为压力大，情绪压抑了。如果还不注意，接下来身体上的征兆也会慢慢出现。

2.情绪性皮炎

皮肤这个"压力探测器"，通常能出现以下两种受压反应。突然的压力增加，容易引起红疹、瘙痒等速发型过敏症状；而反复的情绪波动，则容易出现过

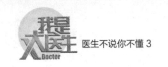

敏性皮炎等迟发性过敏反应。英国皮肤病专家注意到，压力过大还可能引起湿疹、牛皮癣、银屑病等其他皮肤病。所以如果出现了莫名其妙的红疹，抹药也不管用，则一定要控制好情绪，以稳定"内分泌系统"和"神经系统"的功能。平时也要锻炼自己的心理承受能力，做到临危不乱，闻变不惊。

3.突发性耳鸣

情绪引发的突发性耳鸣属于一种急症，需要及时就医，一般不能拖过3天。如果一直延误治疗会对听力造成严重的损害，严重的可能几天内就会出现听力下降甚至消失的现象，最终造成耳聋。一般来讲，突发性耳聋常发生于成年人，一般为单侧发病，发病时患者会感觉到耳朵里突然出现"砰砰"或"咔嗒"声，随即听力消失。八成以上的突发性耳聋患者在听力受损前都有过压力大、情绪不好、熬夜、压抑的经历。

用美食调节情绪

维生素B_1与神经系统的功能关系密切，维生素B_1缺乏时，会令人情绪沮丧，思维迟钝。它是一种相当娇气的营养素，既怕热，又怕碱，还怕漂白粉、氯气、二氧化硫和过氧化氢之类，而且还容易在淘米的过程中溶在水里流失掉。所以维生素B_1其实就存在于我们的主食里，但在日常烹调当中它的损失率却非常高。

早餐摊上的油条经过煎炸再加上小苏打后，会让面中的维生素B_1损失殆尽。米粉等放在水中反复搓洗时，维生素B_1也会一起溶进水里去。本来大米中的维生素B_1就少得可怜，久煮久熬的大米粥更让它所剩无几，特别是加碱煮出来的粥，维生素B_1几乎已经消失殆尽。为了让面条坚韧、口感劲道，里面要加入碳酸钾之类的碱性物质，这也会破坏面条里的维生素B_1。

蒸土豆、烤红薯等没有经过煎炸的薯类食物是维生素B_1的来源之一。在30年前，中国人比现在贫穷许多，勉强可以吃饱饭，虽然吃不上大米和白面，但粗粮杂豆薯类却没有少吃，所以那时反而不容易发生维生素B_1缺乏的情况。植物性食物中还有些其他的优质维生素B_1来源，比如豆类蔬菜以及坚果油籽类。日常可以适量食用嫩蚕豆、嫩豌豆、嫩毛豆等食物，这都是维生素B_1含量相当丰富的食品，远远高于其他普通蔬菜。

➕ 温│馨│提│示

看似相敬如宾，结果双双患癌

除了前面提到的两类配偶，其实还有第三类配偶，通过Q测试竟然测不出来，因为Q尾巴向左和向右都不是他们内心的真实感受。这一类型配偶通常具有善于隐藏的沟通性格，但这种性格患病的风险最大，因为这种沟通方式能直接致癌！

这一类型的配偶看似不常吵架，但是他们既不关注自己，也不关注对方，而更关注"事"。这类人心里装的事太多，并且喜欢关注这些事可能会带来的麻烦。他们比Q尾巴向左的人更压抑、更疑心重重，遇到解决不了的问题或不明原因的困惑会钻牛角尖。因此这一类型配偶的情绪会令他们直接致癌，且都是很严重的癌，如乳腺癌、淋巴癌、胰腺癌以及肝癌等。

这一类型的配偶有时候会指责对方，有时候也会隐忍，感觉更多的是在就事论事。而这一类型的配偶大多数会有一个明显的表现，也是一种生活习惯，但是他们不知道这是一种病态，而这种习惯就是收集"破烂"。用过的快递包装盒、吃过的羊肉串签子、已经用坏的工具、喝完水的空瓶子、吃完药的药瓶子，日常中的这些"破烂"，如果因为有用处而特意存下一两个是正常的，但如果是现在就根本派不上用场却先行存下来，那就要考虑是不是有病态的原因了。

另外，过度的强迫倾向也是病态。比如有一位女士总觉得家里到处都是狗毛，每天都要求自己的丈夫和她一起清理，最多时一天竟用掉18个粘毛滚。丈夫表示很无奈，但也得顺从妻子。所以，如果爱干净、爱整洁过了度，产生强迫倾向，就可能是病态了。这类人可能还会表现为爱检查、买菜货比三家、购物时反复挑选，无法抉择，甚至购买回来后又去调换，发现瑕疵即置之不用等。不论是哪个习惯，反复三次以上，就可能有病态倾向，要引起自己和配偶的注意，否则可能引发身体上的疾病。

这类配偶的情绪攻击有一种征兆，那就是干眼症。

我们可以尝试持续睁眼，实在坚持不住了再眨眼，这时会感觉到眼睛发干。而如果平时正常眨眼时眼睛也有这种干涩的感觉，那么可能就是干眼症的症状了。研究显示，干眼症与抑郁症、焦虑症显著相关。如果你经常觉得磨眼睛，眼睛里却并没有沙子，并且干涩、畏光、疼痛，那么这可能都是坏情绪在攻击你的眼睛，这个时候就要小心了。不要再压抑自己的情绪，释放出来才是爱自己的表现。

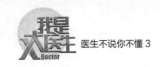
✚ 实|用|妙|方

▌用爱熬一锅"心灵鸡汤"

不论是哪一型的配偶，都要注意一种成分的补充，这就是蛋白质。蛋白质是一种重要原料，用于合成传递脑神经细胞之间冲动的主要物质。例如，有放松和安神作用的血清素是由色氨酸产生的，色氨酸就广泛存在于肉、奶、蛋和豆类的蛋白质中。另一种叫作甲状腺素的氨基酸能够合成肾上腺素和去甲肾上腺素，这些物质能够刺激大脑，使人处于清醒状态，在受到外部刺激时能迅速做出反应。常年吃素的人得不到足够的脂肪，以及那些存在于动物性食品中的卵磷脂和肉碱，从而会影响细胞对能量的利用，以及脑组织神经递质的合成和释放。

浓浓的鸡汤中含有多种游离氨基酸，能平衡身体的需要，提高大脑中的多巴胺和肾上腺素含量，使人能充满活力和激情，克服悲观厌世的情绪。平时偶尔熬上一锅，不但能为自己和家人补充营养，更能传递满满的爱意。

CHAPTER

见招拆招，
大小疾病都能治

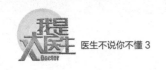

癌症与你命中注定

如今的人们非常注重养生防癌，经常利用饮食预防这种可怕的疾病。然而癌症的发生除了环境的作用，更可能是身体里所携带的基因所致，防不胜防，借助观察身体症状以达到早期干预的目的才最为重要。除此之外，身体中某些营养素的缺乏造成的免疫力降低竟然也是诱发癌症的重要因素。那么，我们应该如何通过身体表征判断自己是否携带了某些致癌基因？怎样得知所处的日常环境中存在了致癌因素？又要如何补充必需元素，提高自己的免疫力呢？只有全面注意这些生活细节，才能让命里的癌症与你擦身而过。

➕ 健│康│顾│问

▌苏打水饿死癌细胞？谣言

悦悦开心地问："听说最近有专家攻克了癌症？"

李建平："我也在关注这个消息，这个消息引起了轰动。近日，一则《用小苏打快速'饿死'肝癌细胞》的新闻在社交媒体上广泛传播，报道称：经研究证明，晚期肝癌患者用小苏打水作靶向治疗，可以有效杀死肿瘤细胞。结果呀，这一信息被不少自媒体转载、改编，纷纷以'喝苏打水有益健康''苏打水可以抗癌'为噱头进行营销！"

悦悦："那么，苏打水真的能饿死癌细胞吗？"

到场专家于康："完全错误，喝苏打水饿死癌细胞是不可能的！"

悦悦不明白："但是苏打水的那个研究可是在世界权威杂志上发表了论文的呀，这到底是怎么回事？"

于康："这项研究是专门针对原发性细胞肝癌的，治疗时要先把肝细胞瘤的主要供血血管堵住，然后再向肿瘤里打入小苏打和其他化疗药物才能产生效果。此处所谓的小苏打也不是我们常说的用来发面的小苏打，所以如果大家因为看了不实新闻而天天喝苏打水，那么不但没法预防癌症，过量的苏打水反而会破坏胃的酸碱平衡，老年人及肾病患者长期服用更易发生碱中毒，这些都会增加罹患不同癌症的风险。"

栾杰："其实现在的日常生活中，很多我们自认为的健康习惯反而会增加罹患癌症风险。因为虽然特别多的人意识到了抗癌的重要性，但是大家可能并不知道自己为什么会得癌。"

悦悦："那是不是我们接触了很多致癌物才导致癌症的高发呢？"

于康："但是你想想，处在同样的环境，为什么有些人会得癌，但是大部分人不会得呢？这是因为，癌症是由于基因的因素导致的，另外，得癌的很大一部分原因还可能是营养不良。"

✚ 病│理│常│识

▎命里有癌？基因决定，免疫力诱发

肠癌基因怎么发现

从成为受精卵那一刻开始，我们的基因就被确定了。没有一个人的基因是完美的，或多或少都存在细微缺陷，但是如果这个小缺陷恰恰是导致癌症的，那么造成的后果就会非常可怕。当下肠癌高发，尤其是对于男性来说，肠癌是第二高发的癌症，而通过对自己身体上出现的深色斑点进行检查，就能大概地判断自己是否携带肠癌的致病基因。

从鼻梁开始到下巴上的正三角区就是肠癌深色斑点的危险区域，如果这个部位长着深色斑点，则很可能说明人体存在肠癌基因。这个区域的深色斑点可能出现在鼻翼周围和鼻子下方的人中沟处，也可能出现在嘴唇上，尤其是要注意翻开下嘴唇看里面是否存在深色的斑点，有些人口腔内的黏膜上同样可能出现深色斑点。

这里说的深色斑点和老年斑有很大不同。首先，脸部的老年斑通常长在两颊及额头的边缘部位，靠近鼻唇三角区域的很少。第二，老年斑往往是非常大的色块，多而密集，而肠癌基因导致的深色斑点一般不会非常大，分布也比较松散，不会聚集在一起，而且摸上去很光滑，不会凸出于皮肤表面。

除了面部，肠癌深色斑点还可能出现在手脚上。手部的肠癌深色斑点与老年斑或痣有着更大的区别，老年斑一般出现在手背上，痣一般很小，有的也就针尖大小，而肠癌深色斑点最小的也要超过1毫米，有铅笔芯那么粗。另外，肠癌深色斑点更多地出现在手指或掌心上，手指上又主要出现在手指肚上，可以是单独

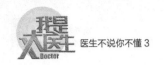

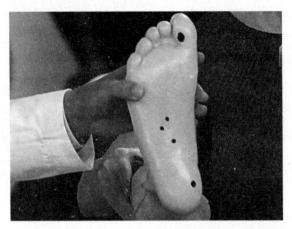

▲ 大肠癌基因造成脚部黑斑

出现，也可以是几个同时出现，不会凸起。在脚上，则要观察脚心、脚趾肚以及脚趾缝隙处是否存在深色斑点，如果这些部位出现很多深色斑点，那就要特别注意了，因为这很可能预示着肠癌基因的存在。

存在肠癌基因的人，肠道肠息肉会多发，而肠息肉便是引发肠癌的重要原因。肠息肉是肠道长出来的凸起物，直肠、小肠中都会出现。普通人存在一两个很正常，而且不容易发生癌变。存在肠癌基因的人，肠道内的息肉可不止一两个，而是可能多达10个以上，甚至20个。肠息肉在肠道里存在时间越久，癌变的可能就越大，从肠息肉转变到肠癌的时间大约需要5年，40岁以后是肠息肉和肠癌的发病高发期，更要引起注意。如果可以通过深色斑点这个特征提前判断自己是否存在肠癌基因，及早发现肠息肉并切除它，那么就可以很大程度地避免肠癌的发生。

免疫力降低才是诱发癌症的根本原因

除了基因，抗癌还有一个最为关键的因素，就是人体自身抵抗癌症的能力是否强大。当体内需要的营养齐全的时候，人体就会形成强有力的免疫系统，但是当体内缺少某些营养的时候，整个免疫系统就会存在缺陷。癌细胞是由正常细胞变异而来的，我们身体里随时都会产生，免疫系统正常的人会及时杀灭这些初生癌细胞，因此不会患癌症。一旦某些营养物质缺失，人体也就不能很好地及时找到癌细胞并杀灭它，癌细胞不断地分裂壮大，最终就会形成恶性肿瘤，也就是癌症。

硒元素被称为抗癌先锋，然而这种宝贵的物质在我们的身体里通常只有20毫克，是目前中国人普遍缺失的一种元素。它的缺失很容易造成人体免疫力防线降低，令人难以抵御癌症的侵袭。硒元素的缺乏跟所有癌症的发生都有密切的关系，可是我国有2/3的地区土壤中缺少硒元素，致使大约7亿人口处于缺硒状态。头发出现分叉、老年斑严重、骨节肿大、克山症等症状都是缺硒的表现，而所有人都应该在饮食中注意硒元素的补充。

✚ 专│家│讲│堂

不同癌症基因，自己就能检测

张凯 ⟨ 中国医学科学院肿瘤医院防癌科副主任 ⟩

癌症由基因决定，不同的癌症基因会在人体上显示出不同的特征。除了肠癌基因，还有几种癌症，我们通过观察自己出现的身体特征便能够检测，从而做到提前防备。

角化综合征——预示子宫癌

肠癌基因不但会导致肠癌的发生，而且还会导致另外一种女性高发的癌症——子宫癌。子宫癌是在肠癌的基础上叠加的，也就是说如果女性身体携带这种基因，那么很可能同时患上肠癌、子宫癌两种癌症。

女性子宫癌也会出现一些身体特征。首先是脸颊丘疹，如果脸颊、腮边出现连成片的小突起，就要警惕，并注意和痤疮进行区分。痤疮多发于年轻人，有时候老年人毛囊皮脂腺导管堵塞、细菌感染，也会出现痤疮，痤疮突起的顶部会发白，而且一挤就会出现白色的脂肪；预示癌症基因的丘疹通常是由几个或者十几个特别不明显的小凸起组成的，它们可以形成2~4厘米甚至范围更大的区域，且顶端发硬。

这个特征同时还可能出现在舌头上。我们要观察的是舌底，如果看到舌底有跟舌头一样质地的凸起，就像小肉芽，就要注意警惕。这种凸起和口腔溃疡完全不一样，口腔溃疡会发白，并且会因为溃疡而变得凹陷，而代表癌症基因的凸起和口腔黏膜是一个颜色的，需要仔细分辨。

存在这类癌症基因的人手部表面的皮肤会比普通皮肤要硬，而且很可能会出现龟裂的情况。茧子也是手部常出现的角质化变硬的皮肤，但是茧子是经常摩擦产生

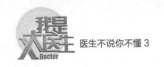

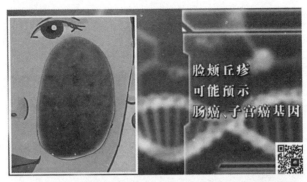

▲ 脸颊丘疹提示可能存在肠癌、子宫癌基因

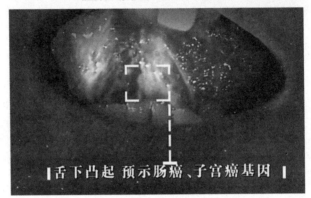

▲ 舌下凸起提示可能存在肠癌、子宫癌基因

的，大多出现在手指根部；而癌症基因造成的角质化则会出现在整个手掌，要注意区分。

　　针对肠癌和子宫癌的基因，我们应在科学治疗的基础上通过辅助增加营养来减少癌症的发生。葫芦素被科学家证实具有抑制肠道癌细胞的作用，它广泛存在于一个我们平时一般不吃的植物部位——黄瓜把。整整一根黄瓜中所有的葫芦素都在黄瓜把中，而且越靠近黄瓜把顶端，含量就越多，千万不可丢弃。水苏碱是一种碱类物质，它能起到利尿消肿、收缩子宫的作用，并且能一定程度地抑制子宫癌的发生。茄子中即含有水苏碱，建议大家购买圆形的紫茄子，因为紫皮茄子含有一种叫茄色苷的物质，它同样具有抗癌作用，另外圆形茄子含维生素E相对多一些，也能起到抗癌作用。

面部长期潮红——胃癌

　　胃癌基因引发的胃部肿瘤非常小，而且基本不会引起胃部不适，所以我们无法通过胃痛来判断。这种恶性肿瘤比其他恶性肿瘤生长缓慢，但是可能在生长5年或者10年后突然爆发，那时再发现可能已经是晚期了，所以我们要学会通过身体特征进行早期判断。

胃癌基因的第一个特征是面部发红。发红的部位一般是两颊，这种变红不会有明显的斑块界限，属于潮红类型，而且有的人皮肤壁较薄，还可以看到明显的毛细血管。有的人，尤其是男性，发红的地方可能集中在鼻子，尤其是鼻头部位。这种发红一般不会出现在脑门上，而随着胃部肿瘤的加重，潮红的部位可能会逐渐扩大，慢慢延伸到胸部。第二个特征是皮肤变粗糙。普通人的皮肤是光滑的，而存在胃癌基因的人全身皮肤会出现一片一片的凸起，并且这种凸起的范围是不规则的，类似荨麻疹。

可以抗胃癌的营养素存在于甜菜头中，叫作甜菜碱，这种物质对于癌细胞有很好的抑制作用。不管是榨汁还是炒着吃，通过摄入甜菜碱可以在一定程度上抑制胃癌的发生，尤其是对有胃癌基因的人，它的抗癌作用最大。挑选甜菜头应该注意两点：第一看形状，直根最好；第二看外皮，皮肉一般为深红色至深紫红色，中间近乎白色者较好。

面部特征现端倪——乳腺癌

乳腺癌是目前女性癌症发病率最高的癌症，而且死亡率也非常高。乳腺癌是一种具有遗传性的基因癌症，携带基因很可能造成70%的患癌概率。乳腺癌可以发生在各个年龄段，小到20多岁，大到70岁的女性都可能发病。

乳腺癌基因导致的两个特征跟我们的长相有着很大的关系。我们可以注意观察侧脸的轮廓，普通人的侧脸，额头、鼻子到嘴唇部位、下巴基本在一条垂直线上，而有些女性鼻子过大，鼻子轮廓线突出，这就是乳腺癌基因的一个典型的特征。还有的女性下巴过小，这也是乳腺癌基因的一个明显的特征。

乳腺癌基因的另一个特征就是蝴蝶斑，即出现在鼻梁和两颊大范围的红色或深褐色斑。因为存在乳腺癌基因的人对阳光比普通人更加敏感，所以稍微多晒太阳就会出现像蝴蝶样子的红色斑痕。蝴蝶斑形成的原因很多，妇女妊娠期反应和某些劣质化妆品的刺激都可能导致，如果排除这些因素，我们突然出现对阳光强烈的高度敏感，那么就要开始注意看自己是不是因为乳腺癌基因才造成了蝴蝶斑的出现。建议到正规医院检查确认，并选择乳腺切除等合适自己的治疗方法，早期进行干预。

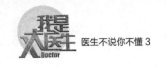

✚ 温｜馨｜提｜示

这些致癌物，每天都可能接触

　　某些"坏"基因可能令癌症"注定"发生，而众所周知，环境因素也是癌症发生的一大诱因。日常生活中存在着许多致癌物，您能够及时分辨并远离吗？

普通炎症何以致癌

　　由于外界有害因素入侵体内，人体内部组织发生炎症的部位会出现细胞坏死，我们的身体会自动启动免疫系统，大量白细胞聚集到炎症处帮助抵御有害因素，这就是"炎症"。当人体免疫系统足够强大时，发炎后便能恢复如初，否则的话，普通炎症会转变为慢性炎症，久而久之，此处细胞就会出现异常增殖，甚至启动癌症基因，发生癌变。

　　引起炎症的最主要原因就是细菌、霉菌、病毒等微生物。EB病毒第一种被发现的致癌病毒，被95%以上的成人所携带。过去认为它只与鼻咽癌、儿童淋巴瘤的发生有密切关系，但是经过近几年的研究，发现它有广谱致癌作用，被列为可能致癌的人类肿瘤病毒之一。这种病毒进入人体后，会经血液循环造成全身性感染，一旦受到不良因素的刺激，有一些病毒携带者就会复发感染，甚至导致癌症。EB病毒的最主要感染途径是唾液传播，因此对年幼的孩子要尽量避免口口喂食，情侣间接吻要注意口腔卫生，家中要定期对餐具器皿进行更换和消毒，这样就可以有效避免EB病毒的传播和被感染了。

　　黄曲霉菌分泌的黄曲霉素也是可怕的致癌物。玉米、食用油这类粮油制品比较容易被黄曲霉素污染，而茶叶发霉，也说明受到了黄曲霉菌污染，不要再喝。挥发油可以防止和减少黄曲霉菌的产生，它是存在于植物中的一类具有芳香气味、可随水蒸气蒸馏出来而又与水不相混溶的挥发性油状成分的总称。我们生活中经常使用的花椒、大料、豆蔻中就富含天然的挥发油，家里刚买回来的大米和面粉除了应该在避光通风、阴凉干燥的地方保存外，还可以将被透气性好的白纱布包裹着的这些香料直接埋在大米里面或者放在面粉表层，这样就可以有效防止和减少黄曲霉菌的产生了。但是挥发油只能够抑制黄曲霉菌生成，却不能消除它，因此已经发霉的米面还是要及时丢弃，不可食用。

小心这些可吸入性致癌物

氡是一种化学元素，通常为无色、无嗅、无味的气体，具有放射性，当被吸入体内后，氡发生衰变的阿尔法粒子可在人的呼吸系统造成辐射损伤，引发肺癌和其他癌症。世界卫生组织把它列为19种主要的环境致癌物质之一，据不完全统计，我国每年因它而致的肺癌为50000例以上，它是在全世界除了吸烟以外最大的肺癌杀手。

日常的住宅中存在三大氡气风险。第一，在地面与墙壁连接处的裂缝、预留电线在墙上钻出的孔洞等处，以及在比较老的房子出现的墙体开裂处，土壤和岩层中存在的氡会顺着这些墙缝渗透到屋内。第二，有些人装修住宅喜欢用大理石或者花岗岩一类的装修材料，显得"高大上"，然而这种石质材料却最容易释出氡。第三，氡气和干冰有一样的特征，就是比较沉，容易聚集在低处。从北京地区的地址断裂带上检测表明，三层以下住房室内氡含量较高，因为地层深处的高浓度氡可以通过地层断裂带进入土壤，再沿着地的裂缝扩散到室内。所以如果是低层的住户，建议多开窗，氡只能通过开窗通风流通散开。

第二类可吸入性致癌物是芳香烃，比如苯、二甲苯这些对人体有害的化合物都属于芳香烃。芳香烃类物质具有很强的致癌性，不仅仅是吸入，长期皮肤接触也会透过皮肤被吸收。很多人夏天常常爱穿"洞洞鞋"，而这种鞋很容易被不法企业在生产过程中添加塑料助剂、染色剂等，导致鞋中邻苯二甲酸酯、多环芳烃、铅、镉等有害物质含量过高，进而影响人体健康。因此买"洞洞鞋"要注意，一定要到正规的商场或超市选购正规厂家生产的合格产品。

胆固醇，摄入过多可促发癌症

过去，科学界并没有过多关注胆固醇对癌症的影响，然而现在已经逐步确认，胆固醇摄入过量不仅仅会导致心脑血管方面的疾病，更会促进多种癌症的发生，特别是增加胃癌和肠癌的发生风险。

动物的脑部是胆固醇含量最高的部位，每100克猪脑中含胆固醇3100毫克左右；而动物内脏也是胆固醇大户，每100克猪肝中含胆固醇300毫克以上。相比之下，鸡胸肉就要好得多，每100克含胆固醇还不到100毫克。而牡蛎等贝壳类海鲜看似健康，却是隐形的胆固醇陷阱，每100克牡蛎中含胆固醇200毫克以上，已经

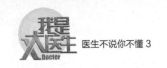

属于高胆固醇食物了，而且贝壳类由于体型比较小，饱腹感形成比较慢，很容易吃多，无形之中就会摄入大量的胆固醇。

✚ 实│用│妙│方

防癌饮食，物以"硒"为贵

硒＋维生素E防胃癌

研究发现，血液中含硒量低的萎缩性胃炎患者癌变的可能性大大增加。硒与维生素E可以在体内携手对付自由基，其中一种如果摄入量不足，另一种马上会继续发挥同样的功能。维生素E主要在细胞膜中防止过氧化物的形成，是第一道保护线；而硒是在整个细胞质中破坏和清除已经形成的过氧化物，是第二道保护线。另外，硒可增强维生素E的抗氧化作用，硒摄入过量时，维生素E又可增加硒的排泄。而且，硒在发挥作用的时候，人体会消耗掉大量的维生素E，这个时候更需要补充维生素E。

植物油中含有维生素E，适合用来炒菜；肉类、鸡蛋、口蘑以及很多蔬菜中都富含硒元素，合理搭配制作菜肴可以很好地辅助预防胃癌。

下面推荐一道植物油炒新派木须肉：

材料

猪肉片，口蘑片，木耳，黄花，黄瓜片，鸡蛋，葱花，姜丝，蒜片，水淀粉，料酒，酱油，盐，胡椒粉。

制作

1.猪肉片过油后捞出，油温三四成热即可。

2.鸡蛋打散并倒入适量温开水，使鸡蛋嫩滑，炒熟后盛出备用。

3.口蘑片、木耳、黄花入水焯熟备用。

4.葱花、姜丝、蒜片爆香，烹料酒，调入适量酱油，再倒入肉片等食材，翻炒后调入适量盐与胡椒粉。

5.出锅前放入黄瓜片，翻炒片刻，再倒一点水淀粉勾芡即可。

硒+维生素E +β –胡萝卜素防乳腺癌

研究显示，体内类胡萝卜素水平位于前五分之一的妇女相对于后五分之一的妇女来说，乳腺癌风险能够降低19%。而硒+维生素E+β-胡萝卜素被称为防癌最强组合，因为它们都是超强抗氧化的元素。给营养缺乏的人群补充若干年硒+维生素E+β-胡萝卜素后，科学家发现在干预结束后15年内，这些人群的消化道肿瘤死亡率得到了有效降低。

胡萝卜素是一种只溶于脂肪、不溶于水的物质，没有脂肪帮忙很难被人体吸收，但这并不能说明胡萝卜就必须用油炒。因为胡萝卜素的吸收发生在小肠中，和锅里放不放油无关。比如我们将胡萝卜蒸熟食用，然后再喝一杯牛奶，或者吃个鸡蛋或者鱼肉，只要保证其他食物中有油，就足够帮助胡萝卜素吸收了。越是颜色鲜艳的水果或蔬菜，越是富含β-胡萝卜素，尤其是橘色水果，可以将它们榨成果汁食用。

下面推荐一道胡萝卜果汁：

材料

胡萝卜，木瓜，芒果。

制作

三种食材分别榨成果汁，每餐加一杯即可。

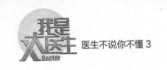

别拿感冒不当病

感冒是众人印象里的"小"病，不吃药也能痊愈。一般认知中的"小"病就是普通感冒，多发于冬季，春天、夏天也可发生；而流行性感冒则是由流感病毒引起的急性呼吸道传染病。对于一些感冒高危人群，比如老人、小孩，以及有慢性病等基础疾病的人来说，容易引起并发症，加重健康危机。感冒可分成不同类型，要分清症状，对症下药。

✚ 健│康│顾│问

▌被忽视的万病之源

悦悦："我们今天要说的这种病，是一种很矛盾的疾病。往大说，它被很多医生称为万病之源，说明很多疾病一定都和它有关系，听上去很严重吧。但是它又非常'小'、非常常见，常见到让大家几乎都对它视而不见。"

栾杰："我知道悦悦说的是什么病了，这种疾病在秋冬季正是高发，甚至可以说是爆发的时候。"

王凯恍然大悟："冬季高发的，那就是心脑血管疾病吧？"

悦悦笑道："这种疾病可比心脑血管疾病要普遍得多，可以说每个人都会得。"

栾杰："是的，如果在秋冬季节这种小病没有得到重视的话，心脏竟然还有可能受到威胁。我碰到过一个案例，那是20年前，曾经有一个女孩因为这种小病来看病，大家都没有很重视，拿了药就回家了，一周以后，这个女孩竟然去世了。其实是因为当时这个女孩的心脏原本就有一些问题，加上那时候的人们对于这种小病并没有像现在这么重视，才造成了如此严重的后果。所以这种容易被大家忽视的小病，对于一些已有心脏病等基础疾病的人来说，还是有很大危险的。"

王凯："我明白了，这种病是感冒吧！是的，感冒本身也许没有那么可怕，但是就是因为人们的忽视，它才会乘虚而入，给人体带来严重的并发症。感冒还可能让糖尿病和肾病加重，还会对肝脏造成损害；尤其是有高血压、冠心病的人，要小心它。"

悦悦："很多人就是因为没有重视感冒，或者是因为治疗的方法不对，最终导致了严重的后果。"

✚ 病 | 理 | 常 | 识

▌感冒竟会引发这么多大病

感冒虽说是每个人都得过的小病，但是它的并发症可以非常严重，也就是因为这个原因，感冒有可能引起很严重的大病。有很大一部分人群都是这个疾病的高危人群，比如4岁以下儿童、60岁以上的老年人、孕妇、肥胖人群，以及慢性呼吸系统疾病、心脑血管疾病、肝硬化、慢性肾衰竭、糖尿病、肿瘤患者等。尤其是这些慢性疾病的患者，不注意的话很有可能因为这小小的疾病而导致可怕的心衰、呼吸衰竭，甚至有失去生命的风险。

其实很多时候，我们并不是不重视感冒，而是治错了感冒，比如吃错了药或者用错了方法，这有可能会让本来不是很严重的感冒发展成非常严重的疾病。日常患了感冒，因为"是药三分毒"，因此人们最常用的缓解感冒的方式甚至不是吃药，而是"发汗"驱寒。比如喝上两碗姜汤或姜糖水，然后裹上厚厚的衣服保暖，或盖上被子睡一大觉，到了第二天感冒症状基本上就可以缓解了。出汗的确可以排毒，但是却不是所有的感冒都适用于这样的缓解、治疗方法。

提到感冒，大家总觉得这都是同一种疾病，但其实感冒也分很多种，尤其是在冬天的时候，我们最常见的感冒有三类：风热感冒、风寒感冒，以及流行性感冒。不同的感冒种类，如果治疗方法错了，那可能延误病情，最终造成整体免疫力的下降。

✚ 专 | 家 | 讲 | 堂

▌这个"小"病，熟悉又陌生

王玉光   首都医科大学附属北京中医医院呼吸科主任

原庆   首都医科大学附属北京中医医院呼吸科副主任医师

流行性感冒

每到冬天都是流感高发的时候，流感也是感冒的一种，但是它是一种非常危险的感冒，很容易引起一些基础疾病的并发症，很多致命的情况都有可能是流感造成的。据统计，心脑血管病患者得了流感以后，死亡率是正常人的50倍；呼吸

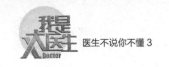

系统疾病患者得流感以后，死亡率是正常人的100倍。因此，老年人、小朋友，以及所有慢性病患者等感冒高危人群就更要注意小心流感。

流感不是喝姜汤、出点汗就能好的，特别是感冒高危人群，一定要注意流感的正确治疗方式，否则容易引起严重后果。首先，高危人群一定要接种流感疫苗，尤其是有基础疾病的人，流感很容易引起这类人群的并发症，所以提前预防很关键。第二，提高自身免疫力，预防流感。可以选择一款预防流感的代茶饮，它需要用到三种药：大青叶、薄荷、甘草，它们在药店都可以买到。三种药材各取3克，热水冲开，当茶饮用，每次一杯，一周2到3次即可。大青叶即板蓝根的叶子，有清热凉血解毒、抗感染抗病毒的作用。这款代茶饮对于预防流感会起到一定的作用，但是如果已经得了流感，就不要靠这个来治疗了。

如果已经得了流感，市面上有一些药物可以用来治疗，但是还是建议最好到医院去检查，因为流感真的比想象的要危险，一定不能轻视。当然，得了流感也不用特别惊慌，因为只要得到重视，它还是一种非常容易治疗的疾病。治疗流感时要用温水送服治疗的药物，然后可以服用一小碗粥，并盖上薄棉被闷出"正汗"。所谓"正汗"，就是相对于病理性出汗来说的，是一种"好"汗。首先，正汗是全身出汗，不是局部出汗；第二，正汗是微汗，不是大汗；第三，持续出汗2～3小时便是正汗。无论是流感还是风热、风寒感冒，只要有正汗发出，就证明疾病要好转了。

流感和普通感冒相比有一定区别，可以帮助我们区分。第一，流感比普通感冒的传染性要更强，发病时往往成片、成区域，一个患者得了，有可能一个病区都会得。第二，流感有一个特定的流行时间，在北方，流感爆发的时间大多在冬季和春季，而在南方则一般是在夏季和冬季，所以冬季是全国流感高发的时间段，一定要注意预防和及时治疗。第三，从数据上来说，普通感冒发热的人并不是很多，但是流感最直接的症状就是高热，发热程度会比普通感冒重很多。另外，流感患者的分泌物也比普通感冒患者的要多。

20世纪以来，全球共发生过5次流感大流行，每次都会造成很多人死亡，历史上著名的"西班牙大流感"导致全球超过五千万人死亡。所以说，对于高危感冒人群，它还是比较危险的，一定要注意防范。而且很多针对流感的特效药在24～48小时内的作用是最佳的，因此患流感后一定要及时到医院接受正规治疗。

流感与普通感冒症状对比

流感	普通感冒
传染性强	传染性相对弱
症状重	症状相对较轻
分泌物多	分泌物少

风热感冒

风热感冒的很多症状都和黄色有关。这类患者的第一个特征要看舌头。患风热感冒后，舌质发红，而舌苔发黄，一眼望去舌苔也较厚。第二，得了风热感冒，得这种感冒的时候流的鼻涕是黄鼻涕，咳嗽出现的痰也多以黄痰为主。另外，这类感冒还容易引起"上火"，也就是喉咙痛，并让患者口渴喜饮，但是往往首先表现出来的就是喉咙痛。喉咙痛是很不舒服的一种症状，这时用温热的淡盐水漱口，仰头咕噜数次后再吐出，这样就可以简单地缓解因为这种感冒而出现的喉咙痛症状了。

风热感冒还有一个特征就是发热，但是这类感冒的发热有自己的特点，就是患者并不怕冷。所以如果患感冒后舌苔发黄，鼻涕发黄，痰也发黄，大部分人最先表现出来的症状呢是喉咙痛、想喝水，自己觉得要发热，但是又不怕冷，那么所患的基本就是风热感冒了。

容易得风热感冒的人具有一个特点，就是手心、脚心都比较热，还爱吃凉性食品，比如喜欢在冬天吃冷饮。另外，容易患风热感冒的人还会经常感觉口干、口苦，睡眠也不是很好，会出现盗汗的情况。风热感冒在天热的时候比较高发，但是又绝对不仅仅发于夏天，冬天也可能会患风热感冒，正是因为这个误区，风热感冒很容易在冬天的时候被忽视，被当作普通感冒对待而延误和加重病情。也就是说，如果感冒后出现了黄鼻涕、黄痰等，此时喝姜汤、捂着被子发汗是没有效果的，而且很有可能会让病情更加严重。

药店里可以治疗感冒的中成药有很多，而针对风热感冒，选药的关键词就是清热、解毒、辛凉、解表。一般出现这八个字的药，就是针对风热感冒的药。另外可看药品成分，如果成分中含有鱼腥草、金银花、板蓝根、连翘等，那么这类感冒药一般也都是针对风热感冒的药。

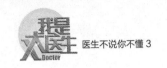
风寒感冒

冬日还有一种高发感冒，就是风寒感冒，它的症状是流清鼻涕，咳嗽出来的痰大都是白色的。而且这类感冒的鼻涕还有一个特点，患者在开始时的症状可能只是鼻塞，喝下一些开水以后，才会开始流清鼻涕。并且和风热感冒的喉咙疼不一样，风寒感冒患者会喉咙发痒，且全身都有可能出现疼痛，比如关节疼、肌肉疼等。得了这种感冒后的一大特点是怕冷，风热感冒的患者不怕冷，但是风寒感冒的患者往往要盖着厚被子才会觉得舒服。风寒感冒患者也发热，但症状并不是很明显，并且通常是低烧，而且患者就算把身体捂在被子中，一般也不会出汗。

忙工作忙得睡不好觉、休息不好、过度劳累的人，在冬天的时候就容易得风寒感冒。另外平时穿戴比较厚，比较怕冷的人也容易患风寒感冒。而冬天时，尤其是在北方，家里的温度都很高，如果突然出门，骤然遇冷，就有可能形成风寒感冒。

祛除风寒，喝姜汤、盖棉被发汗便是比较适合的方式了，这些方式都能够促进感冒好转。另外葱和香菜也是对于预防风寒感冒很有作用的食材，大葱针对风寒感冒有作用的部分是葱白，而香菜对于风寒感冒起作用的部分是叶子，所以风寒感冒前期多吃一些香菜和大葱，对于辅助治疗感冒都是有一定作用的。

购买中成药治疗风寒感冒时，关键词要认准辛温、解表、散寒。另外通过观察药方里面中药的成分也可以进行一个基本的判断，比如成分里有荆芥、防风、麻黄和桂枝等，这些成分一般都是治疗风寒感冒的药物。

小心并发症状

分清不同感冒的症状，记住易感人群的特征，学会选择合适自己的代茶饮，也知道了如何正确地用药，就可以很好地治疗感冒吗？答案却未必。因为有时候，已经感冒了一段时间，虽然原来的症状消失了，却可能出现了别的症状，这其中有些症状就要注意了，它们有可能是感冒恶化，甚至是其他疾病的表现。

如果感冒、发热持续一周以上，一定要到医院做检查，因为这时候往往很有可能有其他的并发症出现了。尤其是流感爆发的时节，如果感冒伴随着剧烈的恶心、呕吐、腹泻，那就要去医院治疗，因为这种疾病很有可能是胃肠型流感，不积极治疗会有危险。如果感冒一周后出现胸闷、心慌、心前区疼痛，也一定要到医院去检查一下，这种情况有可能是心肌炎，严重的话会有生命危险。因为长时间的感冒很有可能会引起细菌的感染，引发其他的疾病，而且一些疾病本身的症状就和感冒相似，如果一直当作感冒来治疗，可能会延误病情。

美国维克森林大学医学院运动医学的专家达里尔·罗森鲍姆总结出了一个"脖子法则"，它能够帮助人们区别什么样的感冒症状需要引起特别注意。"脖子法则"的意思就是：如果感冒症状出现在脖子以上，如鼻塞、喉咙痒、头痛，则说明你的感冒程度比较轻；而一旦出现发热、胸闷、四肢无力等全身症状，则说明你的感冒比较严重，需要去医院做检查比较稳妥。

慎重，治感冒药物要分清

常用药物中也有很多是可以缓解感冒症状的，在平时的选择上容易让人摸不清头绪。其实缓解感冒症状的药物在选择上一定要掌握一个数字，那就是"1"，感冒吃药就吃一种，千万不能多吃，因为药中有的成分可能会互相冲突，因吃了几种感冒药而出现肾衰竭的例子不在少数。

感冒药主要以缓解症状为主，因此根据感冒的不同的症状也可以将药物分成几类，只要记住了这几类药的主要成分，就可以轻松地做出选择。对于流鼻涕的症状，要记清楚一个字，那就是"麻"，它指的就是能够缓解流鼻涕症状的伪麻黄碱。但含有伪麻黄碱成分的药物其实不是所有人都可以吃的，比如高血压、糖尿病、甲亢等疾病的患者就不适合，因为这类药物有可能会升高血压。事实上，以"麻"字为代表的好几种药物，比如氨酚伪麻美芬、美敏伪麻溶液等，高血压、糖尿病患者都要慎重选择。

具有退热功能的药一般都会含有"氨"字和"酚"字，比如对乙酰氨基酚、氨酚黄那敏等。而对于这类药物，消化道溃疡患者要慎用，因为它除了有解热镇痛的功效外，同时也会对胃肠道有刺激，另外肾功能不全的人也最好不要选择。

止咳的药物成分一般带有"美"字，比如右美沙芬等。不过这类药物，肥胖的人、痰多的人、具有呼吸睡眠暂停综合征的人，以及患有慢阻肺的人是不适宜吃的，因为右美沙芬是中枢性镇咳药，它能够减轻咳嗽等症状，抑制咳嗽中枢的反应，但是如果有痰，却因为被抑制而不能排出，则可能会加重病情，甚至会出现窒息危险。和右美沙芬具有相同功能的成分还有愈创木酚甘油醚、可待因，它们虽然没有"美"字，但也是止咳的成分，以上提到的那些人士也不能够服用这些成分。

感冒药中还有一种大家很熟悉的成分，那就是扑尔敏，但这种药物成分能够使服药者嗜睡或产生困倦，所以驾驶员和从事高空作业的人员要慎用。

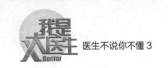

很多人为了让感冒快点好，都是选用几种药物一起吃，其实这种做法是完全没有必要的，记住，治疗感冒选择一种药物就可以了。在此要强调抗生素的使用，很多人一感冒，特别是出现了发热症状的时候就会赶紧服用抗生素，但其实完全不用这样做，一般发热持续时间在三天之内的感冒是不用服用抗生素的。除了抗生素，清热药物如今也有被滥用的趋势，很多人只要感冒就吃清热解毒的药，但是如同本文所介绍的，感冒分为很多种，不是所有感冒都需要清热解读，如果清热药物吃错了，一是会延长感冒的病程，如果长期错误服用，还会使人的抵抗力整体下降，对健康没有好处。

➕ 温｜馨｜提｜示

"祖传"的秘方，一定是对的吗

熏醋只是心理安慰

有一种祖祖辈辈口口相传的预防感冒的方法，大家一直都在用，那就是熏醋。然而事实证明，熏醋不但没有预防感冒的作用，反而有可能伤害我们的身体。用食醋熏蒸法来预防感冒很大程度上是一种心理安慰，大家认为醋里含有醋酸，便觉得醋能消毒、杀菌，其实醋酸只有达到一定浓度时才有消毒、杀菌的作用，但是日常食用的醋中醋酸的含量是非常低的，根本达不到消毒的效果。而熏醋时挥发出来的酸性气体，对于呼吸道的黏膜反而有刺激的作用，熏醋时间过长，会让支气管炎、肺气肿、哮喘等疾病患者的病情发作或加重，严重的甚至会灼伤患者的上呼吸道黏膜。尤其是对于小孩、老人和呼吸道疾病患者等群体，用熏醋方法预防感冒是得不偿失的。

其实要想杀灭流感病毒，只需加热即可。流感病毒不耐热，56℃加热几分钟就可以让它失去致病力。另外常用的一般消毒剂也可以把流感病毒杀死，我们在对物体表面消毒或洗涤时，可以选择千分之一浓度的新洁尔灭。

不可过分迷信口罩

对于感冒的预防来说，口罩的作用不是没有，但是没有人们想的那么大。首先，普通的一次性医用口罩，从功能上来说并不是用来保护佩戴者的，是用来防止佩戴者的飞沫污染他人的，它的纤维孔径较大，微小的感冒病毒颗粒可以轻易穿过去，用来防御感冒病毒并不有效。而纱布口罩往往外形做得很好看，但是预防效果和一次性口罩差不多。目前比较火的N95口罩，它具有一定国际标准，能够过滤掉95%的2.5微米以上的悬浮颗粒物，鉴于感冒病毒颗粒小于2.5微米的并不多，因此这种口罩在正常发挥作用时的确可以阻挡感冒病毒颗粒。

但是感冒的传播途径不只是通过飞沫，所以光靠戴口罩是不能完全预防感冒

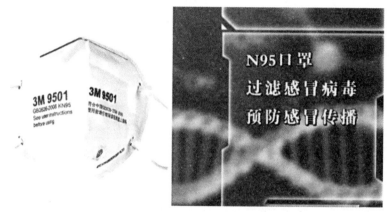

▲ 认准能够预防感冒的 N95 口罩

的。我们的双手也很有可能成为传染感冒的一个重要途径，因此勤洗手也是预防感冒的重要方式。

✚ 实｜用｜妙｜方

有吃有喝，轻松治病

巧拌鱼腥草

鱼腥草对于咽喉不舒服具有很好的疗效，风热感冒在其他症状出现之前一般会有喉咙痛、咳嗽的症状，还有很多人在感冒其他症状都消失以后还是会有咳嗽的症状，这时可以取3克鱼腥草冲泡，代茶饮服用，这可以起到很好的止咳疗效。但是鱼腥草不是所有人都适合服用的，如果是脾胃虚寒的人，比如吃凉食容

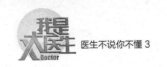
易腹泻者就不建议吃鱼腥草，否则有可能加重腹泻症状。

鱼腥草还可以用来做菜，不过它味道特殊，不是所有人都能接受，此处教给大家一个用鱼腥草制作美味凉菜的好方法。

材料

鱼腥草，鸭掌，彩椒丝，姜末，蒜末，洋葱丝，辣椒酱，盐，白糖。

制作

1.鱼腥草切寸段，鸭掌切宽条。

2.准备彩椒丝、洋葱丝、姜末、蒜末，将它们与鱼腥草和鸭掌一起放入容器中。

3.调入辣椒酱、盐以及白糖，拌匀即可食用。

生姜大枣苏叶茶

预防风寒感冒，有一款好喝的代茶饮可供选择，它要用到的原料是生姜、大枣以及紫苏叶。这三者的共同点是性偏温，对于预防风寒感冒有特别的作用。生姜温中散寒，并且有止咳化痰的作用。大枣补中益气，养血安神，与生姜搭配非常合适。而紫苏叶有散寒、解表、止咳的作用，用来预防风寒感冒的效果是非常好的。

制作

取紫苏叶3克、生姜3克、大枣3克放入杯中，用开水闷泡5~10分钟，观察到大枣微微泡涨开了，即可饮用。

🧑‍⚕️ 血液"不适"，身体就不适

每到季节变换时，人体总会产生些许不适，尤其是到了夏天，燥热难当的温度令人头昏脑涨，提不起精神，但是人们又总觉得这是自然现象，不用理会，也无从改善。但是您可能不知道，时令引起的人体不适并没有那么简单，它或许正在发出警告：是人体的血液出现了意想不到的可怕变化。是的，血液流淌在体内，我们无法有效观察它是否健康。那么人体中可能流淌着哪几类"坏"血，我们又该如何识别、如何防护呢？

➕ 健│康│顾│问

▋春困秋乏夏打盹，这也是病

悦悦无精打采地说："哎呀，最近老是犯困。"

栾杰："你是犯困，我却是肩膀老疼，天天都疼。"

悦悦："栾医生，我们是不是上岁数了？"

栾杰："我是上岁数了，你年纪轻轻的，'岁数'是哪来的？"

王凯："唉，我也不舒服，我最近总是有点头昏脑涨的……"

李建平被逗笑了："你们这都是怎么了，是想说明什么问题？"

悦悦："所谓'春困秋乏夏打盹'，我们到了夏天，总是会犯困、没精神，有这样那样不舒服的感觉。是不是和季节有关啊？"

李建平："悦悦说到点上了，我们在换季的时候总会出现轻微的身体不适，大家可能习以为常了。但是殊不知，这些看似很平常的表现，可能正提示我们：我们的血液出现了问题。"

➕ 病│理│常│识

▋血液异常，难受又危险

实际上，日常生活中很多不起眼的小症状，比如犯困、无精打采、腰酸腿疼等，都可能潜伏着很不简单的血液危机，人体中的血液若是存在着这样几种情

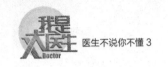

况，身体里可能已经存在着致命的隐患了。

血液缺氧，导致心衰和阿尔茨海默病

'心衰'和'阿尔茨海默病'，这是两种非常可怕的疾病。前者是因为心脏跳不动了，人会因为心脏衰竭而死亡；后者失去了所有的记忆，最终生活不能自理。按照通常的理解，这些应该都是因为血管、大脑出了问题才会导致的疾病。但如果血液发生了缺氧这个特殊的变化，也是会导致这些致命疾病的原因。

总犯困，其实就是大脑缺氧的表现。真的不要小看了缺氧的问题，有些人白天总是哈欠连天，晚上失眠，并且突然发现自己的记忆力不如以前了，甚至有些头痛，这些可能都是发展成阿尔茨海默病的早期表现，而原因则可能就是血液里缺氧导致的。

血小板增多，引发脑梗死

有这样一位患者，因为血栓导致脑梗死而入院。医生在检查的过程中，发现他的血管并没有狭窄，也没有斑块，而且本身的胆固醇水平也并不高，生活中也没有吸烟喝酒的坏习惯，根本就找不到导致他产生血栓的原因。的确，健康的血管，也就是无狭窄、无破损、无斑块的"三无血管"，在正常情况下是不会引发脑梗死的，但是这位患者出现血栓的原因却不在血管上，而是在血液中的血小板上。

血液里的血小板在数量正常的情况下会平稳地漂浮在血液里，当我们出现外伤流血的时候，很快就会自行止血，这就是血小板在起作用。而有些人会出现血流不止的情况，这就说明他血液里的血小板少了。但是如果血液中的血小板变得过多，它们就会在血管里发生聚集，渐渐地形成血栓，这就是导致脑梗死的原因。因此，血液中血小板过少会止不住血，但过多会出现凝血过度的现象，导致血栓形成。

白细胞变质，导致血癌降临

正常情况下，我们的血液里存在着一定量的白细胞，白细胞通常被称为"免疫细胞"，更通俗的说它是身体的"健康卫士"，可以抵抗病菌，保护身体健康。但是一旦这些白细胞突然增多，而且质量发生变化，好的白细胞变成不能抵抗病菌的"坏"白细胞时，那人体就很有可能患上血癌，即白血病。

➕ 专｜家｜讲｜堂

血液"生病"知多少

孟莉 ⟨ 首都医科大学附属北京天坛医院血液科主任医师 ⟩

缺氧的血液

血液缺氧除了会出现头昏脑涨外，还有可能导致身体出现以下症状。

1.手掌苍白

正常情况下，当血液里的氧足够充分时，我们的手掌应该是饱满红润的，但是当血液里的氧不足时，就会出现手掌干瘪、苍白的表现。同时，缺氧的人手的温度还有可能偏凉，即使是在夏天，手也比一般人要凉。

2.指甲暗淡、脆裂

我们将掌心面对自己，然后手自然放松地蜷起来，这样来看指甲的颜色，如果发现自己的指甲颜色苍白、暗淡，没有血色，说明身体里的血液一定是缺氧的。另外血里氧不足的人的指甲较脆，容易出现断裂，这是血液缺氧的另一个表现。

3.足踝肿胀

如果血液中氧气少了，造成一定程度的右心衰竭，那么由于静脉血液不能顺利回流，就会引起静脉内压力升高，令体液漏出进入组织间隙，引起脚踝浮肿。

4.运动后心率快，容易累

大家可以自行做个测试：用比平时走路时稍微快一点儿的速度走1分钟，如果明显感觉很累，这就是血液缺氧的非常典型症状。很多人以为上了年纪，爬了楼梯或是走了远路后感觉累是正常的，但其实这很有可能是血液缺氧导致的。

血液缺氧造成的脑损伤非常可怕，因为脑组织本身几乎没有任何供能物质储备，全部依靠脑血液循环带来新鲜氧气，从而维持生存和正常生理功能的执行。所以脑组织耐受缺氧的能力最低。大脑的慢性轻度缺氧即可引发困倦、注意力分散、记忆力降低等症状，如果得不到及时的氧气补充，严重时就会出现意识障碍、惊厥、昏睡或昏迷，甚至是死亡。

血液中红细胞减少会造成心衰。血液中的红细胞主要功能就是运输氧气，如果红细胞减少，为了防止身体的各个脏器缺氧，心脏就会加倍工作，保证供血的充足。而心脏长时间加速跳动，渐渐地会导致心脏变大，最终使心脏衰竭。除此

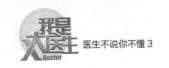

之外，如果红细胞的质量发生了变化，一个健康的红细胞变得干瘪、变形，它的载氧量就会降低，携带这些不健康红细胞的血液即使是流到身体的各个部位，依然会出现器官缺氧的情况，可能会导致大脑缺氧、肾脏衰竭、肝脏衰竭等不可逆损伤。所以血液中有足够、健康的红细胞至关重要。

红细胞之所以会变得干瘪、携氧量之所以会降低，是因为其中的血红蛋白遭到了减少或破坏。血红蛋白是血液中专门负责运载氧气的蛋白质，但它会受到自由基的氧化破坏，造成携氧能力降低。而超氧化物歧化酶是一种新型酶制剂，它是天然的还原剂，能够还原被氧化的血红蛋白，对抗自由基，被视为生命科技中最具神奇魔力的酶、人体内的垃圾清道夫。

能够补充超氧化物歧化酶的食物有无花果，它的超氧化物歧化酶含量十分丰富，可以起到抗氧化、抵抗自由基破坏、延缓血红蛋白变干瘪的作用，可让血红蛋白承载更多的氧气。此外还有一种食物——刺梨，它是产自贵州的一种天然果子，同样含有丰富的超氧化物歧化酶。这两种食物如果吃不到鲜的，也可以购买晒干后的干果食用，经常吃一些无花果干、刺梨干，对延缓红细胞的衰老很有帮助。

血小板增多的血液

如果生活中的轻微磕碰容易导致皮肤淤斑，经常牙龈肿痛、自发牙龈出血，以及鼻腔流血，那么这样的人可能是体内凝血系统出现了问题——血小板增多了。血小板增多症患者起病缓慢，出现的症状不一，轻度患者会出现头晕、乏力现象，较为严重的患者会有出血、血栓形成等症状，多数患者都会出现肢体血管栓塞导致的手足麻木、疼痛，乃至坏疽。其中80%的血小板增多症患者还会有中度脾肿大。出现这些症状一定要去看医生，让医生判断是因为感染、结核还是肿瘤，然后进行正规的药物治疗。

能够辅助治疗血小板增多症的物质首先是水杨酸。土豆与西红柿里含有水杨酸，所以土豆片、西红柿片敷脸可以祛痘美容；而水杨酸还是阿司匹林中用来抗血小板聚集的成分，因此食用土豆与西红柿具有抵抗血小板聚集成血栓的功效。

要想最大限度地获得土豆中的水杨酸，食用土豆的方式也有讲究。土豆越完整，其中水杨酸的流失越少，越能够预防血小板增多症，因此食用土豆时最好切大块，不要进行长时间浸泡、加热等过度加工。完整的土豆蒸食，是最大程度留存土豆中营养物质的食用方式。

白细胞变质的血液

准妈妈钟女士刚刚怀孕25周，但是全家人却要求她打掉肚子里的宝宝。这是因为在一次例行产检中，医生发现钟女士血液中的白细胞正在急剧增加，达到8万，比正常值高出了20倍。经过进一步检查，确认准妈妈钟女士得的正是致命疾病——血癌。在这种情况下生产，母子都保下来且平安的机会只有20%，然而面对仅剩3个月的生命极限，面对如此艰难的抉择，钟女士毅然决心舍命产子……

白血病俗称血癌，它令这位伟大的准妈妈付出了沉重的代价。白血病分为急性白血病与慢性白血病，慢性白血病病程更长，而急性白血病起病突然，更为凶险。而如果我们能通过一些早期症状提前判断，可能就不用面对残忍的生命抉择了。

1.淋巴结肿大

颌下、颈部、锁骨上、腋下、腹股沟等处是淋巴结聚集的地方，这些淋巴结平时是摸不到的，但是如果不明原因地，这些淋巴结出现肿大得像小包块一样的症状，则可能预示着白血病的到来。肿大的淋巴结一般质地软或呈中等硬度，摸起来比较韧，表面光滑无压痛。

2.骨痛

我们知道关节痛、肌肉痛，但是白血病的症状却是骨头痛。白血病来袭的一个非常明显的症状是胸骨的压痛，稍碰一下可能都会疼痛难忍。另外白血病病变还会浸润骨膜，甚至关节，因此会造成肩、肘、髋、膝关节等处出现隐痛。

3.眼球突出，视力减退

急性白血病细胞可浸润眼眶、泪腺及眼底等，会导致出现眼球突出、视物重影、视力减退的症状。

➕ 温｜馨｜提｜示

可怕血癌，生活中来

染发等于"吸毒"

都说"染一次发，伤一次肾"，而染发还会导致血癌。染发剂中含有一种致癌化合物——苯。苯是世界卫生组织认定的导致白血病的污染物，它极易挥发，吸入人体后可通过血液循环抵达骨髓，敏感体质人群长期接触苯，会造成造血干

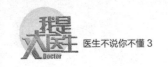

细胞基因突变，最终导致白血病。苯是脂溶性的，所以还可以通过皮肤大量吸收，造成中毒。因此可谓"染一次发，吸一次毒"。

现在市面上能买到的各种染发剂，其包装上的成分表中几乎都标注含有"对苯二胺"或"苯二胺类"物质。它们是一级致敏物，也是潜在致癌物质。"对苯二胺"在染发剂中起到渗透的作用，使之更容易上色，同时可以让颜色在头发上保持更长时间。因此染的颜色保持时间长并不是好事，相反可能是其中的苯二胺成分更多的原因，因此而吸入的毒素也就越多。

对于想遮盖白头发的人来说，黑色染发剂危害最大，因为黑色染发剂中含有的有害化学成分苯二胺类物质和重金属盐最多。数据显示，白发人群患肾衰竭、肾功能不足等恶性疾病的概率较常人高出20倍之多，其中的一个重要原因就是染发。而对于追求时尚的年轻人来说，颜色越浅的染发剂危害越大。因为其染发原理是将原来的黑头发先氧化褪色，后重新上色，存在一个用化学物质氧化的过程，而染的颜色越浅，氧化程度越高，相应地，人体接触的化学成分就会越多，对肾脏、血液等损害也就越大。因此应尽量选择正规品牌的染发产品，并且尽量不要高频次、过度染发。

"偶氮染料"——颜色越艳越致命

除了染发，颜色鲜艳的床单也可能含有致命成分。"偶氮染料"是纺织品印染工艺中运用最广泛的合成染料，"偶氮染料"本身没什么伤害，只是它当中含有可溶性的成分，与人体的皮肤或汗液接触后，在人体自身酶的作用下产生致癌物芳香胺，这种物质会在人体内扩散，可能诱发癌症。而根据相关规定，纺织品类的可分解芳香胺染料不能超过20mg/kg，否则会对人体产生致癌隐患。"偶氮染料"价格便宜，成本低廉，因此一般情况下，价格越便宜、颜色越鲜艳的床单越有可能含有这种有害的染料。

想要判断床品中是否含有这种物质，我们可以看商品标签中的"执行标准"这一项。纺织品一共分为A、B、C三类，直接接触皮肤而且最适合儿童的必须是B类以上，除此之外都是C类。选择此类产品时，生产者名称、地址、产品名称、产品规格、纤维含量、洗涤方法、产品标准编号、质量等级（分为优等品、一等品、合格品）、合格证等这些标识都是缺一不可的。正规的品牌公司都会详细列出这些标识，而在网上购买的大多没有明确说明，需谨慎入手。到目前为止，还没有明确定论说明使用哪种洗涤用品可以完全清除"偶氮染料"，因此建议在购买的时候就要避免把这种物质带回家。

商品名称	XX四件套		
货号	106632 106631		
规格	被套200*230cm 床单240*248cm 中枕套48*74cm（1.5m床）		
	被套200*240cm 床单270*248cm 中枕套48*74cm（1.8m床）		
执行标准	Q/TIZY 3GB 18401 B类	产品等级	合格品
重量	产品净重：2520g 带包装：3370g（1.5m床）		
	产品净重：2820g 带包装：3440g（1.8m床）		
面料	A版：涤棉提花68D*40S 173*105	工艺	活性印花
	B版：全棉斜纹 40S*40S 120*70		
成分	被面：45%聚酯纤维55%棉（花边除外） 被面拼：100%棉		
	被里：100%棉		

▲识别床单上的"偶氮染料"

除了纺织品，彩色吸管也可能含有这种染料。彩色吸管的检测报告显示，市面上近一半的彩色吸管产品都含有"偶氮染料"，可使免疫力低下的人士致病，如果经常用它来喝饮品，那么体内可能已经隐藏导致血癌的危险。购买吸管时要"一看、二闻、三挑选"。一看：尽量选择透明无色的吸管，色彩艳丽的吸管中添加染料会有很多。如果只有彩色吸管可供选择，那么可以将吸管对准灯光查看管壁是否均匀无杂质，有杂质的可能是采用劣质塑料制成的。二闻：闻一闻是否有浓烈的塑料味，如果塑料味很大，就要警惕这个吸管可能不安全。三挑选：很多家庭喜欢买一包吸管放在家中备用，那么在选择整包的吸管时要认准包装上的QS标识。吸管产品的包装应有明显的标志，如产品批号、材质、规格、生产日期和地址等，购买正规的吸管会安全很多。

"偶氮染料"还会被用在一些皮革制品中，主要的作用是提高亮度，鞋油起的正是这个作用，所以鞋油里肯定也含有"偶氮染料"。因此建议尽量少用鞋油，在用的时候尽量避免和皮肤接触。

杀虫剂——消灭害虫，伤害自己

临床结论表明，杀虫剂会增加人体患白血病等癌症的概率。这是因为杀虫剂中含有一些有毒化学物质，会破坏人体细胞的基因物质，这些受损细胞如果没能自我修复，或出现异常修复，就会像"定时炸弹"般残存于机体中，在感冒、长

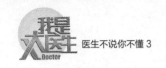

期疲劳等免疫力低下的情况下，或在促癌因素存在的情况下，这些细胞开始疯狂复制，成为癌症病灶。如果癌症病灶碰巧发生在血液系统，就有可能导致白血病。而且杀虫剂对人体的毒副作用是一个慢性过程，其影响可能要经过十年或几十年才会表现出来。杀虫剂会在屋中留下残留物，所以用完了杀虫剂之后，一定要好好清洗一下会接触到，甚至是会入口的物品。

✚ 实│用│妙│方

▌"补"血美食

薏米银耳补血汤

材料

薏米、银耳、红糖适量，桂圆肉、红枣、莲子各少许。

制作

1.将薏米、莲子、桂圆肉、红枣洗净浸泡；银耳泡发，洗净，撕成小朵，备用。

2.汤锅上火倒入水，下入薏米、水发银耳、莲子、桂圆肉、红枣煲至熟。

3.调入红糖搅匀即可。

胡萝卜炒猪肝

猪肝含丰富的铁质、蛋白质、维生素A、卵磷脂和微量元素，是理想的补血佳品，对儿童的智力发育和身体发育有促进作用，还可以保护眼睛，维持正常视力，有防止眼睛干涩、疲劳的作用。

材料

猪肝200克，胡萝卜150克，青椒、红椒、葱、姜、蒜各15克，盐5克，鸡精3克，料酒3毫升，食用油适量。

制作

1.猪肝洗净后切成薄片；胡萝卜洗净去皮切片，青椒、红椒、姜、蒜切片，葱切段备用。

2.炒锅上火，倒入食用油烧热，下葱片、姜片、蒜片炒香，再放入胡萝卜片翻炒。倒入约50克的水量烧沸，放入盐、料酒、鸡精调好味。

3.放入猪肝片、青椒片、红椒片翻炒至断生即可起锅。

特殊"心病"，皆因大脑出状况

我们听说过抑郁、焦虑，自己也可能经历过心情不好、暴躁、烦闷等坏情绪，但是心理因素也能致癌，这么可怕的事实您又是否知道呢？焦虑、抑郁等日常中很可能出现的情绪也预示着不小的问题，如果不加以留意，便会朝着患癌性格发展。而心中生出这么多情绪病，背后的原因竟然是因为大脑出了问题，这究竟是怎么回事？

✚ 健 | 康 | 顾 | 问

查不出问题的古怪"心脏病"

李建平："四个月前，一位62岁的女性患者来到我的诊室，说自己不舒服，难受，甚至疼痛难忍。"

悦悦："心脏难受吗？那确实得找您去看。检查结果呢？"

李建平："她给我形容了感受，胸口憋闷，有时候还会疼痛，非常像冠心病心绞痛的症状，于是我给她做了与心脏相关的全面检查，结果一切正常。"

王凯："那会不会是肺部的问题呢？"

李建平："所以我建议她到其他科去看看，可是两个月后，她又来找我，让我再好好检查一下心脏，因为她开始严重失眠，有时一次要吃5～6片安定才能睡着，而且还会早醒，半夜睡不着的她只能在房间里走来走去。而她坚持认为是心脏的问题。"

栾杰："我猜她也不愿意这样，只是身体上的不适让她没法控制自己吧。"

李建平："没错，她其实也不愿意这样，但这个病让她心情非常不好，心烦、担心自己的身体，总是唉声叹气、愁眉苦脸的。我再次给她做了检查，可是心脏仍然没发现问题。又过了两个月，她又来了，我没想到在短短四个月里，她竟然迅速消瘦了10千克！她说自己的身体垮了，连站起来的力气都没有，没几天可活了。就在第三次来找我看病的两周前，她一次性服用了30片阿普唑仑及10余片头孢自杀，家人及时发现了才脱险；但是没过多久，她又突然用发卡将左手腕割伤，企图再次自杀……"

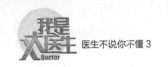

悦悦："太可怕了！为什么会这样，她的问题到底是不是出在心脏上啊？"

到场专家杨甫德："这个患者真不是心脏病，而是她的大脑出了问题。"

✚ 病｜理｜常｜识

大脑也有"非常时期"

人类的大脑对躯体发出的指令不一定都是正确可信的，当它受到外界干扰，或者发生病变，就可能发出错误的指令，从而引发人体出现生理和心理双方面的问题。上文那位女患者之所以会出现心脏病的症状，甚至失眠、自杀，都是源于她的大脑发出了错误的指令。

大脑内的某些结构中存在一些物质，如5-羟色胺、多巴胺等，能够使人产生快乐的情绪，如果这些化学物质的浓度降低，大脑负责情绪的区域就会发生异常，人的内在心理和外部生理都会发生变化，比如心情、精力、记忆力等都会受到影响。准确地说，造成这位女患者患病的原因其实是一种特殊的更年期——大脑更年期症状，她的大脑中正是缺少了能让人快乐的重要化学物质，大脑更年期症状严重而不自知，所以才会发展到自杀。

据研究显示，60岁人群与30岁人群相比，大脑中5-羟色胺特异受体的数目已减少了60%，也就是说，抑郁情绪随年龄增长而产生的可能性很大。女性比男性更容易进入大脑更年期，因为女性大脑合成5-羟色胺的速率仅是男性的一半，这点可有助于解释为何女性更容易产生抑郁情绪。男女大脑的思考模式也与我们祖先的生存模式有关：男人自古是单任务、单线程的思考模式——只负责出去打猎；而女人是多任务、多线程的思考模式——要带孩子、做家务、照顾邻里关系等，因此女性会比男性想得更多。所以偏"女性思考模式"的大脑更容易进入大脑更年期。有趣的是，并不是男人就拥有百分之百的男性大脑，女人就拥有百分之百的女性大脑，所以不只是女性，男性同样要引起注意，尤其是长期一起生活，性格趋向一致的夫妻更应该注意。有一个测试可以帮助我们提前关注自己的大脑情况，叫作"大脑老不老，20秒知道"，单腿站立，抬起另一条腿举在身体前方，并睁着眼睛，尝试保持20秒以上。在单脚站立过程中表现出平衡困难的人应该额外注意，因为这可能预示着大脑罹患疾病和出现认知衰退的风险提高了。

✚ 专│家│讲│堂

自画像看出心理隐疾

杨甫德 〈 北京回龙观医院院长 〉

　　下图是一幅16岁男孩画的自画像，然而画画的孩子后来竟吞食了橡皮、铅笔头、图钉企图自杀，幸亏发现及时，被周围人救起。其实这是一幅一个人在高度抑郁状态下所作的自画像，画中人的脸部很小，但是口部很大，像在痛苦地呐喊，这种情绪的表现暗示着作画人随时都有自杀的可能。画里早就透露了很多抑郁、焦虑的信息，可是他的家人并没有看出来，险些酿成了惨剧。

　　自画像是一个人内心世界的投射，从中可以看出作画人的内心情绪，继而判断他是不是已经进入了"大脑更年期"。"大脑更年期"大概能总结为三种心理表现，大家可以拿起笔为自己画一幅自画像，对照看自己是否已经出现了危险的"大脑更年期"状态。

焦虑让心"感冒"

　　如下面那幅自画像所示，画中人好像要爆炸的头发、凶狠的眼神，这些都预

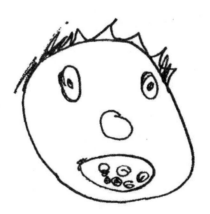

▲ 16 岁男孩自画像暗藏抑郁信息

示着作画人状态不稳定，是大脑处于更年期的一种状态，叫作"心感冒"。和生理感冒的打喷嚏、流鼻涕一样，心"感冒"引发的外在行为也特别多。心"感冒"的人会带有一种病态的焦虑情绪，这种焦虑是大脑更年期的第一个阶段。大

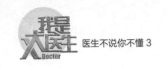
部分人处于这种情绪时会产生失眠、头晕、肚子不舒服、心悸等不好的躯体反应，相对应的，不耐烦、烦躁、易怒等情绪也会随之而来，如果不加以控制，很有可能会导致自杀等严重后果。

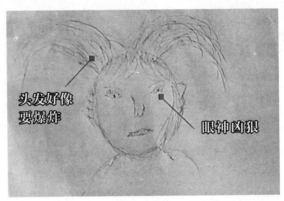

▲ 预示着心"感冒"的自画像

除了自画像，还有一个小测试可以测出"心感冒"。两人面对面，互相注视对方的眼睛50秒，不可以躲闪，然后看着对方肯定地做1分钟自我介绍。"心感冒"的人无法完成这个测试，因为病态的焦虑情绪会在这个游戏中被放大，导致他们不敢看别人的眼睛。焦虑是担心，是预感有不好的事情要发生，是一种异常情绪，严重的时候，临床上称为焦虑症。

人与人之间，一个信息的传递要靠7％的语言＋38％的语音＋55％的非语言。也就是说，单纯的语言沟通能达到的沟通目的只有7%，结合语气、语调可以把沟通效率提高到38%，结合语言和眼神进行沟通却可以实现55%的沟通。这就说明，一个人的心理问题是可以通过很多肢体语言表现出来的。焦虑情绪会让肢体出现很多不协调的小动作，通过以下三个方面的自查，则可以判断这个人是否已经进入大脑更年期了。

1.眼神

焦虑的人眼神是慌乱的，抑郁的人眼神是深邃的、忧郁的，痴呆的人目光是呆滞的，意识不清的人眼神是游离的、茫然的，内心紧张、说谎的人眼神是躲闪的。当我们感到兴奋、烦乱、紧张或忧虑时，我们眼睛眨动的频率就会提高；当我们放松下来时，它又会恢复常态。一般来说，与人交流时不一定要长时间直接对视，反而偶尔对视一下，说明你在关注对方才比较正常，并且看对方面部的下

2/3会让双方都感觉自然。但如果眼神总是慌乱飘移，则可能说明这个人正处在焦虑状态。

2."不安腿"

研究显示，坐立时，当一个人的脚部动作从左右轻摇转向上下踢动时，说明这个人一定看到或听到了消极或不高兴的事情，让他对周围事物的反馈是消极的，恨不得一脚把它踢开。有趣的是，这种行为完全是一种自觉行为，大多数人都意识不到。这些动作叫作安慰行为，它们是人感到焦虑时大脑发出的安慰指令下的动作。安慰行为的类型很多，与个人习惯爱好、基准行为等密切相关。例如，有压力时人通常会轻轻按摩一下颈部、摸一摸脸或玩弄一下头发，这些动作完全是自发的，是我们的大脑发出的信息：现在请安慰一下我吧。于是我们的手就会立即采取行动，帮助大脑放松。如果感到压力的人是一位吸烟者，他抽的烟会更多；如果这个人在嚼口香糖，这一刻就会嚼得更快。所有这些安慰行为都能满足大脑的安慰要求。

3."不安手"

手部动作也能直接反应情绪。拇指相对、其余手指交叠，轻松搭于腿上，或者呈现出一种尖塔式的手势，这都是非常具有自信力的动作；而手指交叉攥在一起却是一种常见的受压或焦虑状态下做出的动作。

遇到重大事件或变化时，人们的手指会交叉紧扣，这是感觉到压力或低度自信的表现，是一种全世界认可的安慰行为。随着手指紧扣的力度加大，手指的颜色也可能会发生变化，局部区域甚至会变白。这种行为暗示事情变得更糟了。

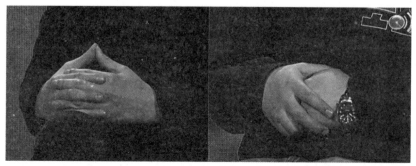

▲ 自信手（左）与不安手（右）示意图

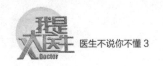

抑郁让心"发热"

"大脑更年期"的第二种情绪是抑郁，它会让人的心"发热"。人一发热就"蔫"了，浑身疼、没精神，心"发热"时也是这样，会让人成为没兴趣、没情绪、没劲的"三无人士"，食欲减退，性欲也下降，失眠，不自信，而且经常伴随疼痛。这类人群的自画像画面很可能很小，并且使用过多的下垂线条。

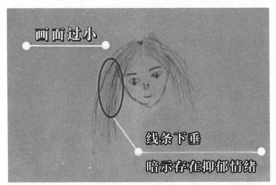

▲ 提示着心"发热"的自画像

抑郁情绪和焦虑相反，不会像焦虑之人那样产生暴躁、慌乱等多动行为，抑郁人士通常表现为情绪持续低下、兴趣减退、特别容易累等症状。当人持续产生病态抑郁情绪后，反应力和注意力都会开始逐渐下降，有的人甚至连一分钟都没办法集中。

"舒尔特方格"是全世界著名且通用的注意力测试和训练方法，它是在一张方形卡片上画上 1厘米 × 1厘米的16个方格，格子内任意填写上阿拉伯数字1~16，不可重复。测试时，被测者要用手指按 1 ~ 16 的顺序依次指出其位置，所用时间越短，说明注意力水平越高。16个方格用时标准就是16秒，如果测试完成的时间比16秒要慢，说明被测者注意力可能会有问题，如果比30秒还要慢，那就更要引起重视了。

反应能力可以通过弹手指来测试。研究发现，弹手指的速度能说明反应力，被测者要在10秒内尽可能快地弹动手指，然后统计次数，弹得越多说明反应越快。我们可以将手放在桌上，手心向下，其他手指不动，用食指敲击桌面，敲击速度越快，反应能力越强。这是因为人的反应速度与大脑中的髓鞘含量有很大关系，髓鞘含量越多，神经传导速度越快，弹指速度也就越快。

"老好人"，忍出"心癌"

"大脑更年期"的第三个阶段，也是最可怕的阶段，就是会让人的心理患上无形的"癌"，如果这种"心癌"扩散到身体各处，我们的躯体就可能患上有形的癌。据统计，有1/3的癌症是由"心"而生的，而至少有40%的癌症患者死于心理因素，包括孤独、恐惧、绝望、极度悲哀等情绪。中国也有调查资料表明，许多癌症患者发病前半年有较大精神刺激，其比率超过50%。如果不及时调整，大脑更年期的前两种表现都会往第三种转变，导致人转变成"患癌性格"，患癌性格是指精神及心理方面出现严重问题，并不能直接致癌，但它往往以一种慢性的、持续性的刺激来影响机体的免疫力，增加癌症的发生率。这类人的自画像是一个比较懦弱、收敛的全身像，手臂紧贴身体呈蜷缩状，头部微微下垂，表现了此类人凡事闷在心里，不表达、不宣泄的性格。

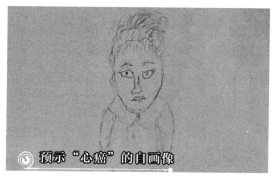

预示"心癌"的自画像

▲ 预示着"心癌"的自画像

具有"患癌性格"的人，外在好似"老好人"一个，对谁都很客气、友好，不懂拒绝，不愿意和人发生冲突，但其实内心比谁都焦虑烦闷。通过以下这张图就可以看出每个人的心情。

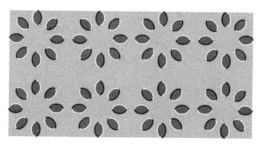

▲ 心情测试图

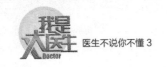

心里越烦闷的人，上图中的小花转得就会越快。美国曾经以此图作为犯罪嫌疑人的心理测试图，他看到的图片是高速旋转的，而大部分的老人和儿童看到的这幅图片则是静止的。大家可以为自己做一下测试，看自己的心理承受力有多大。

造成心患癌的情绪因素就是"忍"，专业上称为回避情绪。这个问题放着不管慢慢就会变成大问题，比如拿乳腺癌来说，当人出现抑郁、沮丧情绪时，会促使体内皮质类固醇激素分泌过剩，血液中的T淋巴细胞明显减少，免疫功能下降。而围绝经期妇女体内激素的不稳定状态使她们常常脾气急躁、易怒、情绪紧张、抑郁焦虑，免疫力因此大大降低，如果不良情绪持续半年以上，其患乳腺癌的概率则大大提高。隐忍的性格发展到极致，就会引发内分泌紊乱，进而导致疾病发生，比如高血压、高脂血症、冠心病等。

✚ 温│馨│提│示

别做让大脑讨厌的事

一心别多用

"一手画圆，一手画方"是武侠小说中的情节，现实中几乎没有人不经过训练就可以完成，这是因为大脑胜任不了单通道多任务的工作。所以很多人一边做着报表，一边听着音乐，偶尔还刷一下微博，间或被提醒收到新的邮件……你可能觉得这样同时处理几个任务效率高，但却苦了你的大脑，因为它其实不能同时处理这些意识层面上的任务，必须在这些任务之间一项一项地切换。这就好比一个人同时接听了几个电话，看似他同时拿着几个电话，但事情还得一件一件地说，和第一个人说完切换到第二个人，再回到第一个人时还要想想刚才说到哪了。大脑也是如此，在几个任务之间切换是对大脑短时记忆的考验，时间长了，大脑就会累坏了。

互联网夺取大脑休息时间

研究发现，互联网、多媒体在很大程度上缩短了人们的注意力，如今人们的注意力平均每分钟会切换7次。也就是说，我们本来应该集中的注意力总是被分散地用到各处。而过多的刺激加重了大脑认知资源的负荷，让大脑一直处在一个无法平静的情境之中。以前看看电视就休息了，而现在的人却在平板电脑、电视、手机朋友圈之间来回转换，脑子根本停不下来，时间长了也会造成不好的后果。

"宅"在家，大脑退化

大脑是全身耗氧量最大的器官，占人体总耗氧量的1/4，也就是说每吸进一口气，1/4都要给脑子。如果长期闷在家中，而屋中氧气少，不运动的身体氧气循环也慢，那么大脑就要因缺氧而"抑郁"了。

可以这么说，从前人类的大脑一直过着颠沛流离的生活，是它们驾驭着人类祖先在动物界中以并不强壮的身体走出非洲，走遍世界的每一个角落。为了生存，曾经的人类每天平均要行走20千米。甚至有学者认为人类大脑之所以进化得比其他动物聪明，就是因为人类在不停地运动、行走中不断地解决问题。运动对大脑的好处非常明显，它使得更多新鲜血液携带着大量氧气通过大脑，给予大脑丰富的滋养。同时运动可以刺激脑源性神经营养因子，促进大脑神经元的生长。所以经常"宅"在家中不动，大脑就要因不运动而荒废了。

✚ 实 | 用 | 妙 | 方

快乐地吃，吃出快乐

能让大脑快乐的神经递质有5-羟色胺、内啡肽、多巴胺、肾上腺素，它们都能从食物里获得。

红枣杏仁乳

研究发现，维生素C能对抗自由基，保护神经细胞，体内维生素C含量增多，认知能力就会提高。作为一种强抗氧化剂，维生素E如果和维生素C联合起来，在延缓"大脑更年期"上的效果能加倍。美国哈佛大学一项涉及8万名护士的研究显示，饮食中维生素E和维生素C高的人群，不易患认知障碍症。

红枣是维生素C含量排名前三的食物，杏仁中维生素E含量也很丰富，二者搭配制作饮品，早起喝一杯，可以营养大脑一整天。

材料

杏仁，红枣，蜂蜜。

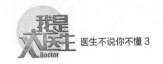
制作

1. 将50克杏仁放入开水中煮1～2分钟，捞出去皮。

2.红枣2个，去核切碎。

3.将杏仁和红枣放入搅拌器中，倒入4杯水，搅拌至乳状，调入适量蜂蜜即可。

花豆燕麦粥

色氨酸在体内可以转化成为5-羟色胺，而B族维生素有助于促使这个转化过程，因此平时用富含色氨酸的花豆搭配富含B族维生素的燕麦来熬粥就再合适不过了。

材料

花豆，燕麦，大米。

制作

1.将花豆与燕麦提前一夜泡发。

2.锅中放入水，再放入大米，以及泡好的花豆和燕麦。

3.熬煮30分钟即可。

提示

花豆：燕麦：大米：水=1：1：3：30

核桃三文鱼

连接大脑神经元的神经纤维有一层髓鞘，"掌管"着信息传递，ω-3脂肪酸是它的最爱。因此多吃深海鱼、鱼油、核桃、南瓜子等富含ω-3脂肪酸的食物，就能营养大脑神经，提高注意力和记忆力。

材料

三文鱼，核桃。

制作

1.三文鱼块两面煎一下，时间不要过长。

2.核桃仁剥出，稍稍掰碎，撒于三文鱼上即可食用。

07
CHAPTER

美味虽好，
食之有道

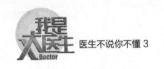

医生不说你不懂 3

🐧 绕开胆固醇，"蛋"定享健康

　　鸡蛋是最常见的日常食物之一，它营养全面，做法多样，单独食用亦可，还能够作为制作各种菜肴的好搭档，家家户户都离不开。但是"三高"等疾病患者往往害怕吃鸡蛋，认为鸡蛋中的胆固醇会对自己的健康造成进一步伤害，这是真的吗？怎么吃鸡蛋能最大程度地降低胆固醇危害，又不造成营养的浪费呢？另外，鸡蛋人人都买，可是怎么挑选、怎么储存呢？这些细节您都知道吗？

✚ 健│康│顾│问

▎吃蛋，要营养不要危险

　　悦悦惊讶地看着王凯："王医生，你怎么还做上兼职了？卖的这是什么啊？"

　　王凯："今天呀，我是'导蛋'专家！"

　　悦悦："你还导弹专家，你咋不上天呢？"

　　王凯："我这是引导大家怎么吃蛋，不是发射的导弹！"

　　郑哲："我看出来了，这是王凯的新副业。我看你卖的蛋种类还不少啊。"

　　王凯："前一阵我专门针对蛋做了一个深入的研究，发现这个蛋简直就是人间至宝，灵丹妙药啊。"

　　李建平："这个确实是，蛋类富含的营养元素和人体的很像，号称是全营养餐。"

　　悦悦："行了行了，别说得这么玄乎。你的副业思路就有问题啊，蛋对身体并没有那么好嘛，因为有胆固醇啊，吃多了，胆固醇会升高的。胆固醇高带来的危险不用我给你解释吧，王医生？"

　　李建平："也的确是有这个问题，很多叔叔阿姨都很介意蛋中的胆固醇，还有好多人把蛋黄扔了，只吃蛋清。"

　　王凯据理力争："但是真的是这样的吗？我今天就要给蛋正名，我要证明胆固醇是安全的！"

✚ 病│理│常│识

▌被"冤枉"的胆固醇

很多人一见到蛋类就自动联想到胆固醇，觉得自己的健康都是被蛋"连累"的，可这样认为是不对的，而且胆固醇也长期受到了"冤枉"。人体缺少胆固醇会导致一系列健康问题。若血清胆固醇含量偏低，血管壁会变得脆弱，有可能引起脑出血。国外的一些研究也显示，胆固醇水平过低可能影响人的心理健康，造成性格改变，也可能使某些恶性肿瘤的发生风险增加。

人们总说胆固醇会破坏血管内皮细胞，其实真正搞破坏的是一种叫作"低密度脂蛋白胆固醇"的"坏"胆固醇，它是胆固醇受到氧化后生成的。当血管内皮受到伤害时，身体会输送白细胞试图消灭"坏"胆固醇，但白细胞碰到"坏"胆固醇的时候也会停滞不动，且很快会被挤满而变成脂质细胞。当脂质细胞不断聚集、附着在动脉血管壁上，血管壁上的脂质斑块就会不断变厚、变硬，血管不仅逐渐变窄，动脉硬化也开始形成了。所以胆固醇本身并不可怕，只有在被氧化后，才成为了破坏血管的"坏"胆固醇。也就是说，鸡蛋中的脂肪、胆固醇和蛋白质，没有受到氧化之前，原本对人体并没有明显害处，但是经过不当烹调之后，脂肪、胆固醇被氧化，并生成糖化蛋白产物，对人体健康就可能产生潜在影响。特别是身体在代谢能力下降之后，无法及时处理这些不利成分，很可能会因此而成为致病隐患。

最容易让蛋黄氧化的烹饪方式之一就是炒鸡蛋。蛋黄本身有一层膜，外面还有蛋清保护，很难受到氧化，但炒鸡蛋要把这层膜打破，又要高温烹饪，这就造成了严重的胆固醇氧化。一个解决方法就是用白酒来炒鸡蛋，酱香型的高度白酒最好，一般2~3个鸡蛋，加入一瓶盖的白酒就可以。白酒不仅具有抗氧化能力，而且这样做可以将鸡蛋炒得更嫩，不容易造成因鸡蛋变老而难以消化的情况。

✚ 专│家│讲│堂

▌你的厨房决定鸡蛋的品质

高玉霞 ⟨ 中国医学科学院整形外科医院副主任营养师 ⟩

蛋类是优质食品，只是有些错误做法，让我们生生将它们变成了厨房中的

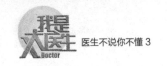

"坏蛋"。除了不当烹饪生成氧化胆固醇，还有一些做法也浪费了鸡蛋原本的优质营养，带来了不良的后果。

诱发疾病的大"坏蛋"

过煮的鸡蛋诱发肠癌

煮鸡蛋是我们最常吃的，这种做法可以最大程度地防止鸡蛋氧化，保留其中的营养。但如果鸡蛋煮得过长、过老，问题就来了。

经长时间煮过的鸡蛋被剥开后，我们会看到外面有一层发绿的物质。这是因为鸡蛋蛋白质中含蛋氨酸，长时间加热后分解出硫化物，硫化物与蛋黄中的铁元素反应后就会生成硫化铁和硫化亚铁，这就是那层绿色物质。这样的鸡蛋很难被消化，会堆积在肠道，当蛋白质在肠道堆积时间过长时，没有完全分解的蛋白质就会开始发酵，释放氨类、甲酚、硫化氢等毒素，这些毒素通过肠壁进入肠息肉，从而诱发癌症的发生。

正确的煮鸡蛋方法是：凉水放鸡蛋，煮5分钟关火，再盖盖闷两分钟即可。按正确方法做出的白煮蛋中所含的蛋白质易被身体吸收，也不会让消化系统感觉到压力；并且白煮蛋可以起到补铁的作用，可以预防和治疗缺铁性贫血。

被细菌感染的毛鸡蛋

毛鸡蛋是夜市中备受人们喜爱的食物，但是它的坏处却超乎想象。毛鸡蛋就是受精蛋在孵化的14~21天内，由于温湿度或细菌和寄生虫感染造成的死鸡胎，本身便是一种没有成功完成孵化的鸡蛋，再加上不可能像鲜鸡蛋那样被卫生地存放，由此可以想象里面会有多少细菌。这种鸡胚蛋里几乎100%含有病菌，如大肠杆菌、葡萄球菌、伤寒杆菌、变形杆菌等，食用这种不新鲜的鸡胚蛋很容易发生中毒，引发痢疾、伤寒、肝炎等疾病。

很多说法说毛鸡蛋营养高、特别温补，实际上鸡蛋自身所含的微量元素、糖类和维生素等营养成分，在孵化过程中绝大多数都已在胚胎发育时被消耗掉了，即使能存留一点营养成分也无法与鲜蛋相比。而且毛鸡蛋中含有雌激素、孕激素等生理活性物质，青少年常吃还会造成内分泌失调，引起性早熟。

其实不只是毛鸡蛋，鲜鸡蛋生吃也可能引起食物中毒。鸡蛋表面往往附着沙门菌，在打鸡蛋时可能污染到蛋清，吃生鸡蛋不仅仅吃进了这些细菌，而且许多营养物质未经过适当加热和变性处理，不容易被胃肠吸收和消化，这样就白白地浪费了。生鸡蛋在经过肠道时易发酵变质，还可以转化为亚硝基化合物，是一种常见的致癌物质。而鸡蛋煮熟后食用，这些细菌其实经过充分加热处理后很容易就会被消灭，因此不会有任何问题。所以吃毛鸡蛋与生鸡蛋有害无益，不建议食用。

糖水蛋变凝血蛋

人在感到饿的时候，第一时间应该补充的营养物质是蛋白质而非碳水化合物，因此鸡蛋是比饼干更健康的零食——既不制造太多热量，又能为身体提供营养。而且营养学家发现，鸡蛋中氨基酸的比例与人体极为接近，因此被称之为氨基酸"黄金比例"。但是如果用糖水煮鸡蛋，鸡蛋中的蛋白质和糖会发生"美拉德反应"，"美拉德反应"其实是含蛋白质食品在加工中普遍发生的一种反应。它的前提是食品同时存在蛋白质和糖类物质，它会导致食物产生褐色物质，同时也释放出浓浓的香气。面包、饼干、蛋糕表面的美丽褐色，烤肉表面上的诱人红色，食品油炸之后的淡褐色等，这些厨房中与美味相联系的颜色都是"美拉德反应"的杰作。但是糖水煮鸡蛋中的"美拉德反应"却会产生"果糖基赖氨酸"，它会进一步分解，造成赖氨酸和游离氨基酸的损失。果糖基赖氨酸具有凝血的作用，如果太过量食用甚至还可造成中毒。

要享用安全的糖水蛋，我们可以换一种做法。先打散鸡蛋并煮成蛋花，然后放入红糖，搅拌均匀即可。因为"美拉德反应"是在高温中发生的，如果先把鸡蛋打散煮好，最后再加入糖，就可以避免反应的发生。

"坏蛋"之王——虎皮蛋

虎皮蛋是经常吃到的，很多人炖肉时也喜欢放几个虎皮蛋进去。但是虎皮蛋吃不好却是致命的蛋，因为它是炸出来的。一般煎、炸、烤等烹调方式都会使温度达到180℃～300℃，高温不仅破坏营养素，还可能让食物中的蛋白质、脂肪和碳水化合物发生异变，产生有害人体的物质。鸡蛋全身都是蛋白质，蛋白质类食物遇高温很容易产生致癌的杂环胺类物质。油炸之后还会让鸡蛋变得难以消化，更加剧蛋白质的堆积，从而导致癌症的发生。

用对方法变"好蛋"

鸡蛋羹保护血管

我们都知道鸡蛋中的胆固醇会通过肠道被吸收，但鸡蛋中还有一种物质——卵磷脂，它可以让肠道减少胆固醇的吸收。卵磷脂进入血液后，可以使被吸收的胆固

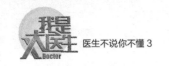

醇颗粒变小，变小的胆固醇颗粒不易在血管壁沉积，从而让动脉粥样硬化不容易发生。除卵磷脂以外，一个鸡蛋里几乎具有人体需要的所有营养物质。

鸡蛋羹是蛋黄、蛋清一起食用的好方法，它高蛋白、高钙，保存了鸡蛋中所有的健康物质。推荐用牛奶代替水去做鸡蛋羹，这样不仅增加了蛋白质的含量，而且钙质也增加了。对于一些老年人来说，这样的方式比煮鸡蛋更好。

鸡蛋膜抚平创伤

煮鸡蛋外面的一层膜，中医称之为"凤凰衣"，其实也就是蛋壳内膜。它是高度胶原化的纤维结缔组织，由致密的、表面平行的纤维组织组成，是一种良好的天然生物性敷料。对于一些烫伤或者表面的炎症，敷上凤凰衣能为创面提供一层新的保持膜和屏障，使创面暂时封闭，减少水分蒸发及污染、感染的机会，使皮肤的自然愈合过程不受干扰，让愈合后的创面光滑平整，减少瘢痕形成。它对于一些溃疡也会有一定治疗作用。

凤凰衣一定要用生的，获得它也有好方法。鸡蛋壳的主要成分是碳酸钙，酸性物质就可以软化它。用白醋完全浸泡一颗生鸡蛋，约48小时候捞出，轻轻揉搓就能剥下蛋壳，这样就能得到凤凰衣了。将凤凰衣洗干净再使用，最好用酒精浸泡一下，可以避免细菌的污染，这样就可以作为"天然创可贴"使用了。

除了鸡蛋膜，蛋清对于皮肤干裂、嘴唇干裂也有很大好处。我们要先将煮熟的蛋清打碎，再加入水和蜂蜜并搅匀，这样就可以得到自制润肤膏了。

咸鸭蛋能补血

众所周知，补血就是补铁，鸭蛋的铁含量就非常高。实际上，除了蛋白质、维生素含量略少于鸡蛋外，鸭蛋的很多其他营养成分大大超过鸡蛋。以每100克的营养含量计算，鸭蛋含的磷与鸡蛋相等，其余的钙、铁、镁、钾、钠等含量均多于鸡蛋。

有人认为咸鸭蛋的蛋黄中含有大量油脂，其实这也是个误区。生鸭蛋黄中的脂肪由于与蛋白质结合在一起，看不出含有油脂，而腌制时间久了蛋白质会变性，并与脂肪分离，脂肪聚集在一起就成了蛋黄油，因此咸鸭蛋出油是腌好的标志。鸭蛋黄中的油其实是卵黄素和胡萝卜素，还有一部分蛋黄本身的脂肪，但鸭蛋黄中的脂肪以单不饱和脂肪酸为主，其中一半以上正是橄榄油当中的主要成分——油酸，所以鸭蛋里的油完全是健康油脂。

通常，100克咸鸭蛋中含盐量大概在8毫克左右，比较高，而且很多咸鸭蛋存在化学添加剂的问题，所以自制最安全。咸鸭蛋里面的盐主要集中在蛋清里面，我们有方法可以将其中的盐去掉，做出比普通咸鸭蛋盐分降低1/3的低盐咸鸭蛋。将2500毫升清水、250克盐、10颗鸭蛋、20毫升白酒放在同一器皿中，腌制25天左右取出，再将腌好的咸鸭蛋放入清水中浸泡10天，就可以去除蛋清中过量的盐了。把按此方法腌好的咸鸭蛋煮熟，即可享用健康低盐咸鸭蛋。

✚ 温｜馨｜提｜示

告诉你一些有关的鸡蛋常识

鸡蛋吃几个？

煮鸡蛋虽健康，也不可吃多。人体内的胆固醇主要有两个来源：一是内源性的，占70%，由肝脏合成；二是外源性的，占30%，来自膳食。如果外源摄入过多，肝脏合成的就会自动减少。反过来，如果吃进来的胆固醇过少，肝脏又会自动拼命地制造，这也是为什么一些长期吃素食、膳食胆固醇摄入很低的人也可能出现血胆固醇增高的情况。所以在一般情况下，二者保持动态平衡是最好的状态。

对于血脂正常的健康人，每日进食一个完整的鸡蛋是合理且有益的。已经患有高脂血症，特别是高胆固醇血症的人也可以吃鸡蛋，但考虑到风险因素，主张隔日吃一个煮鸡蛋，相当于每日吃半个鸡蛋。

鸡蛋怎么挑？

市面"概念蛋"大揭秘

现在的市场上充斥着生态蛋、土鸡蛋、初生蛋、高钙蛋、富硒蛋之类的"概念蛋"，而实际上，它们就是通过在鸡所食用的饲料中增加不同成分，令鸡所产下的蛋带有不同风味及元素的鸡蛋。然而鸡吃了含有某种特定元素的饲料，产下的蛋中该种元素的含量却并不会有显著增加，也就是说不管什么蛋，其实差别都非常少。

迄今为止，国内尚没有任何关于鸡蛋的命名及分级标准，鸡蛋的品类只有一个，就是鲜蛋。我们通常会把吃天然饲料长大的本地土鸡所产的鸡蛋称为农家蛋或者是土鸡蛋，但是所谓的土鸡蛋或者柴鸡蛋的营养含量并不见得比普通鲜蛋高多少，柴鸡蛋的蛋白质含量甚至比普通鸡蛋的还低。因为饲养的鸡每天饮食充

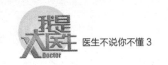

足，饲料中营养足够，而土鸡则饥一顿饱一顿的，吃的东西也没有统一的质量标准，如果饲养者给鸡吃发霉的粮食，霉菌也可能会跑到鸡的体内，那么这种鸡产下的蛋可能也会带有霉菌。因此土鸡蛋、柴鸡蛋绝不代表安全系数高。

不迷信红皮蛋

很多人迷信鸡蛋皮的颜色，认为红皮鸡蛋营养价值高，这是一种错误的想法。其实红皮蛋与白皮蛋，无论是从品质上还是从营养成分上看，区别都不大。在鸡饲料中增加一种叫卵壳卟啉的物质，就可以使鸡蛋壳的外表变红，这种物质对于鸡蛋的内部成分并不会有任何影响。所以蛋壳的颜色并不会直接影响鸡蛋的营养成分。但是蛋壳的颜色和储藏时间有关系，白壳蛋皮稍微薄一点。所以如果想放时间长一点就买红壳的，放的时间短一点就买白壳的。

滑、臭、轻，都不新鲜

很多人买鸡蛋习惯挑选光滑、油亮的，不喜欢摸上去粗糙的，其实这也是个误区。鸡蛋摸上去糙，是因为一个鸡蛋上约有7000多个小气孔，鸡蛋孵化成小鸡的时候，壳内的胚胎要通过这些气孔呼吸空气，如果没有这些气孔，鸡蛋就没法呼吸了。而长时间放置的鸡蛋的气孔会消失，表面会变得光滑，虽然看着挺好，但反而是不新鲜的表现。

还有一种挑选心理，认为带有一股鸡屎味的鸡蛋肯定是刚下下来的，绝对新鲜、原生态，但是这个思路也有问题。鸡蛋从农场运输到我们能买到的地方，通常要走很长的时间，如果买到的时候还带着鸡屎味，这只能反映出该农场饲养的卫生条件极其不好。鸡蛋上面都是毛气孔，和鸡屎等脏物一起放久了，会方便细菌的进入。如果要闻，可以用嘴向蛋壳上轻轻呵一口热气，然后用鼻子嗅其气味，优质鲜蛋带有轻微的生石灰味，可绝对不是鸡屎味。

鸡蛋有一定重量，如果手掂重量轻，蛋与蛋相互碰击发出嘎嘎声(孵化蛋)、空空声(水花蛋)，手握蛋摇动时有晃荡声，那么这些都是不好的蛋。优质的鲜蛋要挑选沉的，晃一晃没有声音。可以准备一缸水，将鸡蛋放进去测试，越往下沉的越新鲜，沉到底下的才是最新鲜的鸡蛋。

鸡蛋怎么存？

鸡蛋不能存放在温度太低的地方，温度太低会把鸡蛋冻裂。所以冰箱里放鸡蛋的位置通常都在门上，就是怕冰箱温度过低。常温下，鸡蛋放在大米里可具有一定保鲜的作用。因为大米的粉末或多或少会进入到蛋壳的空隙中，从而相对地堵塞了细菌进入鸡蛋内部的通道。而且放在大米里，能为鸡蛋提供相对于外面环境更为干燥和低温的环境，细菌类在这种条件下比较难以快速繁殖，再将鸡蛋和米一起放在阴凉通风的地方，鸡蛋就不容易变质了。

不管用哪种方式进行鸡蛋保鲜，都应该将鸡蛋大的那头朝上、小的那头向下摆放。因为鸡蛋要呼吸，如果将鸡蛋大的那头，也就是呼吸气室的那一端向下，呼吸作用就会变差，其新鲜度就会降低。另外大的那头朝上存放，还能使新鲜鸡蛋的蛋白有效固定住蛋黄，从而不容易形成"贴壳蛋"或者"靠黄蛋"，延长了蛋类的保鲜期。

最后，买回去的鸡蛋一定不要清洗，因为蛋壳外面有一层膜，可以保证空气通过又能够抵御细菌，将膜洗掉后，鸡蛋将完全暴露于空气中，这样反而会加速它的变质。

➕ 实 | 用 | 妙 | 方

制服头号大"坏蛋"

草头虎皮蛋

前面提到，虎皮蛋好吃，但含有致癌物，但是如果有了好做法与好食材搭配，我们就可以放心享用美味了。三叶草又叫草头或金花菜，一般江浙地区吃得比较多，它的钙含量甚至高过牛奶，每100克三叶草的钙含量可达到300毫克。人体补充了足够的钙质，就能减少致癌物对身体的不良作用。

材料

虎皮蛋，草头，姜末，蒜末，红甜椒块，食醋，海鲜酱。

制作

1.虎皮蛋放入食醋中煮20分钟，然后捞出，切两半后摆盘。

2.姜末、蒜末、红甜椒块下锅翻炒，放入海鲜酱炒制成海鲜酱浇汁，淋在虎皮蛋上。

3.草头焯水，捞出后摆盘即可。

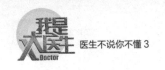

"膳食宝塔"有变，当心吃错十年

俗话说，病从口入，吃对了，就可以保证我们的营养摄入全面，降低罹患各类疾病的风险；但是如果一直遵循着错误的饮食方式，疾病可就要悄悄找上我们了。《中国居民膳食指南（2016）》是根据营养学原则，结合我国国情制定的，旨在教育人民群众平衡膳食，合理摄入营养。膳食宝塔每10年才更新一次，而每一个10年间都可能有很多饮食方案得到调整与改善，如果我们的膳食知识不跟着更新，那可以说这10年间的饮食都吃错了。

✛ 健│康│顾│问

▌"膳食宝塔"，你及时更新了吗

悦悦看着一旁的膳食宝塔说："这个《中国居民膳食指南（2016）》是我们国家在2016年最新公布的，一个最新的膳食宝塔新鲜出炉了。不过我有好多好多的问题，都是关于这个膳食宝塔的。"

栾杰："为什么呢？"

悦悦："因为我作为一个养生达人，苦心钻研膳食宝塔三个月，可从数值上看，根本变化就不大！但是，我给一位很厉害的营养专家打电话后才知道，原来这十年才更新一次的膳食宝塔，其中有三层发生了革命性的变化！这三层的变化不仅与我们的生活息息相关，还与我们的生命关系紧密，如果你不了解，不跟着更新，可能就会患上致命性的疾病。"

李建平："其实悦悦说的，用6个字就可以总结：'吃对了，不生病'，或者'吃错了，就得病'。"

王凯："李医生说得特别对，而且得病得的都是很可怕的病。"

悦悦："很可怕的病，那肯定会有癌症吧，还有心血管疾病也非常可怕。那么吃得不对，到底会不会得这些疾病呢？还有这个膳食宝塔变化最大的三层又都是哪些食品？这三层又隐藏着哪些误区呢？"

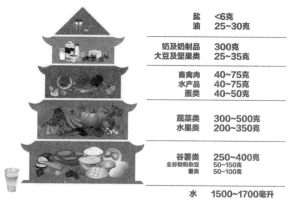

▲ 中国居民平衡膳食宝塔（2016）

✚ 病│理│常│识

▌主食过量与肿瘤的关系

一位56岁的女性，刚刚退休不久，5年前她患上糖尿病，一直服用降糖药；而近三年，她的血压也升高了，开始服用降压药。前不久体检时，她又被诊断为卵巢癌，于是只得做手术切除。为什么严重的大病接二连三地找上她？原因就出在她的饮食上。

这位女士的一日三餐多食用葱油饼、面饼、面条、米饭、小米粥、面片汤等，搭配的多是豆腐、青菜等食物，看上去清淡健康，其实主食摄入量过多了。通常，主食吃得过多的人都会拥有一种"腹型肥胖"的体型。

主食就是碳水化合物，摄入的量得当会转化为糖，在小肠中完全被吸收，而如果主食摄入过多，身体内的糖分会供过于求，多出的糖分会进入肝脏，合成一些氨基酸，以及脂肪。过多的脂肪除了会在皮下蓄积以外，还会蓄积在我们的肝脏、腹腔大网膜和肠系膜，因此，当体检抽血后，被检查出甘油三酯高时，一定不是吃肉导致的，而是主食吃多了。

碳水化合物进入细胞后会进行无氧酵解，而肿瘤细胞的生长发育正是需要无氧酵解来获得能量。因此人身体里的碳水化合物越多，肿瘤细胞就会获得更多能量，碳水化合物可以说是肿瘤细胞的口粮。另外碳水化合物摄入过多本身就会转化为脂肪，造成脂肪代谢紊乱和激素代谢异常，从而诱发肿瘤。

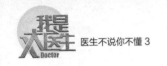

➕ 专｜家｜讲｜堂

快记住这三层膳食大变革

夏萌 ⟨首都医科大学附属北京安贞医院临床营养科行政副主任⟩

神奇的新主食

十年前的膳食宝塔中，主食一层包含有米面、杂粮、豆类，而2016年最新更新的膳食宝塔则要求我们加入一些更有"生命力"的新主食。

《中国居民膳食指南（2016）》特别强调：薯类，也就是根茎类主食要占到每天主食的一半。每天应摄入谷薯类食物250～400克，其中全谷物和杂豆类50～150克，薯类50～100克。因为如今的米面都精细化了，精细化的粮食使居民会过多摄入碳水化合物，导致甘油三酯升高和肥胖，所以精细化粮食要减半，并加入新主食成员。

1.土豆

吃土豆不仅不会导致发胖，而且还能减肥。土豆的碳水化合物含量仅是米面的四分之一，而且土豆含有抗性淀粉，可使碳水化合物吸收速度减慢，对于糖尿病患者和减肥的人来说是非常有效的降糖降脂主食。据国际粮农组织在1990年的统计，人体必需的维生素C有90%来自蔬菜，但是蔬菜中的维生素C在中式烹饪过程中会流失，而土豆作为主食能补充现有主食产品中维生素A和维生素C的空白。土豆的维生素C含量是苹果的10倍，钾含量是香蕉的4倍，而且土豆富含的蛋白接近动物蛋白，更有利于人体吸收。2011年，国际空间站长期考察组在空间站进行了土豆种植实验，不仅是照顾航天员的饮食习惯，更是缘于宇航员们的健康需要。而在最受世界营养医生推崇的地中海饮食食谱中，土豆就是主食，根本没有米饭的存在。

2.红薯

日本国立癌症预防研究所的一项研究结果指出，红薯是超级抗癌的食物。这主要归功于红薯含有的一种特殊成分：脱氢表雄酮。这种激素可以防癌，并且延缓衰老。美国科学家的研究也发现，这种成分对于预防乳腺癌和结肠癌尤其有效。而且，红薯里的维生素C相对其他水果和蔬菜而言不怕水，活性也更强。

红心的红薯β-胡萝卜素、维生素C、硒含量很高，而钠很低，是最好的红

薯。紫薯蛋白质和矿物质含量很高，比如钾、铜、锌、铁、锰、镁、钙等都很丰
富，此外还富含花青素。

3.莲藕

出乎很多人的意料，其实莲藕也是一种非常健康的主食。莲藕也是根茎类，
清热去火，而且特别适合糖尿病患者，莲藕里的莲藕多糖有降糖作用，糖尿病患
者可以把莲藕加入主食中。

4.山药、南瓜

山药与南瓜也是两种新主食，首先，南瓜适合体质弱的老年人，因为它补钙、
又补铁，营养成分较全,营养价值也较高。嫩南瓜中维生素C及葡萄糖含量比老南
瓜丰富，老南瓜的钙、铁、胡萝卜素含量则较高。对于糖尿病患者来说，南瓜升
血糖的能力较弱，从升糖指数来看，米面都较高，南瓜则为中升糖指数粮食，山
药则属于低升糖指数的粮食。另外，山药、南瓜的膳食纤维也丰富，非常适合成
为糖尿病患者和减肥人士的主食。

适量吃些红肉

红肉主要指的是外观呈红色的肉，例如猪肉、羊肉、牛肉等等。过去20年间，
从心脏病到癌症，红肉不断被谴责为各种疾病的诱因。而最新的营养研究发现，没
有不好的食物,只有不好的膳食结构。红肉作为人体多种必需营养物质的重要来源
之一,在健康膳食中可以占据一席之地。不吃红肉，就会出现如下案例中的健康问
题。

中国沿海的一个小渔村曾被怪病笼罩，这里的人早出晚归，以打鱼为生。可
有一天，一个渔民出海打鱼的时候头晕，失足掉进海里，再也没有回来。以后村
里又有部分人陆续出现面色苍白、身体羸弱等症状，而且村中的小孩子眼白还泛
着蓝光。又过了一段时间，村里有部分青壮年竟然还患上了消化系统肿瘤。这被
病魔"诅咒的"村庄，自然也和不当的饮食习惯有关。

以打鱼为生的村民自然顿顿饭都离不开鱼，早餐多食咸菜、粥、煎鱼，午餐
为炖鱼、蔬菜、米饭、鱼汤，晚餐则是蔬菜、红烧鱼、主食等。而正是只吃水
产、不食肉类的吃法导致整个村子的村民疾病缠身，因为这会使人体缺乏铁元
素。我们先来看铁元素缺乏可能出现的症状。

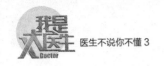

1.体温低

家人之间可以相互触碰手臂测试，如果手臂比较凉，则可能就是缺乏铁元素引起的症状。这种症状好发于女性，叫妇女冷感症，缺铁女性的体温较正常妇女低，产热量比正常的少13%，新陈代谢也比正常人低。

2. 指甲呈匙形、变白

指甲若出现了这些情况：特别平、中间还凹进去，像个匙羹一样的形状，那就是缺乏铁元素的表现。如果看不出来，还可以按压一下指甲，若指甲很白，不呈现粉色，也是症状之一。

3.孩子的眼白变蓝

一般亚洲人的眼白应该是灰白色的，但是如果有一天你在自然阳光下可以观察到家中孩子的眼白变成浅蓝色，那么则可能就是缺乏铁元素所致的。

长期缺铁性贫血对身体的危害非常大，因为血液中含有大量的血红蛋白，输送氧气到各个组织器官，严重的贫血可使血红蛋白含量和生理活性大大降低，引起氧携带明显不足，从而导致大脑严重缺氧，出现眩晕、昏迷的情况，严重者则会出现休克甚至是死亡的情况。

10年前的《中国居民膳食指南》中建议每日摄入禽畜肉50～75克，水产品75克～100克；而最新的《中国居民膳食指南（2016）》建议每日摄入禽畜肉40～75克，两者大约持平，但水产品摄入量下降到40～75克。鱼肉中的铁元素含量极低，为每100克0.8毫克，可以忽略不计。如果以鱼类完全代替红肉，会导致体内铁元素极度缺乏。还有的说法是菠菜补血，菠菜含铁量的确多，但是草酸含量也多，植物中存在的植酸、草酸、鞣酸等可与铁形成不溶性的铁盐，从而阻止铁元素的吸收，所以补铁还是要靠动物性食品，如红肉。

肉类吃得过少还会伤害血管。健康的血管富有弹性，这种弹性需要瘦肉中的蛋白质来维持。如果是少吃或不吃肉的人，血管中会严重缺乏血管弹力蛋白，导致血管弹性差，稍不注意就会爆裂，形成脑梗死或心肌梗死。人体脉压差即是高压减去低压的差值，脉压差越大，说明血管越脆，越危险。

一天的饮食中，摄入150克，也就是手掌心那么大的鱼和肉是必不可少的，特别是有心血管疾病的人。最好的肉是四条腿动物的精瘦肉，牛、羊、猪都可以，当然也要有鱼肉一起搭配。如果是运动量大的人，相应的动物蛋白摄入还要增多。

大部分的中国人吃错了蔬菜

《中国居民膳食指南（2016）》建议每日食用500克蔬菜，和10年前持平。量没有变，但是95.3%的中国人每天从蔬菜中摄入的营养量只占标准摄入量的四分之一，问题就出在蔬菜的颜色上。新版的《中国居民膳食指南（2016）》做出了改变，每日摄入的蔬菜中，深色蔬菜要占到总量的一半。因为深色蔬菜中的营养物质普遍比浅色蔬菜含量要高，就拿西蓝花为例，其维生素含量是普通白色菜花的88倍。

深色蔬菜中，首选还是绿色蔬菜，且颜色越深越好。比如较深色的芹菜叶子，它的胡萝卜素含量是浅色芹菜茎的6倍。排名第二的深色蔬菜是紫色类蔬菜，如洋葱、紫甘蓝等。排名第三的颜色是黄色，黄色的胡萝卜就比红色的胡萝卜营养价值高，而且其中含有红色胡萝卜没有的抗癌物质——黄碱素。小西红柿、柿子椒等也建议吃黄色的。排名第四的颜色是红色，如西红柿、辣椒等。而白色的蔬菜，相对来说，营养价值是比较低的，排在最后。记住，一天500克的蔬菜中必须有一半是深色蔬菜，比如绿色、紫色、白色蔬菜搭配着吃才对。

✚ 温│馨│提│示

▌认清深色蔬菜里的"伪君子"

我们把深色蔬菜按照颜色分了五类，并排了序，第一绿色，第二紫色，第三黄色，第四红色，第五白色。然而光看外皮可不够，要小心蔬菜中的"伪君子"——用深色外皮伪装成深色蔬菜。

第一号"伪君子"是冬瓜，它外表看上去是绿色的，但是切开冬瓜，里面其实是白色的，而冬瓜的确只吃瓜肉不吃皮，因此它不是深色蔬菜，而是白色蔬菜。同样的道理，第二、第三号"伪君子"分别是黄瓜和茄子，它们削皮后果肉的颜色都比外皮要浅很多，也就不能算深色蔬菜了。因此要认准判断深色蔬菜的窍门，就是不认外皮，认果肉。

有些人不敢买深色蔬菜是因为一个原因——带颜色的蔬菜会洗出一些色素，往往让人分不清是否是不良商家往里打入了色素。比如紫甘蓝一洗就洗出紫色，而苋菜一煮水就会变红，但其实不用担心，因为这些颜色都是天然的色素，与生

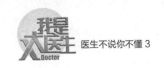
俱来就存在于这些蔬菜中。之所以会洗出不同的颜色，是因为每一种颜色都代表着该种蔬菜富含的营养，绿色的是镁，红色的是铁，紫色是花青素，而橘黄色是胡萝卜素和维生素K，正是有了这些元素才使得深色蔬菜呈现出不同的颜色。

深色蔬菜最好的烹饪方式是焯水。我们常说生吃蔬菜能将营养素保留得更好，但这指的只是维生素C，而深色蔬菜里面含有一种叫作植物化合物的抗癌元素，这种物质一定要加热了才能被释放出来。用水焯一下深色蔬菜，不仅能使蔬菜的植物细胞壁软化，通透性增大，促进植物化合物溶出，有效提高人体的吸收率；而且加热烹饪也可以提高深绿色和黄色蔬菜中维生素K和类胡萝卜素的利用率。

✚ 实｜用｜妙｜方

"宝塔"更新，菜谱也翻新

吃主食，别只知道米面了！

黄金主食——双薯饼

`材料`

土豆，紫薯，葱丝，鸡蛋，面粉，泡打粉，盐，鸡精，胡椒粉，食用油。

`制作`

1.土豆、紫薯，去皮后擦成丝，混合在一起。

2.将葱丝放入薯丝中，加入少许盐、鸡精、胡椒粉，拌匀。

3.打入两个鸡蛋，加入适量面粉、少许泡打粉，拌匀。

4.锅中倒入少许油，油热后将拌好的薯丝放入锅中并摊开成圆饼，两面煎至金黄色即可。

莲藕焖饭

`材料`

莲藕丁，大米（二者比例为1∶1），葱末，姜末，料酒，老抽，生抽，浓缩鸡汁，食用油。

制作

　　1.莲藕去皮切丁。

　　2.锅中下薄油，下葱末、姜末爆香，下入莲藕丁，调入少许料酒、老抽、生抽及浓缩鸡汁并煸炒均匀，再倒入足够煮熟米饭的水，煮至开锅。

　　3.将大米和煮开的莲藕汤一同倒入电饭煲，煮熟后撒上葱花即可。

彩色蔬菜，吃出一道彩虹！

四色蔬菜条

材料

　　紫甘蓝，菠菜，胡萝卜，白萝卜（比例为1：1：1：1），糖，盐，食用油。

制作

　　1.将四种蔬菜都切成筷子头一般的粗条，下锅焯水备用。

　　2.锅中倒入底油，下入食材，翻炒十几秒。

　　3.调入少许盐和糖，翻炒出锅即可。

五彩炒时蔬

材料

　　紫洋葱，西蓝花，大白菜，红彩椒，黄彩椒，橄榄油，盐，糖。

制作

　　1.将西蓝花掰成小朵，放入装着开水的锅中，加入少许橄榄油和盐，焯熟装盘。

　　2.其他蔬菜洗净切好，锅中先放入白菜，几秒钟后再放入其他蔬菜一同焯水。

　　3.锅中倒底油，下入除西蓝花外的所有蔬菜，调入少许盐和糖，翻炒均匀后摆上西蓝花上即可。

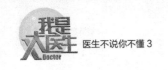

养生益寿，就该这么吃

　　不患癌症、不患心脑血管疾病，健康无忧地活到耄耋之年是我们每个人的梦想。环境中充斥的危险致病因素以个人之力无法对抗，但是民以食为天，饮食中的抗病智慧可以为我们所用，帮助我们预防大病，延年益寿。世界营养医学领域其实已经取得了很多最新研究成果，将这些研究成果应用到生活中，认清保命食物，可以帮助我们改变体质，抵抗癌症，减缓死亡进程。

✚ 健｜康｜顾｜问

▌营养医学的重大突破

　　栾杰："悦悦你说，随着岁数的增长，人最害怕什么呀？"

　　悦悦调皮一笑："我岁数还小，不太能理解上了岁数的人怕什么，哈哈。"

　　王凯也跟着调侃："别看我，我岁数也小，也不能理解。"

　　李建平叹了口气："栾医生，我觉得，我们上了岁数的人最害怕生病。"

　　栾杰欣慰地说："还是李医生最懂我心。我把大家这种害怕的情绪总结了一下，叫作'三怕一想'，说出来估计大家都会有同感。第一怕，就是怕得癌；第二怕，就是怕猝死；第三怕——最可怕，就是怕生不如死。"

　　悦悦："那这最后'一想'呢？应该是想长生不老吧？"

　　栾杰："没错！而且很多人都盼望着：医学什么时候能有大突破，可以让我们不得癌，能够让我们多活几年，看到孙子长大、重孙子出生那就更好了。"

　　李建平："其实，医学研究非常重要，取得一点点进步都可能改变整个人类的命运。目前，在营养医学界真的出现了几项比较具有突破性的研究成果，如果把这几样研究成果运用到我们的生活中，很可能就能改变我们的身体状况，让我们不再有'三怕'，而且没准还能实现那最后'一想'！"

　　到场专家李缨："没错，我今天带来的就是全世界医学领域最新的研究成果，如果我们把这些研究成果应用到生活中，就足以改变我们的体质，抵抗癌症、减缓死亡进程就可能不再是梦想了！"

✚ 病│理│常│识

认识这些益寿食物成分

肠癌克星——抗性淀粉

肺癌、肝癌、胃癌、食管癌、结直肠癌，五种最高发癌症中除了肺癌，其他都与消化系统有关。因为人体的消化道每天都在用，更容易出现基因突变，导致癌细胞形成。而有一种叫作"抗性淀粉"的被誉为肠癌克星的物质，其实就隐藏在我们的日常饮食中。

普通的淀粉吃下去后会被胃液分解为糖，被吸收进血液后成为血糖，然而当抗性淀粉进入我们的身体时，不会被胃液分解，而是会进入肠道，被肠道内的有益细菌附着，然后才被慢慢分解成一种叫作丁酸的物质。丁酸有助于增加我们肠道抵抗炎症的作用，而一旦肠黏膜出现发生基因突变的癌细胞，丁酸还会主动发起进攻。丁酸进入癌细胞，会令癌细胞凋亡，从而阻止它分裂成更多的癌细胞，这样就阻断了肠癌的发生。

日常最常见的主食——米饭中含有大量的淀粉，也就是碳水化合物，有些大米的淀粉含量可以达到70%，但是这些淀粉如果不经过转化，就只能解决人的温饱，想要将更多的淀粉转变成具有抗癌作用的抗性淀粉，就需要先转变淀粉的结构。

"三高"克星——小檗碱

中老年人的第二怕就是猝死。导致猝死的所有原因，尤其是中老年人中风、心肌梗死引起的猝死，归根结底都是血管问题。而最主要的原因是血管硬化引起血管狭窄、堵塞，继而出现局部缺血，心脏缺血引起的就是心肌梗死，而脑部缺血引起的就是脑卒中。

如今，一项由中国医学家开展的独立研究带来了突破性的研究成果，黄连素，学名"小檗碱"——这种从黄连中提取的、中国特有的元素被重新定义了新作用，成为了"三高"的新克星。血管出现病变的根本原因是血液中出现了多余的垃圾——血脂，低密度脂蛋白、甘油三酯等垃圾血脂会附着在血管上，造成血管堵塞、狭窄，而临床实验表明，连续三个月服用小檗碱就能降低20%～30%的总胆固醇。

小檗碱还有降压的作用，它可以直接作于血管平滑肌，抑制平滑肌的收缩，

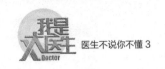

舒张血管，对于冠状动脉患者来说具有一定的改善心肌缺血的作用，从而可以稳定室性心律失常，减少因为心脏问题而发生的猝死。小檗碱还具有抗血小板凝结的作用，可以减少血栓的形成，继而减少中风的发生可能。

小檗碱也有降血糖的功效，也就说，它可以同时阻断高血糖、高脂血症和高血压三大猝死诱因，是实实在在的心脑血管卫士。

拯救"生不如死"——大脑年轻素

比死亡更可怕的是"生不如死"，阿尔茨海默病便是这样一种令人生不如死的疾病。英国科学家发现，某些"坏"蛋白质随血液进入大脑后，会将正常的蛋白质也转变成坏蛋白。这些坏蛋白在大脑内不断传播，聚集，增多，当坏蛋白质的数量达到一定程度后，便会开始攻击大脑神经细胞，令其逐渐死亡，造成记忆力减退，以至于出现阿尔茨海默病。

磷脂酰丝氨酸被誉为"大脑年轻素"，它可以改善脑细胞功能，调节神经脉冲信号，增进大脑的记忆功能。欧洲一些国家就应用这种物质来改善阿尔茨海默病患者的症状。

长寿素——二甲双胍

发现长寿素的这一研究成果在医学界很轰动，英国卡迪夫大学研究人员发现，长期摄入少量长寿素可以显著延长2型糖尿病患者的寿命，同时，长寿素具有抗癌作用，可以帮助人们抵御心血管病的侵扰，还能够减小糖尿病高风险人群三分之一的发病风险。对于普通人来说，它可以起到预防代谢综合征的作用，还可以延长健康细胞的寿命，让健康细胞更强壮。这种长寿素就是二甲双胍。

专 | 家 | 讲 | 堂

你不曾知道的保命新吃法

李缨 首都医科大学宣武医院营养科主任

抗癌米饭做法三部曲

抗性淀粉由普通淀粉转变而来，转化得越多，一碗米饭便越具有抗癌价值。这个关键的转化途径有三个步骤。

第一步：月桂酸——增加10倍抗性淀粉

如果我们在做米饭的过程中，添加一种叫作月桂酸的物质，那么最终可能让普通米饭产生10倍的抗性淀粉，把普通米饭变成抗癌米饭。而月桂酸这种神奇的物质，则来自于一种油——椰子油。

椰子油中含有50%左右的月桂酸，月桂酸可以使淀粉分子内部的螺旋结构凝固而趋于稳定，这样的淀粉就不会被胃液转变成血糖。很多女孩子觉得吃米粉不长肉，其实就是因为很多米粉就加入了椰子油，这样不但能增加米粉的口感，而且米粉中的淀粉已经转变成抗性淀粉，从而不会被转变成血糖，更不会进一步转变成脂肪了。做米饭时添加椰子油，也可以让月桂酸和米粒中的淀粉充分融合，将普通淀粉转化成为抗性淀粉。这样的米饭更适合糖尿病患者食用，既可以降低餐后血糖，又可以起到抗癌的作用。

煮饭时椰子油不用太多，每次大约一汤勺就够了，但是加入的时机很重要，可以先要将煮饭的水烧开，在水中加入椰子油并充分混合，然后再将这样的水倒入电饭锅，然后按正常方法煮饭就可以了。这就是制作抗癌米饭的第一步。

第二步：低温与高压锅，产生足够抗性淀粉

中国人，尤其是老年人吃饭有一个习惯，那就是"趁热吃"。但是抗性淀粉的产生跟温度有非常密切的联系，普通的淀粉颗粒会在温度下降的过程中逐渐凝结变性，转变成抗性淀粉，因此煮好的米饭凉一凉再吃很关键。如果米饭刚蒸好就开始食用，这时候的米粒中的淀粉还没有转变成抗性淀粉，这样的米饭也就不具备抗癌作用。米饭每下降10℃就会增加一倍的抗性淀粉，因此在口感和身体允许的情况下，米饭最好放置到40℃食用。

让米饭降温也有诀窍，首先，在米饭做好以后不要马上盛出来，最好盖着盖子，让锅里的余热和水蒸气把米饭再充分闷制3~5分钟，以便产生更多的抗性淀粉；然后打开锅盖，用筷子把米饭搅散，这样可以让冷空气接触更多的米粒，让米粒在降温的过程中逐渐形成抗性淀粉。当米饭从烫变成温热，但又不会有烫的感觉时，米饭的温度就差不多了。温度越低，米饭中抗性淀粉含量就越高，但是吃过凉的食物对胃不好，所以不可以将米饭放入冰箱冰冻后再食用；而如果将米饭先放入冰箱降温再拿出做炒饭，抗性淀粉会随着温度的升高再次转变成普通淀粉。所以把煮好的米饭降到40℃左右食用是最好的选择。

此外，高压锅比普通蒸锅更能做出抗癌米饭，因为高温高压会使米粒中的普

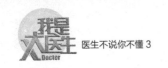

通淀粉快速、完全地伸展开，完全伸展开的普通淀粉在冷却的过程中才能更好、更多地转变成抗性淀粉。

第三步：糙米——天然富含抗性淀粉

做抗癌米饭时选择大米非常关键，有些大米本身就更容易产生抗性淀粉，而有些大米即便按照抗癌米饭的制作方法也无法产生很多的抗性淀粉。测试方法很简单，将大米煮成稀饭，净置冷却一段时间，高抗性淀粉大米凝结出的米汤会结成像果冻一样厚厚的胶状，而普通大米或假的高抗性淀粉大米不会结成胶状，最多只会结成一张薄薄的米汤皮。

糙米比起大米，本身便含有更多的抗性淀粉，而比普通糙米更好的则是发芽的糙米。发芽糙米被称为抗性淀粉米，因为糙米在发芽的过程中会产生更多的抗性淀粉，其抗性淀粉含量是普通大米的10倍。

在家也可以制作发芽糙米，选择无稻壳、表面膜光滑、无斑点、胚颜色呈黄色的优质糙米，用不烫手的温水浸泡12~15

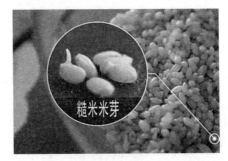

▲ 发芽糙米抗性淀粉含量更高

小时，捞出放在盆中用湿毛巾覆盖住，之后每天用温水洗两次，在温度25℃左右的地方放置1~2天便可发芽。

除了米饭，土豆也含有抗性淀粉，而且生土豆抗性淀粉含量高，熟了以后就变少，所以凉拌土豆丝的抗性淀粉含量要远远超过炖土豆等吃法。生香蕉也如此，香蕉不熟的时候抗性淀粉含量达到60%，而凉米饭也仅是大约20%的含量，可香蕉一旦成熟就会失去抗性淀粉。但是本身有便秘的人不要盲目食用生香蕉，否则会增加便秘的程度。另外，凉年糕、黄糕等食物抗性淀粉含量非常高，肠胃条件好的人可以吃，比如现在非常流行的年糕火锅，这种食物对于抵抗肠癌有一定的作用。

黄皮果，好吃且降"三高"

天然的黄连很容易就能买到，且非常便宜，每天用两小片黄连片热水冲开饮用，可以在一定程度上起到保护血管的作用，从而让我们免受"三高"的困扰。但是每日不可以喝太多，更不可以乱用含黄连素的药物，也不要把黄连放到茶水中冲服，因为茶水里含有的鞣质会在人体内分解成鞣酸，此成分会沉淀小檗碱，生成难溶性的鞣酸盐沉淀，大大降低药效。

黄连太苦，难以下咽！其实小檗碱还包含在一种好吃的水果中，就是黄皮果。黄皮果色泽金黄、光洁耀目、甜酸适口、汁液丰富而具香味，是色、香、味俱佳的水果，可与荔枝并称，而且比荔枝便宜很多。

除了生吃，我们也可以在炖肉的时候加入一些黄皮果，不但能够给菜肴添加一点果香，而且能够缓解大鱼大肉对血管造成的影响。每天吃一些黄皮果制成的果脯也可以摄入小檗碱，起到克制"三高"的作用，但是果脯含糖分太多，故不可吃多。吃黄皮果的时候不要再吃含有鞣酸的水果，比如柿子，这样会削弱黄皮果中小檗碱的作用。

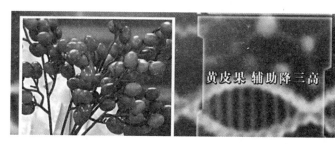

▲ 富含小檗碱的黄皮果

美味食材让大脑充满青春活力

猪肝中含有大量的磷脂酰丝氨酸，适量食用可以起到保持大脑活力的作用，所以我们不应因为动物肝脏含有胆固醇而完全杜绝这类食物。

豆腐是所有素食中唯一含有磷脂酰丝氨酸的食材，它便宜好吃，而且还有一个好处：女性经历的停经前症状和更年期会改变大脑，使得女性比男性更容易患上阿尔茨海默病，而豆腐含有植物雌激素，能在一定程度上调节女性激素水平，从而减少女性的阿尔茨海默病风险。

脑细胞之间存在空隙，需要通过一种物质——左旋多巴胺在细胞之间传递信息。左旋多巴胺是大脑中的必需物质，通常由大脑自己来合成。但是随着年龄的增长，大脑合成这种物质的能力在不断下降，这时候就需要我们从外部摄取这种物质来满足大脑的需要。蚕豆是唯一含有左旋多巴胺的蔬菜，可以被人体直接吸收利用，增强大脑活力。但是有些人的体质不适合吃蚕豆，如果食用后出现疲倦

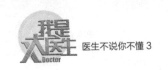

乏力、畏寒、发热、头晕、恶心、腹痛等症状，那最好减少蚕豆的摄入。

这三种食材不但可以单独成菜，比如熘肝尖、家常豆腐、花椒蚕豆等，熬汤更是一种可以将它们结合到一起的好方法，常喝可以在一定程度上延缓大脑的衰老，避免陷入"生不如死"的境地。

粗粮中找寻胍类物质

自然界中并不含有二甲双胍，它其实是一种合成物质，而某两种粗粮中就含有类似的胍类物质，它们就是荞麦与燕麦。

除了含有长寿素，荞麦与燕麦也含有抗性淀粉，并且煮熟后含有的抗性淀粉量还要超过米饭。它们还含有一种类似黄连素作用的芦丁，芦丁有降低人体血脂和胆固醇，软化血管，预防脑血管出血的作用，可以一定程度上减少中风危险。此外，这两种粗粮还含有丰富的镁元素，镁元素可以扩张血管，并能帮助维护大脑记忆的主要物质核糖核酸进入脑细胞，所以含镁的食物可以增加大脑记忆力。因此可以说，荞麦与燕麦就可以帮助我们解决"三怕"，实现"一想"！

用荞麦与燕麦一起熬粥，或者在做馒头或米饭时加入荞麦，粗细混合，就可以帮助人体摄入更多营养物质，延年益寿。

➕ 温｜馨｜提｜示

▋ 清扫厨房中的伤脑铝元素

铝元素可以直接损伤我们的大脑，增加患阿尔茨海默病的风险，在对一些阿尔茨海默病死者进行检查时可以发现，他们脑组织中的铝含量明显高于常人。铝是多种酶的抑制剂，会使大脑内酶的活性受到抑制，影响蛋白质合成和神经介质活性，从而使人精神状态日趋恶化。

人每天铝的标准摄入量不能超过35毫克，但是我们日常喝的水、食用的水果蔬菜其实都含有铝元素，每天的饮食吃下来其实已经接近安全线。如果家里厨房中还用着铝制炊具，则更增加了铝超标的危险。

铝铲若碰到铁锅，就会不断地被磨损，而磨损后的铝元素会直接随食物进入我们的身体，然后沉积在大脑。铝铲用一年可以被磨掉5～10克，因此建议尽量不用铝质炊具，如果一定要使用，那么尽量不要每天用粗糙的清洗物清洗铝质炊具，以免增加铝进入食物的机会。

　　厨房中第二个含铝危险是明矾，除了可能存在于油条中，明矾还可能存在于一个大家容易忽略的地方，就是家家户户经常买的干货。一些黑心商贩在价格较高的干货食品和调料中加入明矾水，以求用廉价的明矾增加重量，坑害消费者，获取暴利。比如表面有闪亮结晶的木耳和八角，这层闪亮结晶就是明矾的晶体。因此这些食品最好去正规商店购买。

✚ 实│用│妙│方

▍学做秘制养生火锅

抗癌秘籍——菊花鲜鱼锅底

　　菊花中含有抗癌物质——黄酮类化合物。这类物质自身又分为很多种，有的可以抑制癌细胞侵袭，有的可以延缓癌细胞的发展，可以说是团队作战抗癌症。

`材料`

　　干菊花，鲈鱼，西红柿，葱段，姜片，薄荷叶，食用油。

`制作`

　　1.10朵干菊花温水浸泡10分钟，西红柿洗净切片备用，鲈鱼剔骨，用鱼头、鱼骨吊火锅汤底，鱼肉切成片，可作为涮品。

　　2.鱼头、鱼骨煎至两面微黄，加入1000毫升开水熬制30分钟后捞出，鱼汤过滤后作为汤底倒入火锅中。

　　3.泡好的菊花连水一起倒入火锅中，加入葱段、姜片、西红柿片、少许薄荷叶即可。

`搭配涮品`

　　牛羊肉，黄喉。

　　牛羊肉含锌元素，可以抗肝癌、胃肠道癌等癌症，此外牛羊肉中还存在一种叫作CLA的物质，可以作用于癌细胞，抑制其生长；建议涮火锅时食用的羊肉不超过250克。黄喉含有"抗癌之王"硒元素，但为了避免摄入过多胆固醇，建议每日食用量不超过50克。

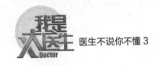

护心秘籍——咖喱锅底

咖喱含有一个重要元素——姜黄素，姜黄素对于抗氧化、降血脂、抗动脉粥样硬化等方面都有很好的作用。

材料

咖喱块，咖喱粉，香芹，葱段，姜片，蒜片，食用油，黄油。

制作

1.少许香芹切段，准备葱段、姜片、蒜片等。

2.火锅中放少许食用油以及一小块黄油，充分加热化开，下入葱、姜、蒜爆香。

3.爆香后的火锅中倒入开水，放入两块咖喱块，开锅后再加入一勺咖喱粉，下入香芹段即可。

搭配涮品

金针菇，南美白对虾。

金针菇含有菌固醇，菌固醇进入体内以后，人体会优先吸收它而忽略胆固醇，从而减少胆固醇的吸收。虾青素可以减少血液中的低密度脂蛋白，降低动脉硬化的发生概率。虾青素一般只存在于虾壳中，不易获得，而南美白对虾的壳与肉都含有虾青素，推荐食用。

养胃秘籍——米汤锅底

大米养胃，也可以做成锅底尝试新吃法，用米汤做锅底会让食材更鲜嫩。

制作

将大米下锅，开锅煮不超过15分钟，米汤浑浊而不黏稠时即成锅底。

搭配涮品

白萝卜，土豆，白菜。

白萝卜不仅可以使汤底更鲜美，还可以避免消化不良，减少因为吃太多而出现腹痛、腹胀的症状。土豆、红薯、山药等薯类蔬菜含有抗性淀粉，防癌养生。白菜含有维生素U，能加速创面愈合，对胃溃疡有着很好的治疗作用。